感染症大全

病理医だけが知っているウイルス・細菌・寄生虫のはなし

つつみ病理診断科クリニック　院長
堤寛

飛鳥新社

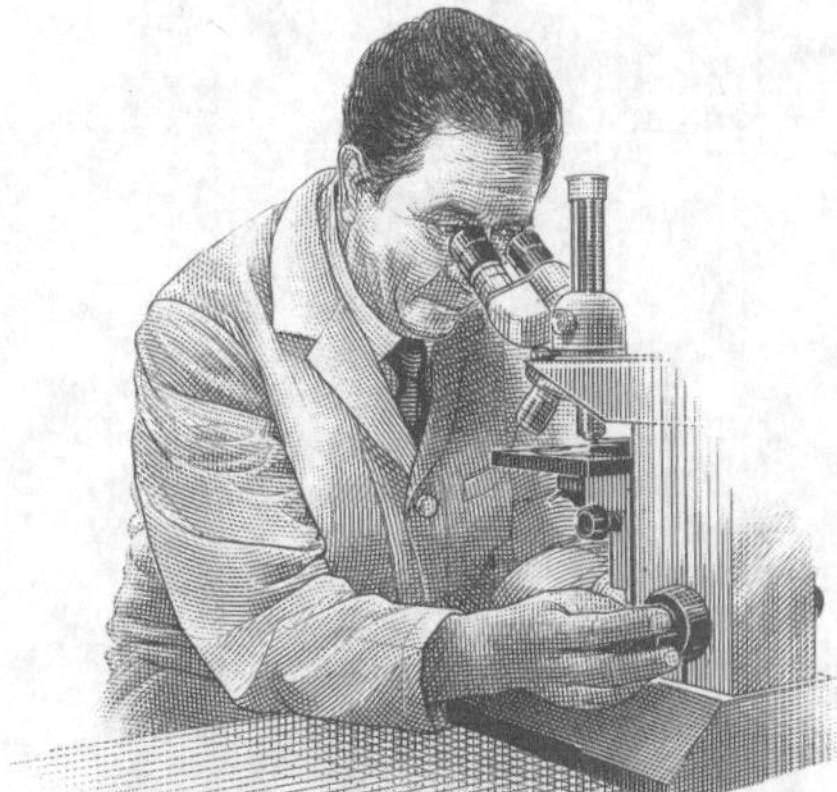

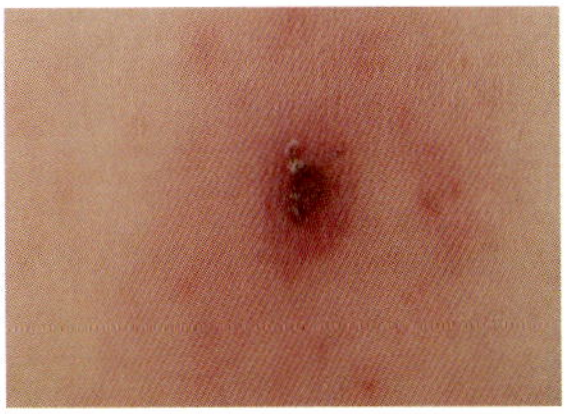

日本紅斑熱（マダニの刺し口）……P.111

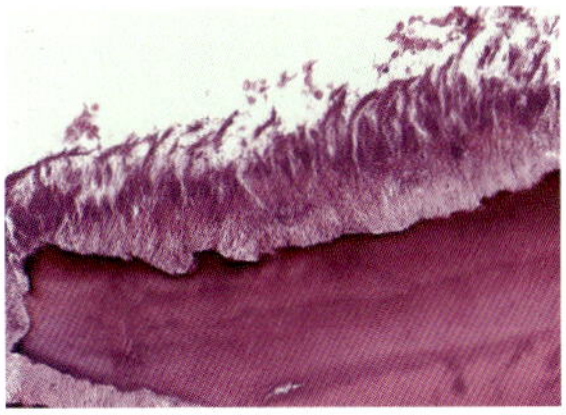

虫歯の表面（歯垢）……P.114

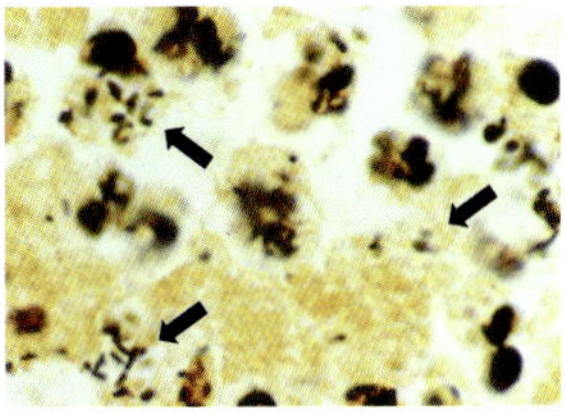

肺好性レジオネラ……P.121

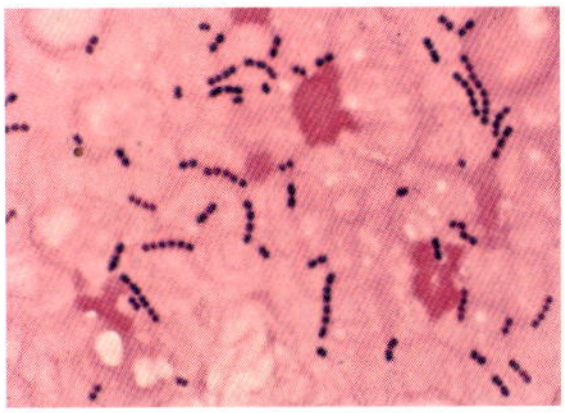

溶連菌（劇症型溶連菌感染症）……P.126

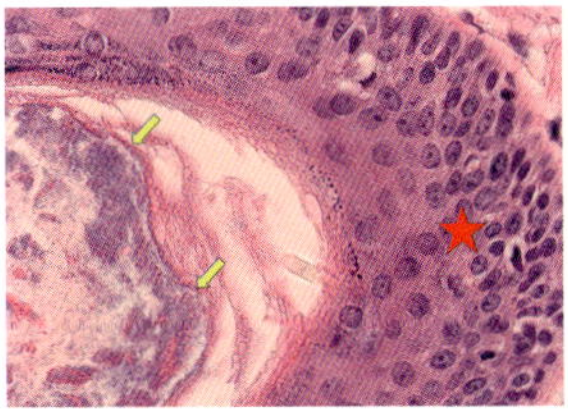

アクネ菌（ニキビ菌）……P.061

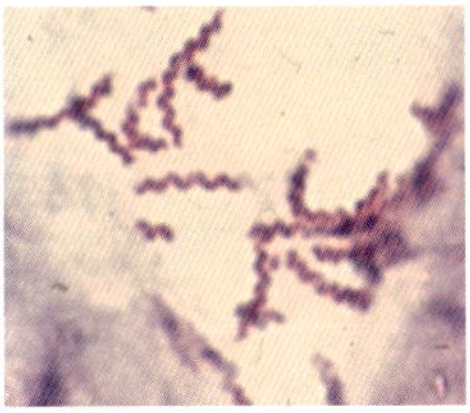

ヘリコバクター・ハイルマニ……P.075

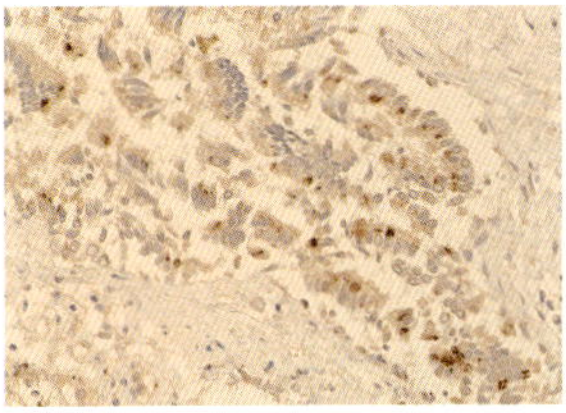

A型インフルエンザウイルス……P.107

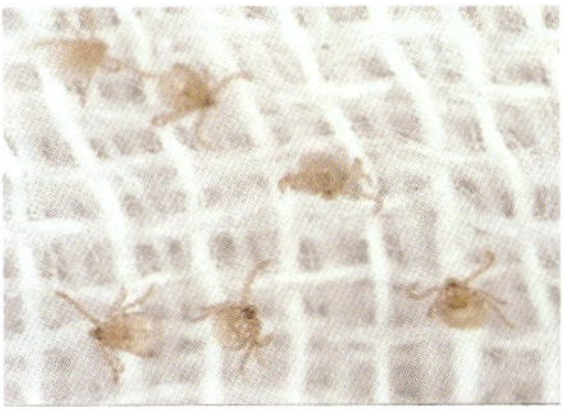

キチマダニの幼虫……P.109

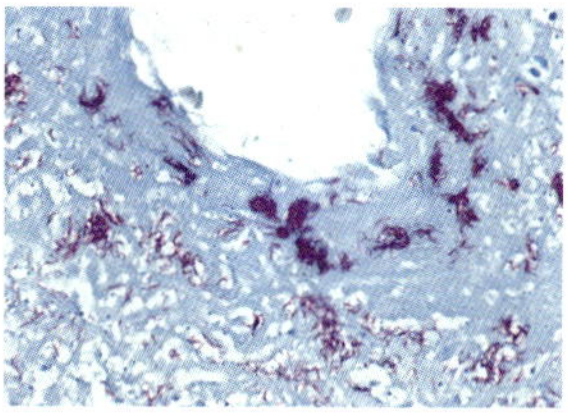

結核菌……P.151

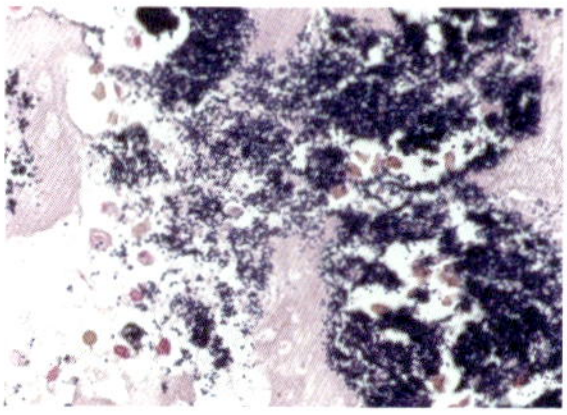

メチシリン耐性黄色ブドウ球菌
（MRSA）……P.156

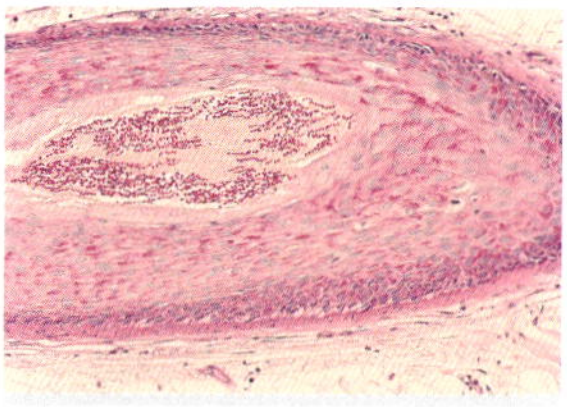

白癬菌性毛嚢炎……P.160

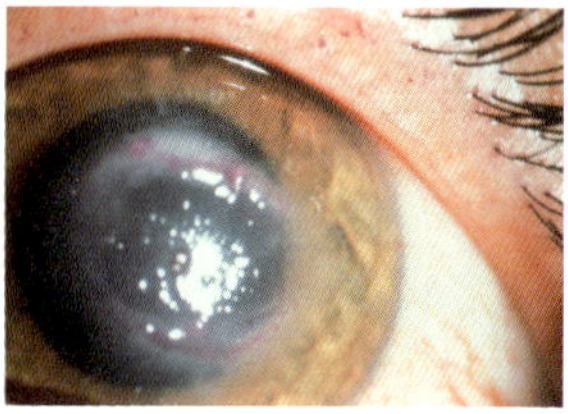

アカントアメーバ角膜炎……P.166

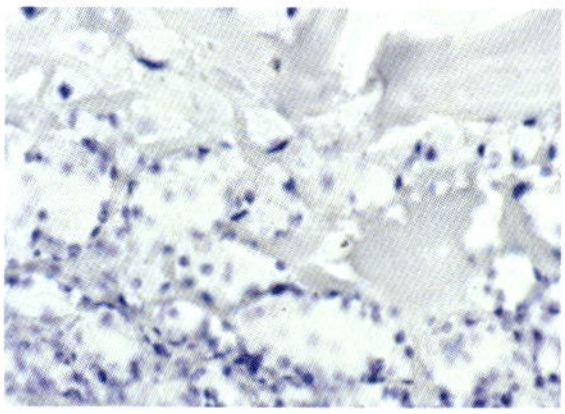

ビブリオ・ブルニフィカス……P.130

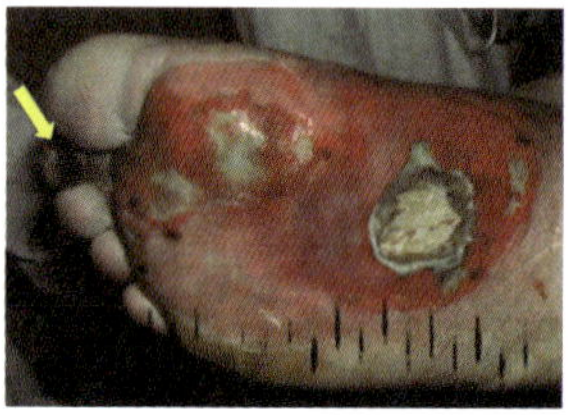

糖尿病に合併した足の裏のやけど
（壊疽性筋膜炎）……P.133

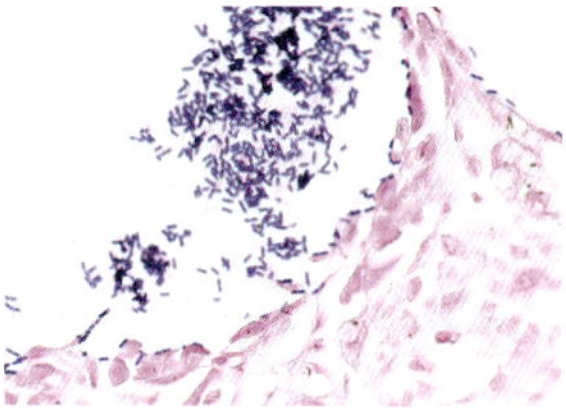

ガス壊疽菌……P.137

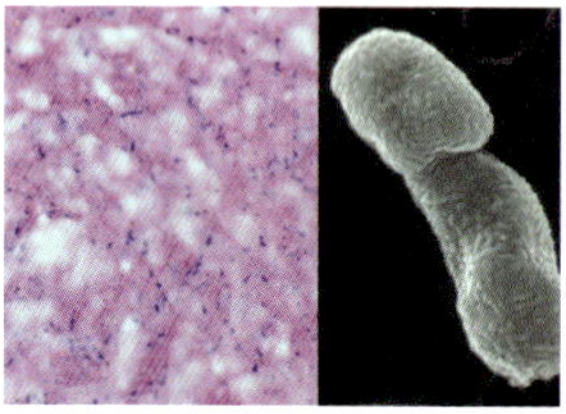

ジフテリア菌……P.141

▼第4章 1原虫類

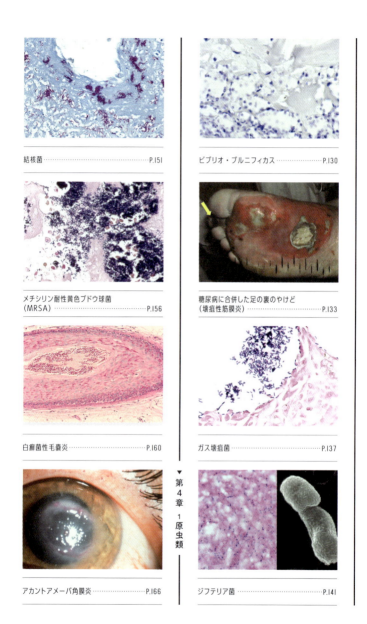

2 線虫類

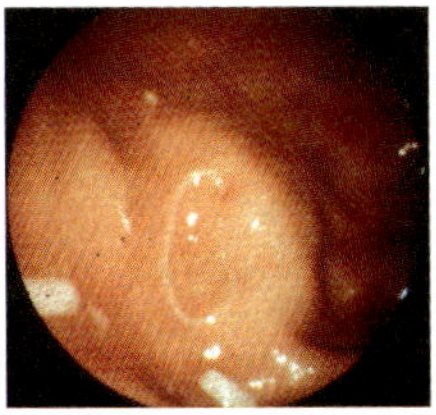

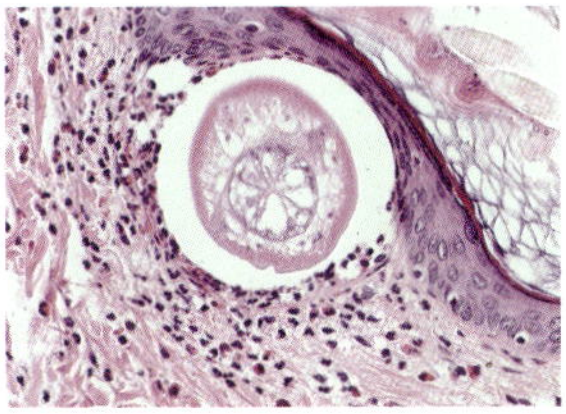

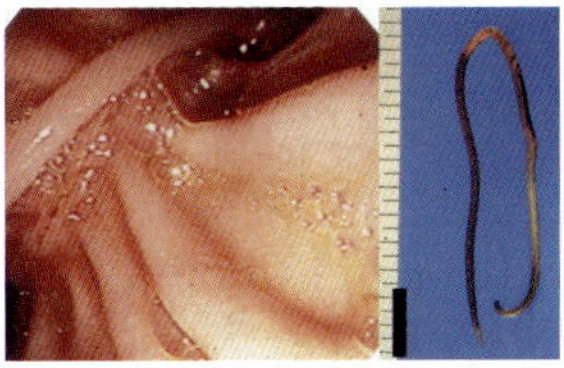

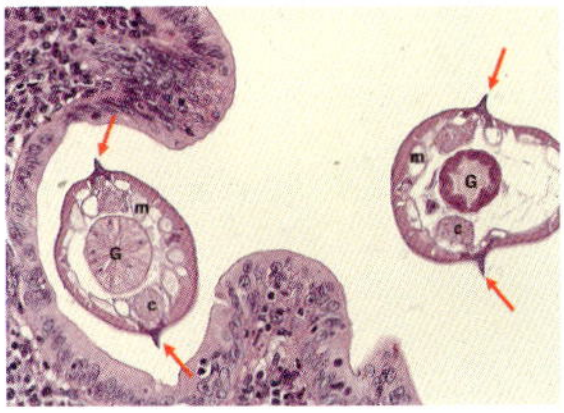

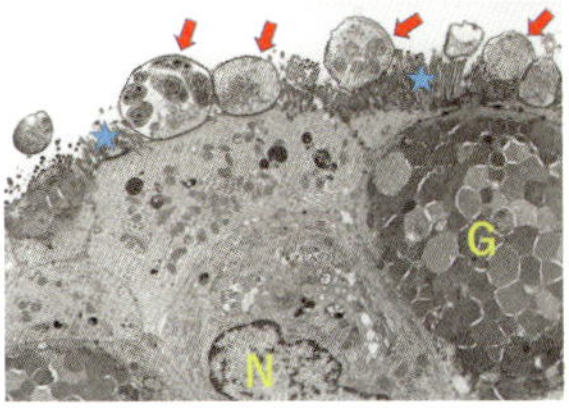

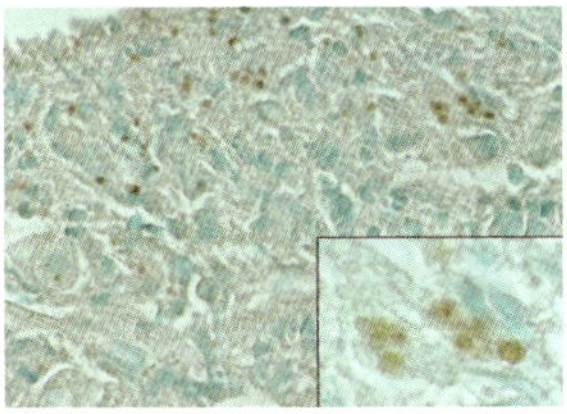

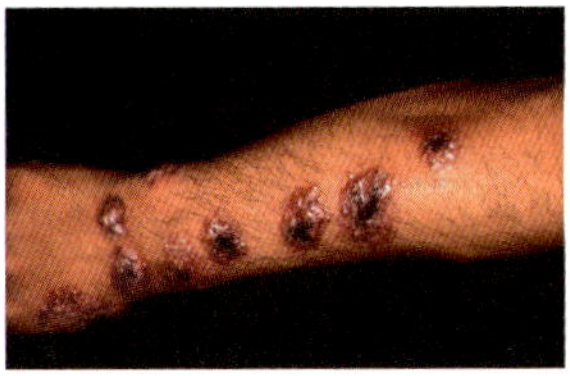

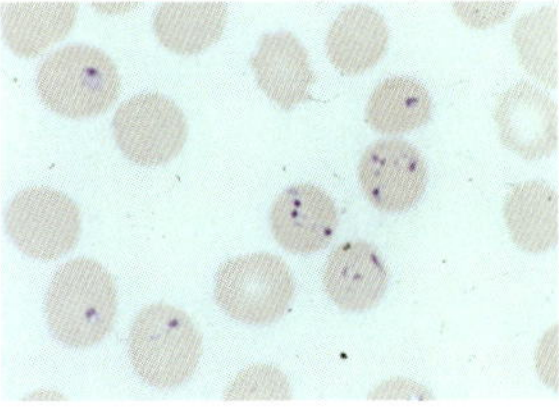

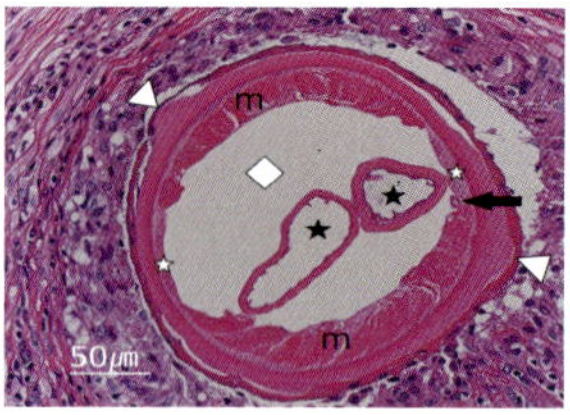

動物性回旋糸状虫（オンコセルカ）……P.225

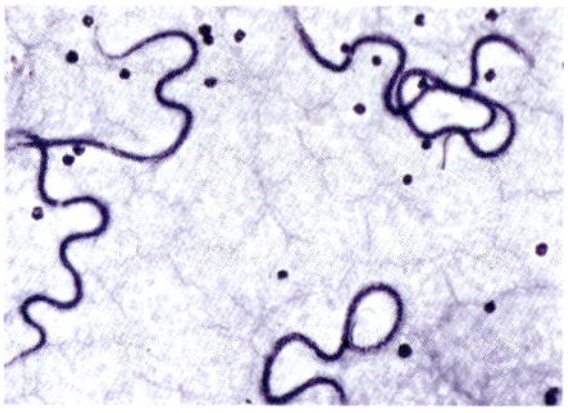

イヌ糸状虫（イヌフィラリア）……P.229

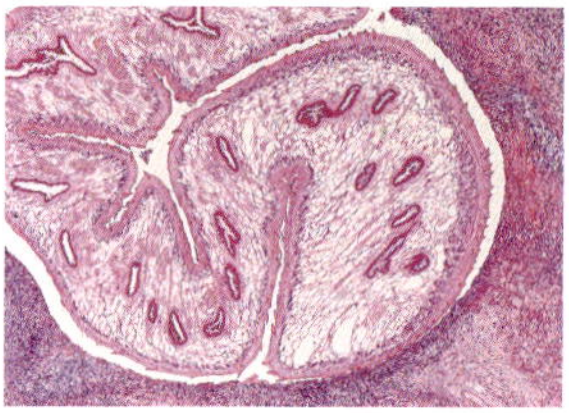

肝蛭……P.232

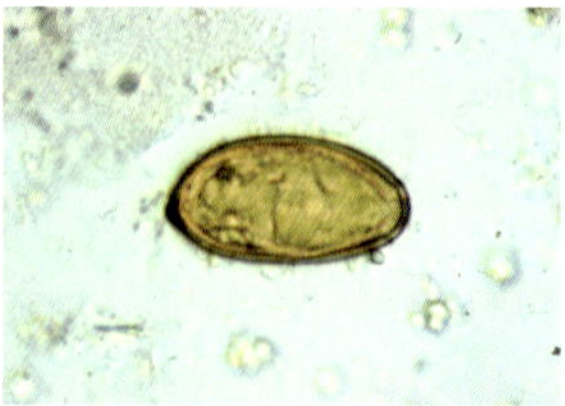

横川吸虫（卵）……P.235

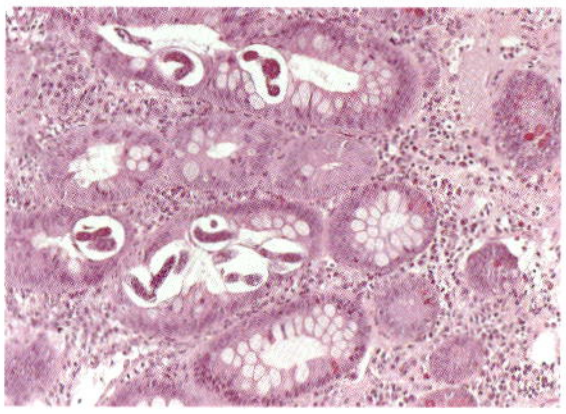

糞線虫……P.206

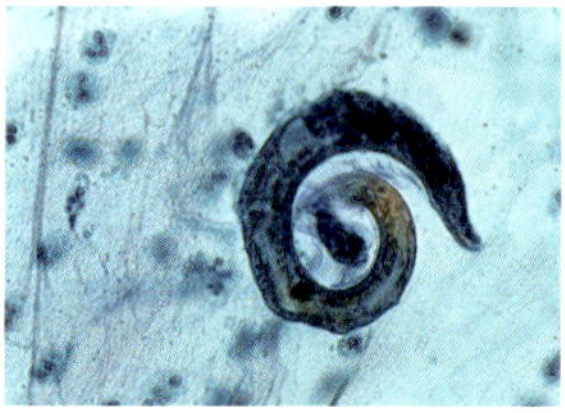

非病原性線虫の幼虫……P.212

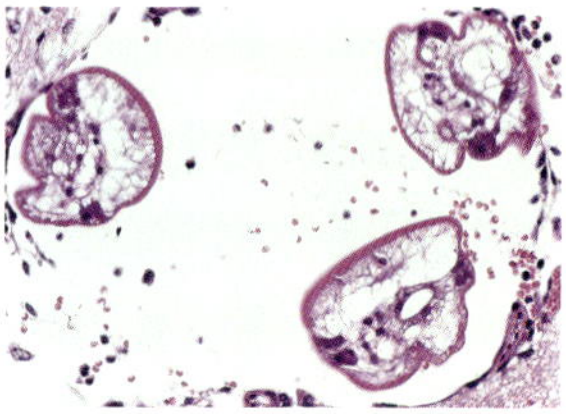

広東住血線虫……P.215

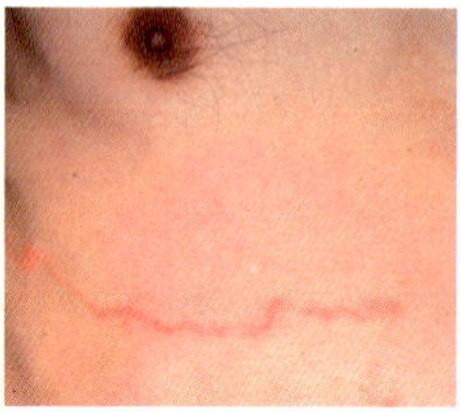

顎口虫（皮膚爬行症）……P.220

4
条虫類

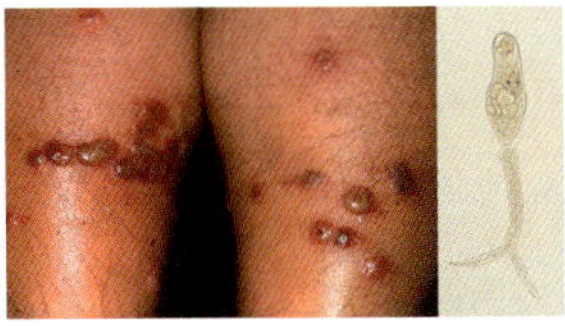

トリ住血吸虫の幼虫（セルカリア）……… P.246

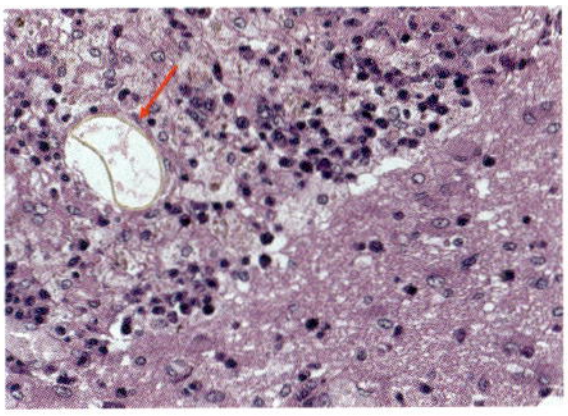

宮崎肺吸虫…………………………………… P.250

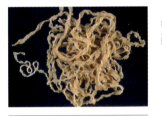

日本海裂頭条虫（サナダムシ）…………… P.254

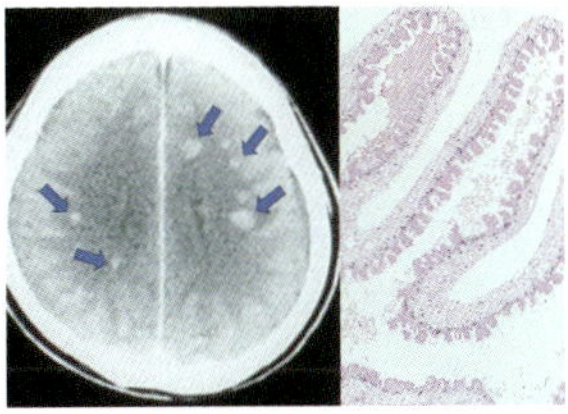

有鉤嚢虫（有鉤条虫の幼虫）……………… P.263

5
節足動物

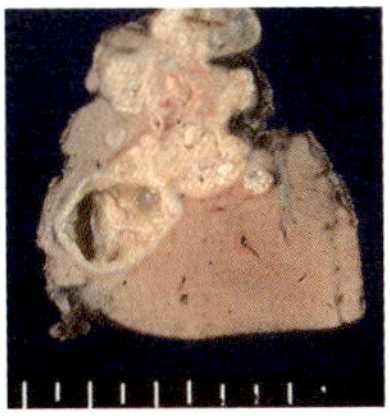

エキノコックス（多包条虫）……………… P.266

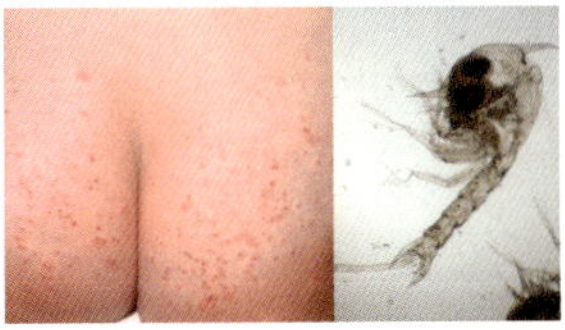

ゾエア……………………………………… P.271

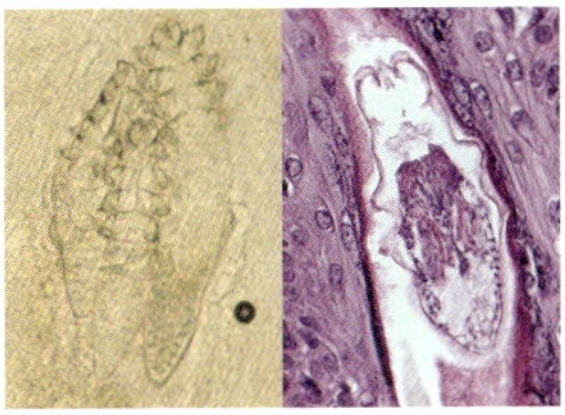

ニキビダニ（毛包虫）……………………… P.275

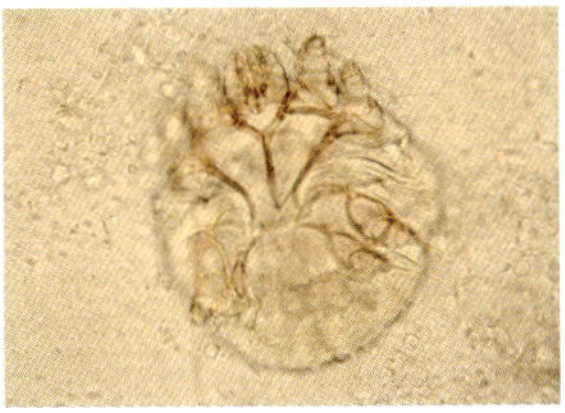

疥癬虫（ヒゼンダニ）……………………… P.281

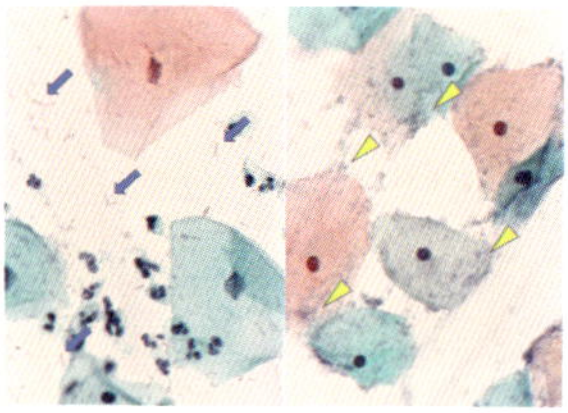

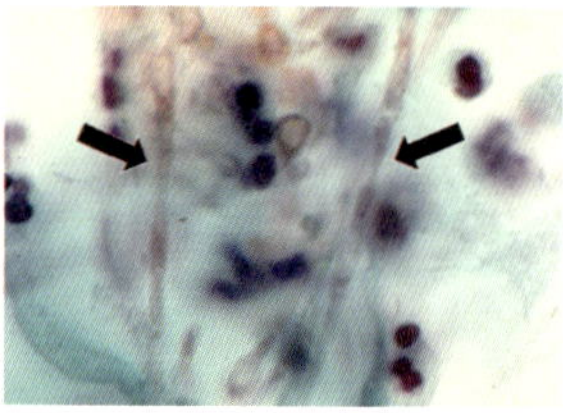

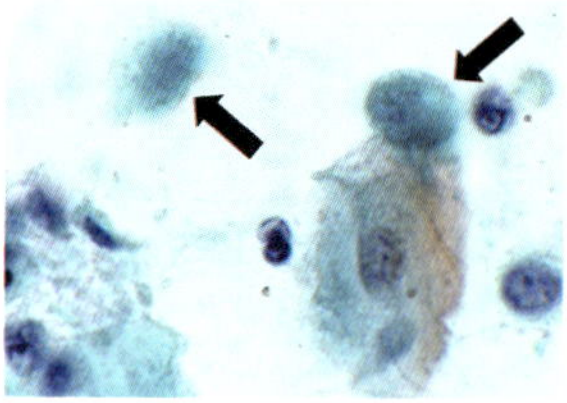

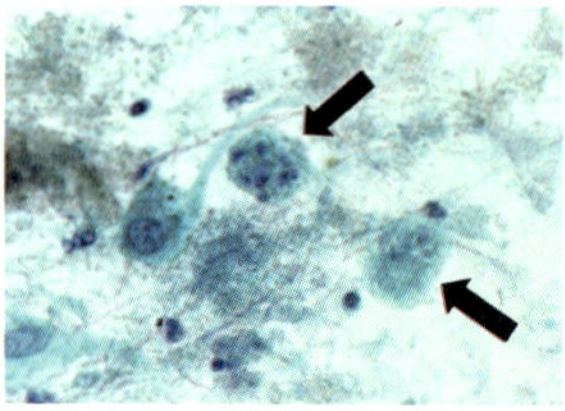

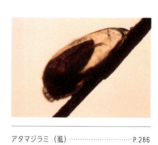

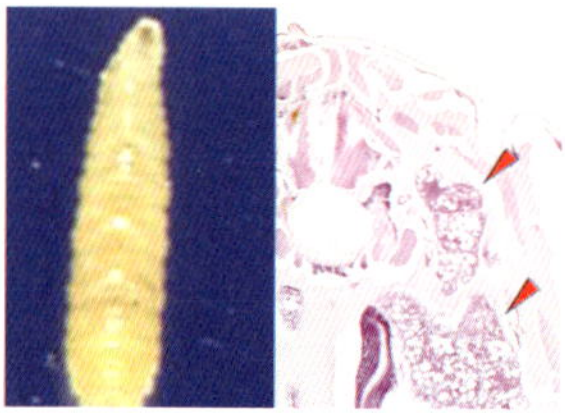

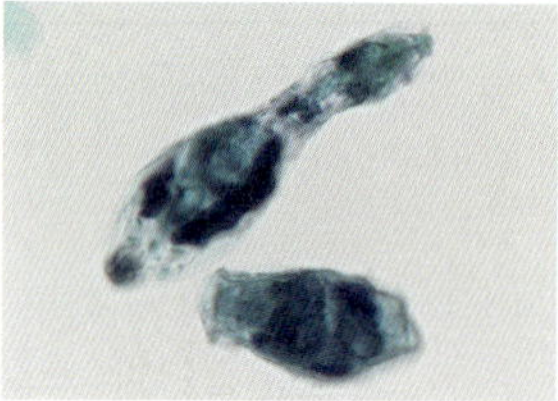

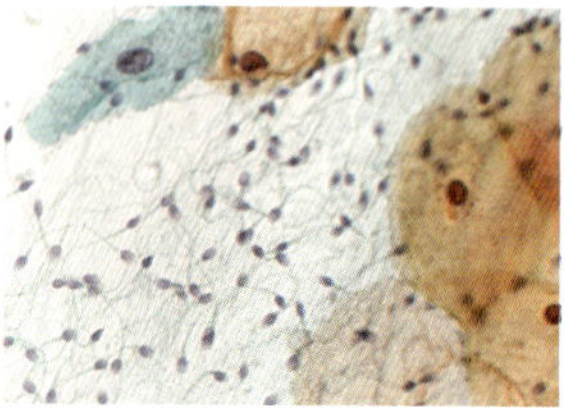

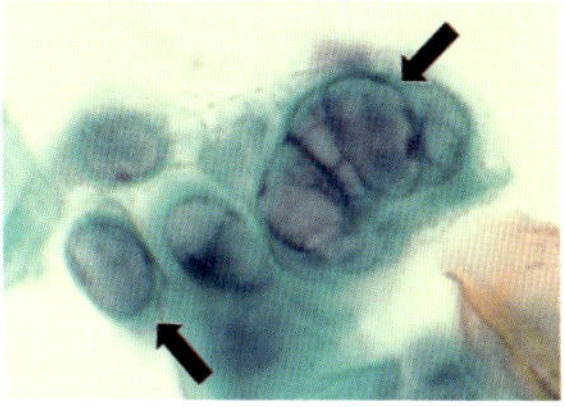

単純ヘルペスウイルス ………………………… P.330

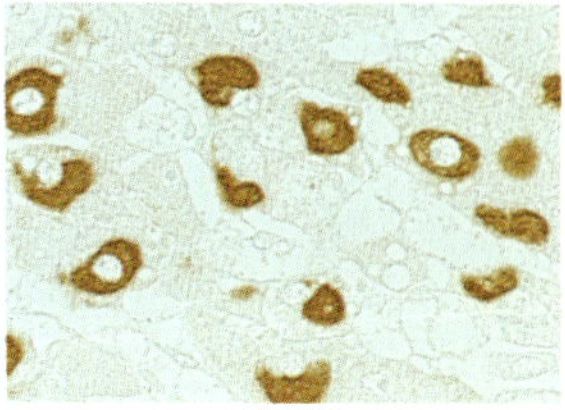

B 型肝炎ウイルス ………………………… P.334

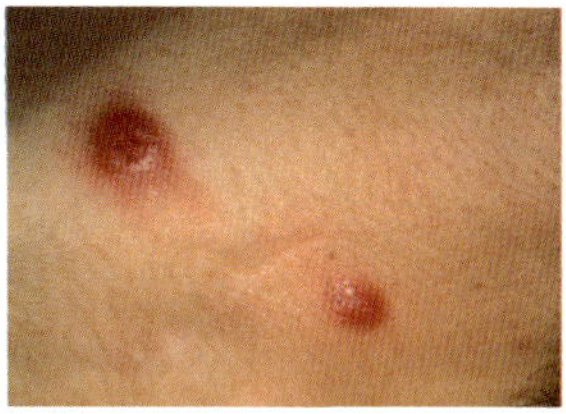

梅毒疹（第 2 期梅毒）………………………… P.339

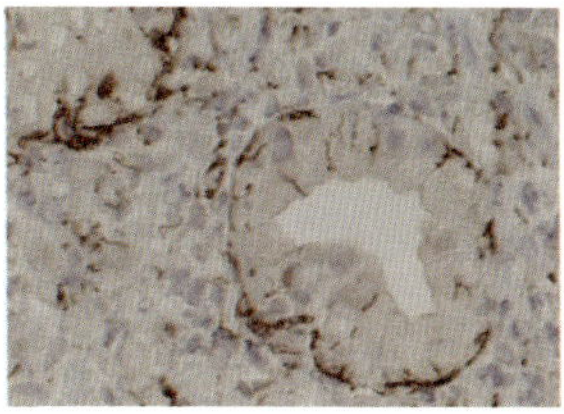

梅毒トレポネーマ（胃梅毒）………………… P.342

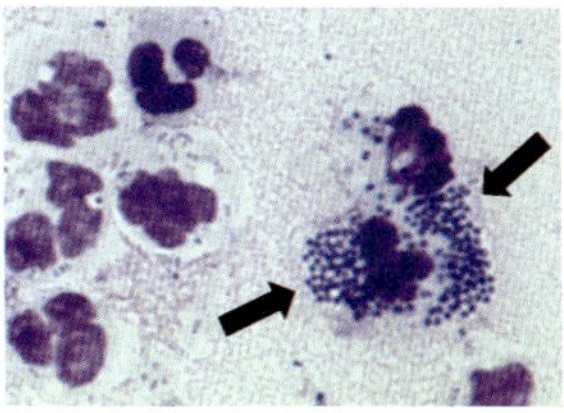

淋病 ………………………………………… P.315

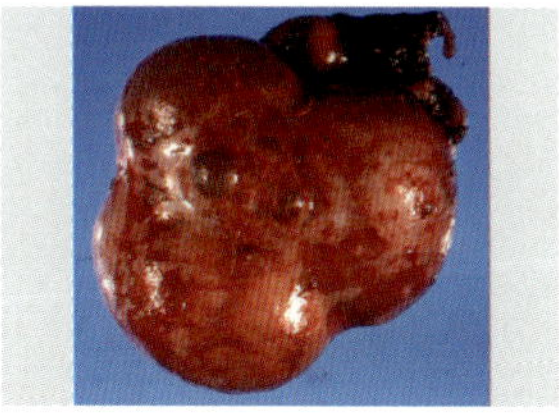

クラミジア・トラコマチス
（クラミジア性卵管炎）…………………… P.320

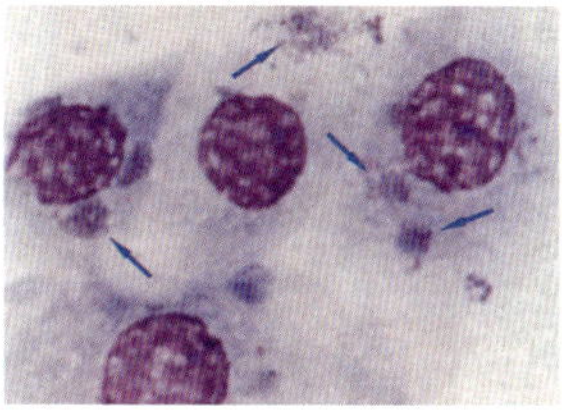

クラジミア・トラコマチス
（トキソプラズマ脳炎）…………………… P.323

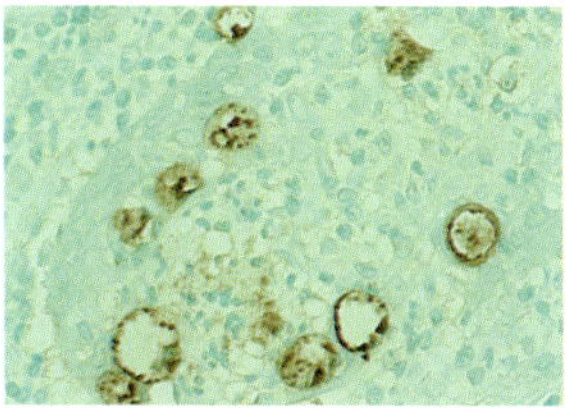

クラミジア・トラコマチス
（クラミジア性副睾丸炎）………………… P.327

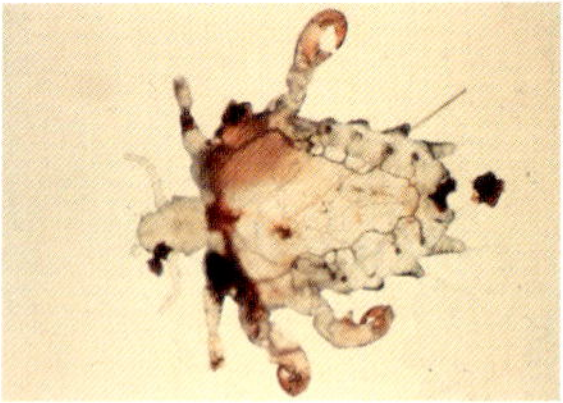

ケジラミ成虫 ……………………………… P.359

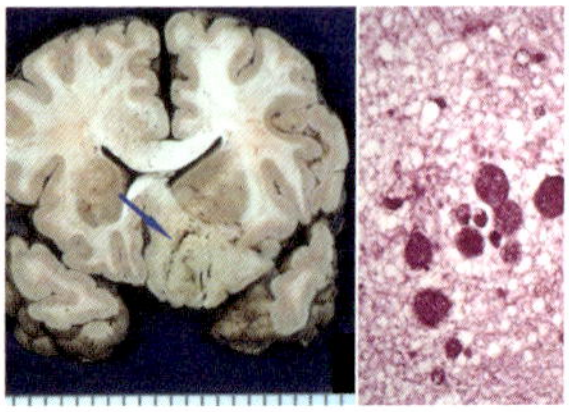

エイズとトキソプラズマ症
(トキソプラズマ脳炎) …………………… P.363

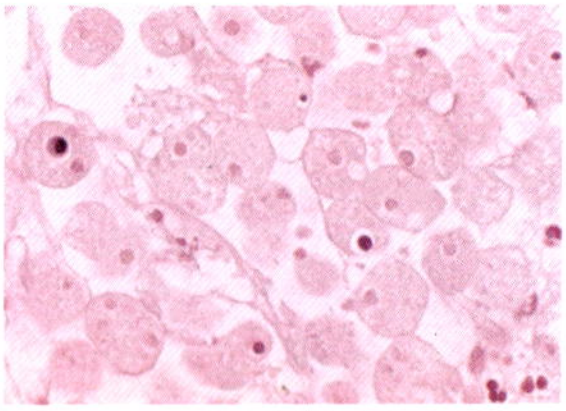

赤痢アメーバ ……………………………… P.366

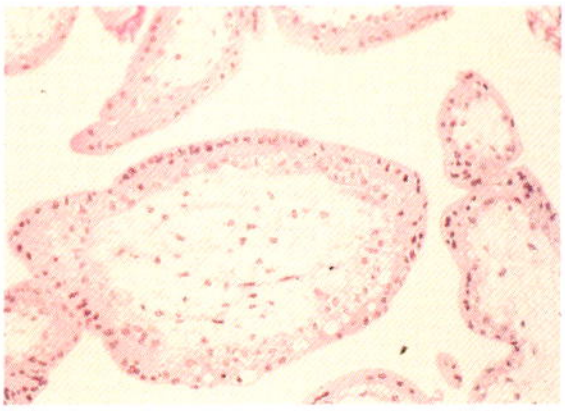

妊娠絨毛 …………………………………… P.373

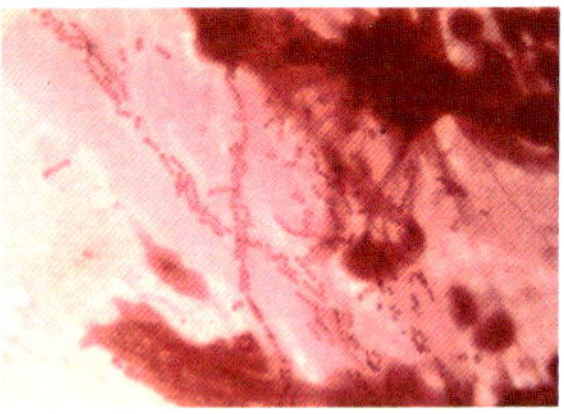

軟性下疳菌（デュクレイ菌）…………… P.345

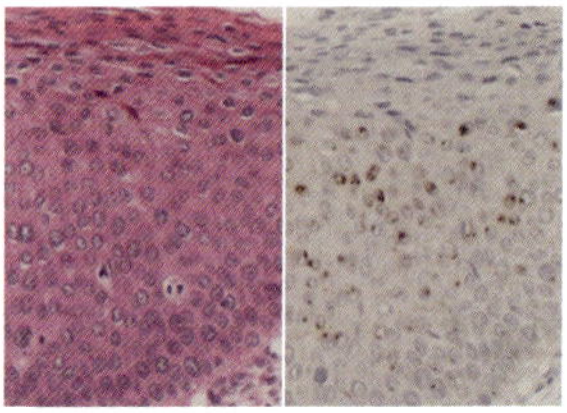

がん原性粘膜型ヒトパピローマウイルス‥P.347

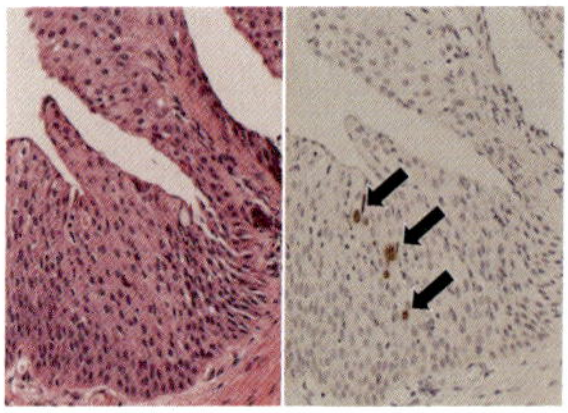

良性粘膜型ヒトパピローマウイルス ……P.350

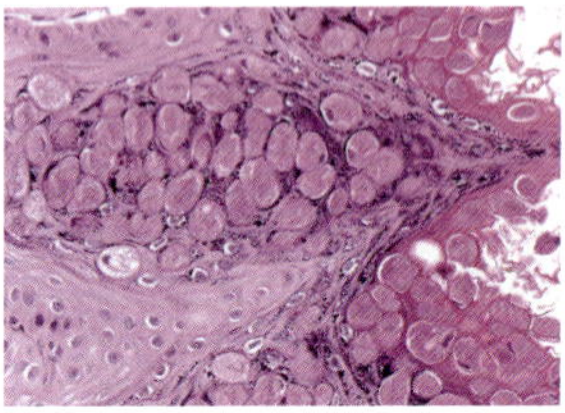

伝染性軟属腫ウイルス（水いぼ）………P.354

はじめに

はじめまして。つつみ病理診断科クリニック院長の堤寛（つつみ・ゆたか）と申します。私は病理診断を生業《なりわい》とする診断医です。診察や投薬や治療行為はしません、というよりできません。２０１９年10月、そんな病理医が、藍《あい》染めの「有松《ありまつ》絞り」で日本遺産に認定された名古屋市緑区有松の古い町並みの真ん中で、一風変わった病理診断科クリニックを開院しました。通常の病理診断に加えて、病理診断のセカンドオピニオンと病気のよろず相談を受けつけています。

病院やクリニックの病理診断科には、ほぼすべての臨床科から「検体（人体から採取された血液、髄液、尿、組織の一部や排泄物など）」が送られてきます。その検体からつくられる病理標本を顕微鏡でみて、診断をくだすのが病理医です。病理医は、さまざまな病気に対して幅広い知識をもっている病気の専門家ともいえる医師なのです。

少しだけ、病理医と病理診断について説明させてください。

まず病理医になるには、病理専門研修を受け、病理専門医試験に合格する必要があります。いずれも、一般社団法人の「日本病理学会」と「日本専門医機構」が共同で認定を行なっています。

病理医は現在、大学医学部の病理学講座や大学病院の病理診断科のほか、大規模病院と半数以上の中規模病院に勤務しています。大学では医学教育や病理学的研究も重要ですが、何といっても重要な仕事は「病理診断」です。臨床医が採取した検体を、肉眼的および顕微鏡的に最終診断します。「検体」には細胞と組織（臓器）があり、それぞれ、細胞診断と組織診断されます。病院で亡くなった患者さんの死因や病態を調べるための病理解剖（剖検《ぼうけん》）も、病理医の仕事です。２０１９年８月現在の病理専門医の数は２５３９名。実は医師の中でも１％以下の、たいへんに貴重な存在なのです。

筆者自身は大学に長く籍を置いて、数えきれないほどの病理診断を下してきました。中でも得意なのが感染症の診断です。そのため、筆者のもとには全国からたくさんの感染症の病理標本が送られてきます。標本の中には、その人の人生が見え隠れします。
人（患者さん）が感染症をひきおこす病原体と遭遇するには、それなりの事情があります。また、病原体と遭遇しても、感染経路が成り立たないことには感染症という病気にはなりません。独特な生活習慣や日々の何気ない行為が、感染症という病気に結びつくことがあるのです。命にかかわらない〝かわいい〟病気もありますが、ときに致命傷になる事例もあります。

人は長い歴史の間にさまざまな感染症と闘い続けてきました。第1章ではまず、感染症への取り組みのさまざまなエピソードを紹介します。物語風の秘話から、歴史の教訓を学んでほしいと思います。

第2章では、Q＆A形式で病原体や感染症の疑問についてお答えします。興味があるところから読んでみてください。

第3章〜第5章では病原体や症例別にさまざまな事例を紹介しています。

第3章には、ウイルス、細菌、真菌（カビ）の感染症にまつわるエピソードをまとめます。ここでは重症例が多く、病理解剖の重要性を強調させてもらいます。

第4章では、寄生虫と節足動物の寄生例を紹介します。寄生虫やダニの話は、ストーリー性が高いことがあらためて実感できるでしょう。①原虫感染症、②線虫寄生、③吸虫寄生、④条虫寄生、そして⑤節足動物寄生の事例を提示します。
第5章は、性感染症についてです。みなさんの生活に直結していることでもありますし、この章がいちばん教訓的かもしれません。

この本では、日々病理標本を観察している病理医だからこそ出あえた多くの事例の中から、ストーリー性が高く、読者のみなさんの教訓となるものをえりすぐりました。読者の方々に、本書を楽しく読んでいただけることを心より祈っています。

２０２０年４月

堤　寛

感染症大全

病理医だけが知っているウイルス・細菌・寄生虫のはなし

目次

第2章　病原体・感染症Q&A

第2部 病理標本が語る感染症ストーリー

第4章 寄生虫症の恐怖の巻

第5章　驚きの性感染症の巻

※本書に掲載している新型コロナウイルスに関する記述は、２０２０年４月６日現在のデータを元にしています。

第1部　病理医がのぞいた感染症の世界

第1章

ヒトvs感染症の歴史秘話

細菌の発見から
新型コロナウイルスの
パンデミックまで、
人と感染症にまつわる
歴史的エピソードを
紹介します。

新型コロナウイルスの世界的流行でわかったこと

２０１９年12月、中国湖北省の大都市、武漢で「**新型コロナウイルス**」(SARS-CoV-2)による肺炎（病名 COVID-19）がみつかった。２０２０年になると武漢市を中心に中国全土へと感染が拡大し、日本を含む世界中の国々へと広がった。感染のきっかけは、武漢市海鮮市場での野生動物取引だった。どうやらコウモリあるいはヘビがもっていたコロナウイルスによる人獣《じんじゅう》共通感染症が起きたようだ（中国では野生動物を食べる習慣がある）。

中国国内の感染者は、２０２０年１月31日の時点で１万１７９１人、死亡者は２５９人（死亡率２・２％）と報告され、中国の外に死亡者はいなかった。日本政府は、１月27日に新型コロナウイルス感染症を「指定感染症」（医療費の公費負担のもとでの強制入院が可能）として、厳重な対策を可能にした（このことが軽症者や無症状者を入院させることを強いた）。

１か月後の２月27日になって、安倍晋三首相は突然、全国の公立小中高校の３月２日から春休みまでの一斉休校と、多くの人が集まるイベント・集会の自粛を要請した。日本経済や国民生活に多大な影響のある重い決断だった。北海道の鈴木直道知事は２月28

日の夕方、「緊急事態宣言」を出し、３週間にわたって、とくに週末の外出を控えるよう道民に呼びかけた。結果的に、大相撲やプロ野球オープン戦をはじめとするプロスポーツが無観客での開催となり、春の選抜高校野球大会は中止となった。コンサートや歌舞伎公演もキャンセルされた。学術集会も次々と中止された。

２～３月にかけてウイルスSARS-CoV-2は世界中に広がり、とくにヨーロッパとイランなどの中東諸国で患者と死者が急増した。世界保健機関（ＷＨＯ）のテドロス・アダノム事務局長は２０２０年３月11日、新型コロナウイルスSARS-CoV-2の世界的大流行（パンデミック）を宣言した。２００９年のＨ１Ｎ１《エイチイチエヌイチ》型豚インフルエンザの流行以来の宣言だった。世界１１８か国で感染が確認され、感染者数が12万人、死亡者が４０００人を超えていた（うち、中国は感染者約８万人、死亡者３２００人あまり、死亡率４・０％）。中国での感染は３月に入ると急速に収束に向かった。一方、３月中旬以降、ヨーロッパと米国の感染が深刻化し、３月24日にはついに東京オリンピック・パラリンピック２０２０の１年延期が決定された。４月６日の時点で、世界の感染者総数は１３１万人超、死亡者７万２０００人を超え、日々増え続けている。

もっとも深刻なイタリアでは、北部ロンバルディア州を中心に感染が急速に広り、３

月10日、イタリア全土に外出禁止令が出された。4月6日には累計感染者は13万2000人超、死者が1万6000人を超えたものの、イタリア政府は峠を越えつつあると発表した。スペインの状況も悲惨で、感染者が13万5000人、死者は1万3000人を超えた。フランス、スイス、オランダ、ベルギー、ドイツ、英国といったヨーロッパ諸国も深刻な事態に陥っている。米国でも感染が爆発し、感染者数が35万人に迫り、死亡者も1万人を超えた。

日本では、2月4日に横浜港に入港した豪華客船ダイヤモンド・プリンセス号（乗客・乗員3711人）での感染が話題となり、結局712人の感染者と11名の死亡者を出した。国内感染は3月下旬まで日々の新規感染者がなんとか2桁に収まり、3月27日の時点で、感染者1387人、死者47人で、世界の中ではよく抑え込まれているとみなされた。しかし、4月に入り、東京を中心に感染者が増加し、4月6日時点での感染者数3654人、死亡者73人となった。4月7日、新型インフルエンザ等対策特別措置法に基づいて、東京都、神奈川県、埼玉県、千葉県、大阪府、兵庫県、福岡県の7都府県に1か月間の緊急事態宣言が発出されるに至った。人口100万人あたりの患者数（世界平均168）でみると、日本が29（ダイヤモンド・プリンセス号を除く）、中国は57、米国は1057、ヨーロッパ諸国ではのきなみ１０００を超え、イタリア２１９２、スペイン２８８８、スイス２５０２、フランス１４２２、ドイツ１２０７に達している。４月５日には英国ジョンソン首相が入院した。英国専門家チームは3月27日に緊急警告を発した。「十分な対策をしないと年内の死亡者は４０００万に達する。各国が外出制限などの強力な対策をすれば、死亡者は１３０万人に抑えられる。」このパンデミックでは感染症による人命のリスクとともに、全世界の経済活動の希有なる停滞を招いている。

感染者は、日本では沖縄に少なく、世界的にも熱帯・亜熱帯地方に少ない（フィリピン33、タイ32、インドネシア９、インド３）。SARS-CoV-2は気温の高い地域は苦手らしい。

この新型コロナウイルス感染症（COVID-19）は軽症者が多く、１／３は無症状とされる（中国が発表する数字に無症状者は含まれていない）。重症化、死亡するのは高齢者や持病もちの人が多い。感染様式は**飛沫感染**［Ｐ０６５参照］である。感染している人の咳やくしゃみで出る「しぶき」（飛沫）を吸い込んだり、しぶきの落ちたテーブルや机を触った手で口や鼻を触ったりすることで感染する。密閉空間で空気中に浮遊するマイクロ飛沫も問題となった。このことから、同居する家族や医療者がいちばん感染しやすい。「密閉」、「密集」、「密接」の3条件が重なると集団（クラスター）感染が生じやすい。潜伏期間は2～14日（平均7日）と幅があり、潜伏期間中にもウイルスを排出することが、感染防止対策を難しくした。マスクの着用とうがい、手洗いの励行が感染防止のキモである。インフルエンザのような特効薬はないし、ワクチンもない。

日本での感染蔓延がかなりの程度抑え込まれていた要因は2つある。他の国々と違いマスクをする習慣づけができていること、政府の思いきった戦略（学校の閉鎖とイベントの中止の要請）のおかげで、手洗いとマスクの必要性が全国民に実感されたことだ。

コロナウイルスは大人の鼻風邪ウイルスの代表である。子どもたちにはかかりにくいし、かかっても軽症だ。また、子どもから大人にうつることも少ない。だから、本質的には学校閉鎖は過剰反応であり、子どもたちや家族には大迷惑な、効率の悪い対策・政策といえる。しかし、そのおかげで大人たちの意識が変わった。なによりも、これが大きい。そして北海道知事の決断もタイムリーだった。

WHOは1月30日に緊急事態宣言（限りなくパンデミックに近い）をしていた。3月10日には中国の習近平国家主席が湖北省武漢市に入り、「人民戦疫」に対する勝利（中国はもう安全！）の宣言をした（パンデミックはその翌日に宣言された）。3月2日以降、中国における新規患者発生は激減しており、10日までに武漢市に突貫工事で建設されたコンテナ病院はすべて閉鎖されていた。中国では5日に開催予定だった全国人民代表大会が延期された。日本の安倍晋三首相が、水際対策として湖北省と浙江省だけでなく来日制限対象を中国全土に広げたのは3月5日のことだった。この日、きたる4月に予定されていた習近平氏の国賓としての来日を延期することが発表されたが、習近平氏（あるいは中国）に対する忖度《そんたく》は、デドロスWHO事務局長と日本政府に共通の特徴といえるだろう。

コロナウイルスには高度の肺炎をひきおこすタイプが知られていた。これまでに、**重症急性呼吸器症候群**（ＳＡＲＳ：サーズ）と**中東呼吸器症候群**（ＭＥＲＳ：マーズ）として世界的な流行（パンデミック）をひきおこした。幸い、日本での発生はなかった。

ＳＡＲＳは、中国広東省でコウモリからヒトへと感染し、人↓人感染に至った。２００２年11月から２００３年7月の間に８０６９人が感染して７７５人が死亡した（死亡率９・６％）。一方、ヒトコブラクダからヒトへの感染がきっかけとなったＭＥＲＳは、２０１２年9月にサウジアラビアに出現して以来、中東地域で２４９４人が感染して８５８人が死亡した（死亡率34・４％）。

双方の新型コロナウイルス感染症とも、多くの人が血液中に抗体をもつことがわかった。これは、軽症か無症状で経過する人が少なくない証拠だ。重症化するのは高齢者や持病をもつ人が多い。日本ではともに〝二類感染症〟［P081参照］とされている。

メディアの報道や政局が被害を大きくも小さくもする

こうした世界的なウイルス感染症はマスコミによって過剰報道される場合がある。2009年4月にメキシコに始まった**豚インフルエンザ**の流行が代表例だ。世界中の人がマスクをして街を歩く姿がテレビ報道されたのを覚えている人も多いだろう。原因ウイルスは、豚由来の**インフルエンザウイルスA（H1N1）pdm09**型である。妊娠女性は重症化するリスクが高いなどといわれ、6月11日、世界保健機関（WHO）がパンデミックと認定するに至った。実際、世界中の死亡者数は1万4000人を超えた。

日本では、5月に神戸で日本人初の感染例が出た。当初、この2009年新型インフルエンザを指定感染症に指定したが、6月19日には普通の季節性インフルエンザと同じ取り扱いでよいとされた。翌2010〜2011年のシーズンのインフルエンザワクチンには、通常の季節型インフルエンザウイルスに加えて、新型ウイルスA（H1N1） pdm09型に対するワクチンも加えて接種された。なにか変だと思われないだろうか。

振り返れば、この新型インフルエンザによる病状は普通の（季節性）インフルエンザとほとんど変わらず、日本での死亡率は季節性インフルエンザよりむしろ低かった（いわれていたような妊婦の重症化例はなかった）。現在では「幻のパンデミック」とよばざるを得ない。日本を含む各国は、流行に備えて、大金を投じてオセルタミビル（タミフル）を備蓄し、ワクチン製造を促したものの、ともに十分使う前に流行が終了し、大量の在庫が残った。過剰なマスコミ報道によって、新型インフルエンザを心配する保護者たちが動揺した結果、夜間・休日の当番医療機関へとインフルエンザ様症状のある子どもたちが殺到した。そして、病院・開業医の負荷は過剰となった。


米国ボストン、ハーバード大学の内科医、マーシャ・エンジェル氏は2002年に次のように〝病気喧伝〟の状況を表現した。

「昔々、製薬会社は病気を治療する薬を売り込んでいました。今日では、しばしば正反対です。彼らは薬に合わせた病気を売り込みます」

2010年1月、ドイツ人で、欧州評議会保健委員会長のヴォルフガング・ワダルグ氏は、国際的製薬企業が、ワクチンを売るためにパニック・キャンペーンを画策し、「偽りのパンデミック」を宣言するようWHOに圧力をかけたと訴えた。欧州評議会は3月、国際的な豚インフルエンザ・キャンペーンは製薬会社の影響を受けていると主張した。6月には英国医学雑誌（BMJ）のフィオナ・ゴッドリー編集長は、調査報道ジャーナリスト協会との共同調査のもと、抗ウイルス薬とワクチンを生産する製薬会社とパンデミックに関するWHO顧問との間に金銭関係があると批判した。結果的に、多くの国は、WHOの過剰なパンデミック対策勧奨によって巨額の公共予算を浪費することになった。

実は、1976年にも豚インフルエンザによる「被害」が米国で起きていた。1976年2月、米国東部の大西洋沿岸に位置するニュージャージー州の軍事基地で、訓練中の19歳の二等兵が豚インフルエンザで死亡し、さらに数人の兵士が発症した。無症状の感染兵士が500人以上いることもわかった。

1918年の**スペイン風邪**（第一次世界大戦中、参戦国が情報統制するなか、中立国だったスペインから感染情報が初めて報告された。発生源は米国カンザス州とされる。2年間にわたるパンデミックによって地球上の5億人以上が感染し、5000万人以上が死亡した）を思わせるできごとだった。米国の保健当局は流行の拡大を恐れ、全国民を対象とした予防接種プログラムの承認を求めた。当時のジェラルド・フォード大統領は1億3500万ドルの巨費を投じることを決めた。同年10月、集団予防接種が開始された。

ところが数週間もしないうちに、ギラン・バレー症候群発症の報告が相次いだ。ギラン・バレー症候群は、全身の運動麻痺を示すアレルギー性の末梢神経病である。2か月足らずで500人が発症し、30人以上が死亡した。当局は12月にプログラムを中止した。

結局、4000万人のアメリカ人が予防接種を受け、豚インフルエンザは流行しなかった。調査の結果、致死性の低いウイルスであることがわかった。豚インフルエンザによる死亡者は、不運な二等兵だけだった。フォード大統領の決断は、結果的に敗れた同年の大統領選挙を意識したものだった。製薬会社の言いなりになったと批判された。


このように、感染症はメディアの報道や政治的判断によって、その被害が大きくなることがあれば、逆に最小限に抑えられることもある。感染症は社会を映す鏡でもある。

第1章では、感染症の歴史を振り返りつつ、感染症とどのようにつきあっていけばよいのか考えていきたい。どうやら、人間は過去の歴史・過ちから学ぶことがあまり得意でないことがわかるだろう。正しく怖がりながら、どうか適切にご判断あれ。

消毒の父、ゼンメルワイスの悲劇

19世紀半ば、医学の殿堂、オーストリア帝国のウィーン大学医学部附属病院の産科病棟に、産褥熱《さんじょくねつ》（お産のあと38度以上続く熱）の多発につよい疑問をもつ一人の医師がいた。消毒法の父、**イグナッツ・フィリップ・ゼンメルワイス**（1818〜1865）その人だった。

1846年2月に28歳の若きゼンメルワイス医師が赴任したとき、分娩のあと高熱を出して、今で言う敗血症（全身性細菌感染症）で死亡する産婦があとをたたなかった。月間計208人の産婦のうち、なんと36人もが死亡していたのだ。感染症の祖、**ルイ・パスツール**（1895年に死亡しており、ノーベル賞は非受賞）や**ロベルト・コッホ**（1905年ノーベル医学賞受賞）といった細菌学者が医学の檜《ひのき》舞台に登場する以前の時代である。まだ病原体という概念はなかった。産褥熱は悪い空気「悪気」＝ミアスマのなせるわざと信じられていた。つまり、防ぎようのない宿命的な女性たちの疾病とみなされていたのである。ちなみに、蚊に刺されて感染するマラリアの名称はまさにこの時代の遺物であり、そのものズバリ「悪気」という意味なのである（mal＝悪い、aria＝空気）。

イギリス人、フローレンス・ナイチンゲールが2年にわたるクリミア戦争で活躍し、スイス人、アンリ・デュナン（1901年の第1回ノーベル平和賞受賞者）が赤十字社を設立した1850～60年代は、「創傷熱」の華やかなりし時代だった。外科医は、戦争で傷ついた手足を切断するため、メスの汚れを自分の靴でぬぐっていた。石炭酸消毒で名をなしたイギリスの外科医、ロード・リスターも、血や膿のこびりついたフロックコートを着て外科手術を行なっていた。まさにそんな時代だった。

そんな時代に、ゼンメルワイスは自らの疑問を解決するため、まず２つある産科病棟の産褥熱による死亡率を比較した。すると、医師が赤子をとりあげる第一産科の死亡率459／4010（11・4％）は、助産師が働く第二産科の105／3754（2・8％）より明らかに高かったのである。

翌1847年、屍体解剖中に腕を傷つけた病理学者が「創傷熱」で死亡した。彼は考えた。医師は、当時の最先端研究手段だった病理解剖を行ない、屍体に直接触れる。屍体にまといつく「何物か（屍毒）」が、産婦に乗りうつるのではないか。当時の医学に存在しなかった病毒という概念の登場である。

ゴム手袋など存在しない時代のこと。その「何物か」は、目にはみえないが、病理解剖した手指には強い匂いが残る。そこで彼は、爪を含む手指の徹底的な洗浄と防腐処理を実践した。こすり洗いによる物理的な消毒と塩素水（塩化石灰水）による化学的な消毒の併用。現代に引き続かれることになる消毒法がこのとき確立された。その結果、産褥熱による死亡率は著しく減少したのだ（1847年の産褥熱死亡者は前年の1／10の45名だった）。

ところが、あろうことか、ときの産科学の権威たちは、こぞって彼の業績を無視した。ゼンメルワイスの直属の上司だったヨハン・クライン教授も彼の「独善的な」やり方や「奇想天外」な着想を批判した。彼がもたらした成果、「産褥熱の抑制」という事実に、患者の側にたつ見方がまったくできなかったのである。なぜか。

ゼンメルワイスの業績を認めることは、すなわち、産褥熱が医師の手指によって媒介される「医原病」である事実を容認し、患者の命を救うべき医師自らの役割を自己否定することとなるからにほかならない……許しがたい侮辱である。実は、当時の医師たちには、診察の前に手を洗う習慣はなかったのだ。

1847年10月、彼自身が受け持っていた病室の産婦12人中11人が次々と産褥熱に倒れた。周りの目は厳しかった。このとき、彼は初めて「何物か」は屍体だけでなく、生きている患者にもまとわりついていることに気づいた。その病室のドア近くのベッドには子宮頸がん患者が入院しており、実は、彼の回診（指による子宮の内診）はこの患者から始められていた。その後、彼の手指消毒は、一処理一消毒（処置ごとに消毒する）へと進化するとともに、消毒対象が診察器具にまで広げられていった。病理学の恩師カルル・ロキタンスキー教授らによる彼の業績に対する手厚い評価・支援にもかかわらず、クライン教授による解雇通告を受けて、ついに彼はウィーン大学を追われることとなった。

１８５０年、ゼンメルワイスは、自らの祖国、ハンガリーのブダペストにある聖ロック病院の産科主任に赴任した。１８５５年には、ペシュト大学（のちのブダペスト大学、現在のゼンメルワイス医科大学）で産科教室を主催することになった。失敗に終わったハンガリー独立戦争後の疲弊したブダペストの街で、彼は産褥熱との戦いを続けた。そして、１８６０〜１８６１年には、彼の産科における産褥熱死亡者はついにゼロになった。

１８６１年、彼は「産褥熱の原因と概念およびその予防法」を出版するとともに、頑迷にゼンメルワイス説に反論する当時の権威たちに対して公開質問状を出した。ゼンメルワイス教授がいかに無視されたかは、同年ドイツで開催された産褥熱に関する学会に彼が招かれなかったことに象徴されている。そして、悲劇はここでクライマックスを迎えた――細胞病理学を唱えた当時の医学の最高権威、病理学の父であり、ベルリンの街に上下水道を敷いた実践的政治家で、かつ人類学の祖でもあるベルリン大学のルドルフ・ウィルヒョウ教授が、その会場において彼の業績を頭から否定したのだ。

欠席裁判だった。後世まで病理学の父とたたえられることになる偉大なウイルヒョウ教授とて、決して神さまではなかった。その一方で、ゼンメルワイスの論文を読み、手指消毒を実践した産科医たちは、自らおかした罪に気づき、思い悩んだ。そして、多くの心ある産科医が自殺したといわれている。

悲運の主人公は、1865年、彼が戦いを挑んだ「何物か」が細菌という新種の微生物であることを知ることもなく、メスで傷ついた手指に端を発する創傷熱で死亡するという運命の皮肉に立ち会うことになる。ロベルト・コッホが創傷感染症の原因が化膿性病原菌である事実を発表したのは、それから14年後の1879年のことだった。

私たち現代の医療者も、ゼンメルワイスの悲劇に学ぶべき事態を抱えている。繰り返されるMRSA（メチシリン耐性黄色ブドウ球菌）をはじめとする病原体による「**院内感染**」である。院内感染は、入院したために生じる感染症で、医原病である。MRSAは医師や看護師の手指から患者へと伝播される。院内感染対策の主力は、医療者の手指の洗浄・消毒に尽きる。残念ながら、医療現場では、一処理一手洗い（消毒）の徹底は難しいし、消毒剤で手荒れすると細菌感染の温床となってしまう。そのため、院内感染をゼロにすることは夢であり続けている。

院内安全教育では、「診察に際して、医療者は決して自らの首から上に手をあげてはならない」ことが強調される。人間が無意識に触る場所は、髪の毛、目、そして鼻が代表格である。MRSAは、医療者の鼻の穴に不顕性感染（病原体の感染を受けていても感染症状を発症していない状態）しやすい。医療者がマスクをすることは手指にMRSAを付着させない効果があるのだ。

しかしその一方で、医療者には「笑顔」が求められる。マスクをすると笑顔がみえにくいし、話し声も聞き取りにくくなる。だから、鼻を触らない（首から上に手を上げない）習慣づけが医療者につよく求められる。

シカゴの国際外科医師会のホールに、世界の十大医学者の一人として等身大の彫像が建てられている「母性の救い主」、医師ゼンメルワイスの名を知らない医師が少なくない。大いに残念である。

コラム

正しい手洗いの実践と手洗い歌

2007年3月、筆者は横浜に本部のある認定特定非営利活動法人（NPO）・国際協力非政府機関（NGO）、地球市民ACTかながわ（代表：近田真知子氏）のスタディツアーに初参加した。学生たちとともにまず訪問したのは、ミャンマーはヤンゴン郊外の沿岸部にあるタンリエン地区の孤児院だった。ここは、お寺が経営する学校兼修行場兼孤児院といった性格の施設である。

朝からの読み書きの勉強を終えた100人近い子どもたちが無料の昼食を食べていた。彼らは、スプーンを使わず右手だけでたらふく食う。

何といっても、食事前の光景が忘れられない。水道はない。ふんだんに使える水がないため、洗剤と真水の入った2つの桶で、子どもたち全員がつぎつぎと手を洗うのだ。NPOがつくったプレハブの簡易トイレには紙はない。ここでも中に置かれた少量の水で流すしかない。下水もないので、流した水は自然に地中へとしみこむ。もし、食中毒や赤痢が流行ったら防ぎようがない。せめて流水が使えればいいのだけれど。

筆者は、医療者の端くれとして考えた。子どもたちや先生、お坊さんに正しい手洗いを教えよう。でも、その場で正しい手洗いの仕方を指導してもきっと覚えてはくれまい。そこで、歌をつくろうと考えた。さっそく、いっしょに参加していた音楽の先生に頼んで「手洗い歌」を作詞・作曲してもらった。

歌詞はとても簡単。「手の平、手の平、手の甲、手の甲、指の間、指の間、指先、指先、親指、親指、手首、手首」。それをミャンマー語に訳して、夏には現地でみんなに歌ってもらった。

音符が少なくてとても覚えやすいこの曲を子どもたちはすぐに覚え、正しい手洗いを毎日実践してくれるようになった（P033参照）。

手洗い歌　ミャンマー語版

則武昭彦 作詞作曲

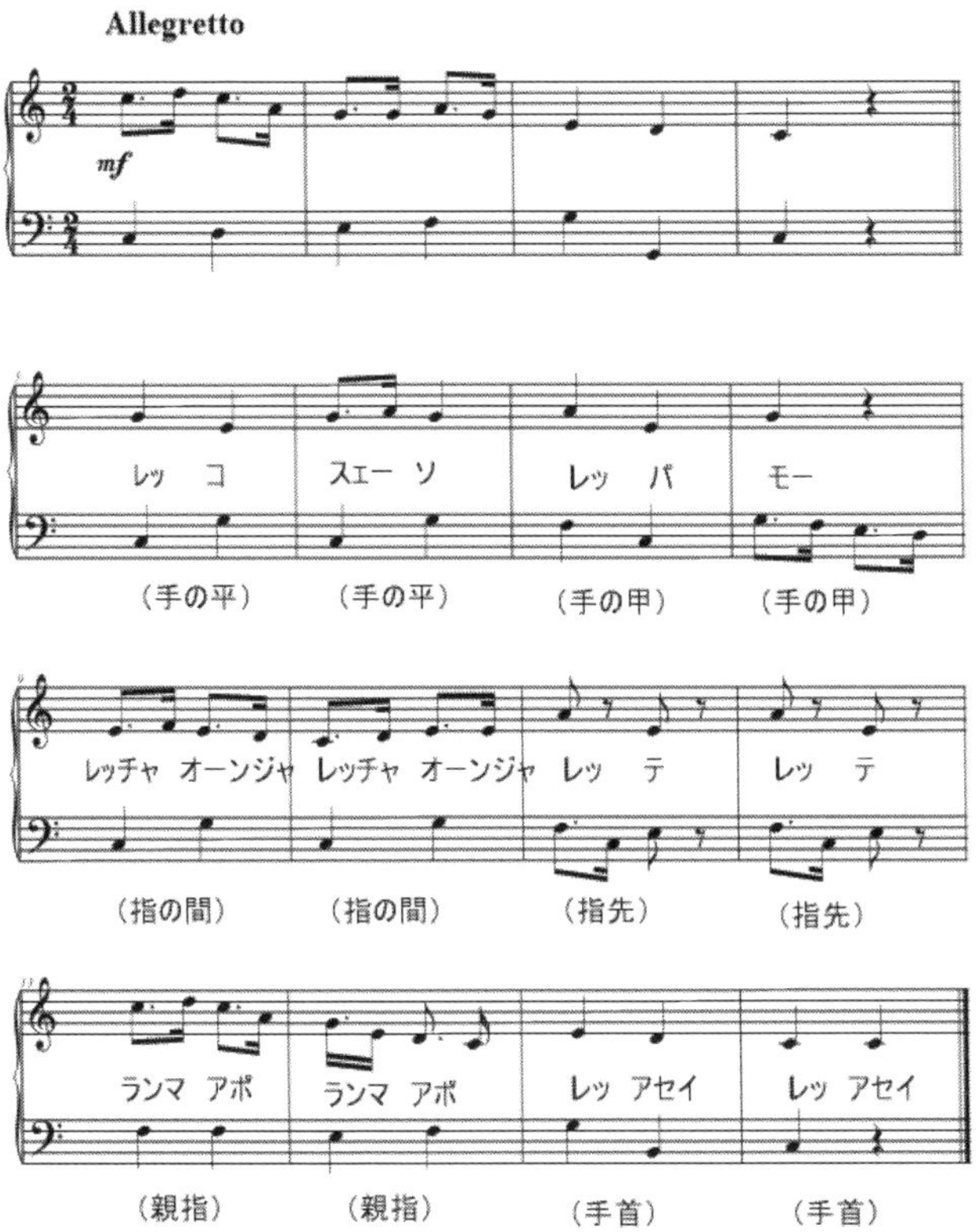
Allegretto
mf
レッ コ　スエー ソ　レッ パ　モー
（手の平）（手の平）（手の甲）（手の甲）
レッチャ オーンジャ　レッチャ オーンジャ　レッ テ　レッ テ
（指の間）（指の間）（指先）（指先）
ランマ アポ　ランマ アポ　レッ アセイ　レッ アセイ
（親指）（親指）（手首）（手首）

定期的に現地を訪問しているNPOは、皮膚病が明らかに減ったことを実感したそうだ。

その後、タイ語訳、ヒンドゥー語訳もできて、この無料の活動は社会インフラの乏しいアジアの地域で、大いに成果をあげている。

翌年には、日本からの寄付金で、この孤児院に電気が引かれ、流水で手洗いができるようになった。やはり、現地に行って状況をみることが何より大切であることを実感した。ちなみに、世界人口の4割にあたる30億人は自宅で手洗いができないのが現状である。

2020年、新型コロナウイルスが中国を中心に世界中に広がったが、こうした感染症を防ぐのに重要なのは、原点である手洗いの実践だ。正しい手洗いは、次の6か所がポイント。

①手洗い歌の歌詞のとおり、手の平、手の甲、指の間、指先、親指の根元（ねじり洗い）、手首

②手首を洗うために半袖か長袖なら腕まくり！

③流水の下で、石けんをつけて洗うのが原則

できれば、1か所5秒ずつ。計6か所だから、合計の手洗い時間は30秒になる。けっこう長いけれど、これが理想的なのです。

そして、もうひとつ重要なのは、洗ったあとしっかり乾かすこと（乾燥によって細菌が死ぬ）。濡れた手でどこかを触ると、せっかく洗った手が汚染されてしまう。タオルや布の代わりに、ペーパータオルで拭く。自然乾燥させるのがいちばんいい。ふだんから、爪をこまめに切ることも大切。爪の間にたまる黒い汚れがないように！

広く普及しているアルコールスプレーによる手指消毒では、スプレーのノブをいちばん下まで押すこと。3㏄の消毒素が出るので、乾くまで20秒、手洗いの歌どおりに消毒する。ちょこっと押してなじませるだけはNGです！

みなさんも、正しい手洗いを実践してください。安上がりで有効な方法です。感染管理医師（ICT）である筆者からのアドバイスでした。

図　正しい手洗いの方法

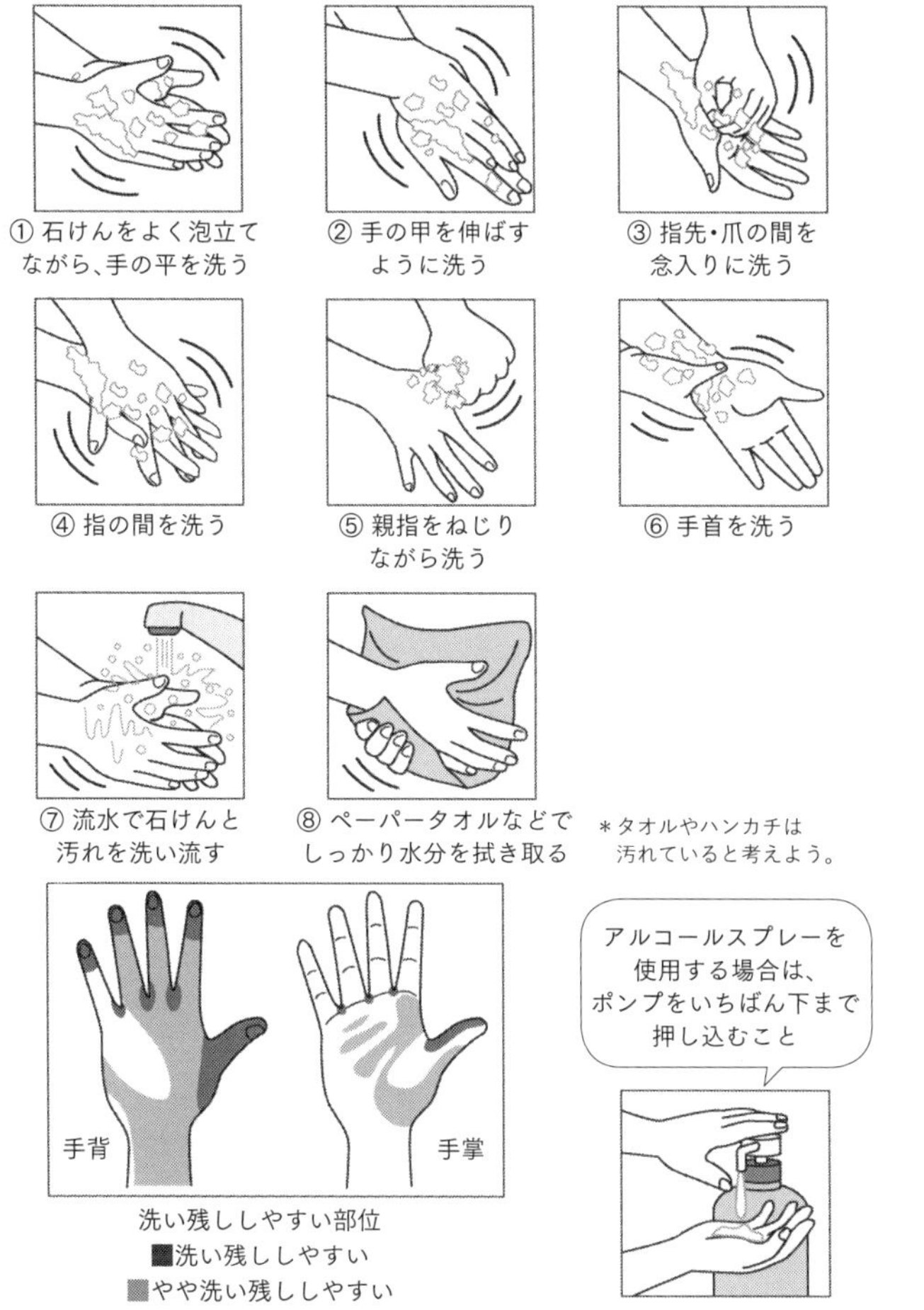
① 石けんをよく泡立てながら、手の平を洗う
② 手の甲を伸ばすように洗う
③ 指先・爪の間を念入りに洗う
④ 指の間を洗う
⑤ 親指をねじりながら洗う
⑥ 手首を洗う
⑦ 流水で石けんと汚れを洗い流す
⑧ ペーパータオルなどでしっかり水分を拭き取る
＊タオルやハンカチは汚れていると考えよう。
手背
手掌
洗い残ししやすい部位
■洗い残ししやすい
■やや洗い残ししやすい
アルコールスプレーを使用する場合は、ポンプをいちばん下まで押し込むこと

厚生労働省「高齢者介護施設における感染対策マニュアル改訂版（2019年3月）」をもとに作成

病理学者、初のノーベル賞への道のり

ベルリン大学教授であった**ルドルフ・ルートヴィヒ・カール・ウィルヒョウ**（1821〜1902）は「病理学の父」とされ、細胞病理学（あらゆる疾病のもとは細胞である）の概念を打ち立て、医科学研究の最先端手法としての病理解剖と顕微鏡観察の意義を確立した人物であった。白血病、血栓症、アミロイドーシスといった疾患概念を提唱したことでも知られる。ビスマルクが勢力を握る当時のドイツで、あくまでも自由主義を唱え続け、ベルリンの町に上下水道を整備した政治家（国会議員）でもあった。また、人類学・民俗学の学会の創設者であり、考古学の発展に寄与したことでも知られる。まさにスーパーマンである。

ウィルヒョウは、ノーベル医学生理学賞の最有力候補だった1902年9月5日、ベルリンで死亡した。1902年1月4日、ウィルヒョウは雨のベルリンの町で路面電車に乗ろうとして転んで大腿骨頸部を骨折し、その後、肺炎を併発して死亡してしまったのだ（ノーベル賞受賞の最低条件は〝生きている〟こと）。80歳だった。

現在でも、高齢者の転倒→大腿骨頸部骨折→肺炎はお定まりの死亡に至る経過である。

ちなみに、ノーベル賞は1901年に始まり、第1回の医学生理学賞候補に北里柴三郎がノミネートされていた（実際の受賞は弟弟子のドイツ人、エミール・ベーリング）。ウィルヒョウが最有力候補だった第2回ノーベル医学生理学賞は、結局マラリア研究に貢献した英国人医師、ロナルド・ロスに与えられた。

1986年8月、筆者は、東ベルリンの壁のすぐ東側に位置するウィルヒョウの出身大学、フンボルト大学を訪問した。そこには、ウィルヒョウ歴史研究室があり、ちょうど100年前のその日、ウィルヒョウ自身が診断した病理解剖報告書を、ウィルヒョウ愛用の単眼顕微鏡のすぐ横でみせていただいた。〝慢性間質性腎炎〟と診断されていた。あの興奮の瞬間が懐かしい。

ノーベル医学生理学賞受賞者には、細菌学者、生理学者、解剖学者の名がずらりと並ぶが、残念なことに、病理学者の名はない。かのウィルヒョウ先生でさえ取れなかったのだからしかたがない、と病理学者はあきらめていたその矢先——2005年、オーストラリアのベテラン病理診断医、**ロビン・ウォレン**医師が、ピロリ菌の発見を評価されてノーベル賞を受賞した。病理医にとって、まさに画期的なできごとだった。

みえなかったピロリ菌

ピロリ菌（ヘリコバクター・ピロリ）は、ヘリコプターのような鞭毛《べんもう》を動かしてさかんに運動する胃粘膜が大好きな細菌である。胃炎、胃潰瘍、胃ポリープ、胃がんといったさまざまな胃の病気の原因となる。

ピロリ菌は、オーストラリアの病理診断医、ロビン・ウォレン氏と博士研究員（ポスドク）だった**バリー・マーシャル**氏によって1983年に発見された。多くの研究者はそれまで、細菌は酸性度の高い胃内腔《ないくう》では増殖できないと信じ込んでいた（筆者も例外でなかった）。

胃粘膜に感染するピロリ菌は、顕微鏡の下に姿を現わす。筆者たち病理医は、日々、胃カメラで採取される胃粘膜片にピロリ菌がいるかどうかを判断する。治療法は抗菌剤による除菌である。感染した同僚によると「抗生物質でピロ

図　ピロリ菌の電子顕微鏡写真

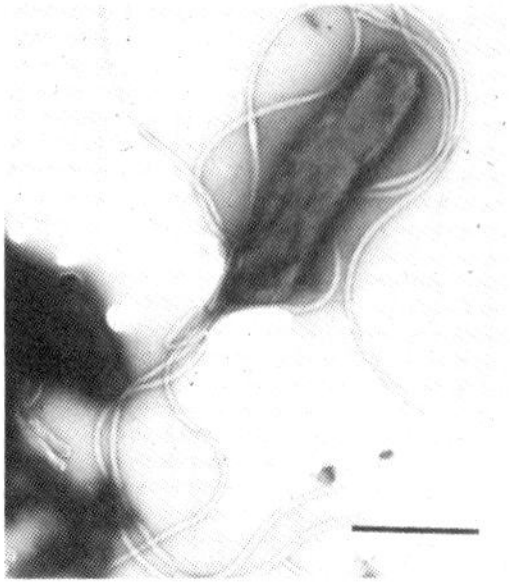

頭の先に細長い鞭毛を多数つけて動き回る細長い長さ2ミクロンほどの細菌である。右下の線は1ミクロンを表わす

リ菌を殺したら、お酒がおいしくなったし、二日酔いしなくなった」そうである。除菌によって胃の不快感が消え、すっきりすることは確かなようだ。

実はオーストラリアのウォレン博士とマーシャル医師がピロリ菌を報告したのと同じ時期、マーシャル氏と同い年の筆者も胃粘膜にみられる粘膜免疫反応の研究に没頭し、穴のあくほど顕微鏡を覗いていた（つもりだった）。そのときに筆者が得た結論は、何らかの病原性物質（おそらく細菌）の持続的な刺激が「腸上皮化生」（胃粘膜が腸に似た粘膜に化ける現象）という胃粘膜変化に連動する、というものだった。

しかし、残念なことに、うじゃうじゃと胃粘膜にたかるピロリ菌にはとんと気づいていなかった。みていたはずなのにみえなかったのだ！　当時、顕微鏡でみえるような菌がいるわけがないと思いこんでいた。今思えば、いささか熱中しすぎていたのかもしれない。あのときピロリ菌に気づいていれば……といくら悔やんでもあとの祭りである。

マーシャル医師がゆっくりと増えるピロリ菌をみごとに培養した秘訣は、復活祭の5連休をまるまる休んだことにある。当時、もし筆者が細菌の存在に気づいたとしても、簡単に生えてこないピロリ菌を首尾よく培養できたかどうか定かでない。働き過ぎで心の余裕がないと、結局損をするということだろう。

コラム

世界保健機関（WHO）の ロゴマークのヘビの謎

西洋医学のシンボルとして世界保健機関（WHO）のロゴマークに使われているのは「アスクレピオスの杖」だ。一匹の蛇がまとわりついた糸杉（サイプレス）製の杖は、WHOにとどまらず、多くの医科大学や山岳救助隊のロゴマークに採用されている。

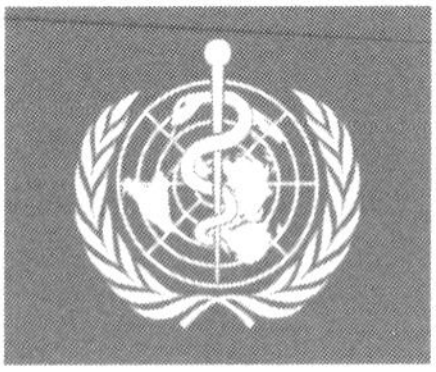

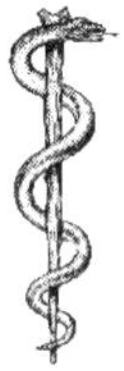

図　WHOのロゴマークとアスクレピオスの杖

蛇は、その脱皮する能力ゆえに、古来、若返りや不老の象徴とされてきた。S字にくねって進む姿が蛇行する河の流れを、さらには水によるさまざまな奇跡の癒しを連想させ、〝癒し〟のシンボルとなった。交尾時間の著しく長い蛇はまた、精力の象徴ともなっている。だから、アスクレピオスの杖の蛇は医療を象徴していると説明される。

なぜ、医神のシンボルが蛇なのか。上の説明は正しいのだろうか。ブリタニカ国際大百科事典1992年版に興味深い記載がある。まず、WHOが天然痘に続く第2の撲滅対象に指定している感染症「メジナ虫症（またはギニア虫）」という寄生虫症を説明する必要がある。この撲滅運動は、元アメリカ大統領で2002年のノーベル平和賞受賞者、ジミー・カーター氏が主催するカーターセンターが軸になっている。この病気はインド・パキスタンや地中海沿岸からは駆逐されたものの、西アフリカ地方を中心に、今でもアフリカ大陸にしぶとく生き残っている。

長さ60〜90センチに及ぶこの巨大な線虫（メ

ジナ虫）は、人が水たまりに棲むミジンコごと水を飲むことで寄生が成立する。ミジンコは中間宿主とよばれる。感染からちょうど1年後、みごとに成長したメスの成虫が足に顔を出して、猛烈な（火を吹くような）痛みをもたらす。患者は痛みを鎮めるために患部を水で冷やす。そして、まさにそのときに産卵が行なわれる。こうして、水道や井戸のないアフリカの熱帯地方で、しごく単純な生活環ができあがる。成虫は1か月以上をかけてゆっくりと皮膚からせり出してくる。水の豊富な農業収穫期にあたるこの時期に、感染者は痛みのために仕事ができない。結果的に、多くの働き手が奪われることになるため、経済的観点からもこの寄生虫病の撲滅がつよく望まれる。この病気は、住民に対する啓発・教育と水を濾過するための布類の配布で予防が可能なのだから。

この疾患は古く、紀元前15世紀のエジプトにあったとする記載がある。紀元前10世紀のエジプトミイラの脚に石灰化した虫がみつかっている（死んだ虫は石灰化する）。紀元前12～13世紀、モーゼの一行が紅海周辺を旅したとき、「火を吹く蛇」に襲われたことが旧約聖書に記述されている。当時、中東地域はメジナ虫症の汚染地域だった（メジナはアラビア、イスラム教の第2の聖地）。このムシ（蛇）を棒に巻きつけてゆっくりと取りだすのが当時の医師の重要な役目だった。もし途中でちぎれてしまうと二次感染がおきて、脚が使いものにならなくなってしまう危険が高かった。

そう、メジナの町に巣食う虫、「火を吹く蛇」を退治することは、当時最高級の医療だったのだ。アスクレピオス氏はきっと、メジナ虫退治の神がかった名人だったに違いない。

１９６４年の東京オリンピックと感染症

東京オリンピック（第18回オリンピック大会）は、１９６４年（昭和39年）10月10日から15日間にわたって行なわれた。この大会の開催は現代日本再生の分岐点となった。オリンピックのあと、正式にパラリンピックが行なわれたのも東京大会からだ。

横浜在住の中学校1年生（13歳）だった筆者が、いちばんうれしかったのはカラーテレビでオリンピック競技をみられたこと。多くの同級生の家庭にもカラーテレビが導入された。競技は世界中へと衛星中継され、当時は米国領だった沖縄にも電電公社（当時）のマイクロ回線がつながった。競技記録がリアルタイムでコンピュータ管理されたのも、東京大会がはじめてだった。

東海道新幹線、東京モノレール、首都高速や名神高速道路が完成し、羽田空港の滑走路が拡張されたのもこの頃のこと。東京には多くのシティホテルが開業し、ゴミ都市東京に多くのゴミ収集車が導入された。そして、家庭のトイレが、くみ取り式から水洗式に変わりだした。東京美化運動の一環として、「死の川」といわれた臭い隅田川の水を、荒川の大量の水で洗い流す試みが、オリンピック直前に行なわれた。下水道の普及率はまだまだ低かった。東京の道は砂利道からアスファルト舗装へと切り替わった。

国際的には、ソ連のフルシチョフ首相が解任され、オリンピックに参加しなかった中華人民共和国が初の核実験を行なったのが、まさに開催期間中のことだ。

あるとき、筆者は東京都内にある某大学病院の病理解剖記録をみせてもらった。そして図らずも、死因の劇的な変遷を発見した。１９６４年まで、死因でいちばん多かったのは感染症である。ある年の夏など、死因の多くは日本脳炎で、そのほとんどが小児例だった。筆者が小学校低学年の時代（昭和30年代後半）、毎年打つ日本脳炎ワクチンが痛くていやだったことを思い出した。それが、オリンピックの翌年１９６５年からは、みごとに死因のトップはがんへと変わっていた。また別の機会に、あるハンセン病施設の解剖記録をみて驚いた。１９６４年までのハンセン病患者の死因は圧倒的に感染症が多く、とくに結核が際だっていたのだ。そしてこちらも１９６５年以降、結核による死亡は激減し、その代わりハンセン病に伴う続発性アミロイドーシスによる心不全・腎不全が急増した。病理解剖の診断からも、オリンピックによるインフラの整備と公衆衛生への取り組みにより、日本社会は大きく変化したことが明らかだった。

赤痢菌やコレラ菌はなぜ先進諸国で弱毒化しているのか

1994年に、進化生物学者の**ポール・W・イーワルド**は次の仮説を提唱した。

①うつりやすい条件では感染症は重症化する。歩けない重症患者からもうつる状態なら病原体は強毒株である。

②うつりにくい条件では感染症は軽症化する。弱毒化した病原体を有する軽症患者は歩いてうつし回る。

伝染病が重症なのは、人から人へ病原体がうつりやすい次のような場面である。

(a)人が密集する古代都市
(b)産業革命時の労働者宿舎
(c)戦時中の軍隊

これがどういうことなのか、たとえば麻疹（はしか）を例にみてみよう。

人が流動する近代都市では、麻疹は子どもに多い軽い病気だが、江戸時代、麻疹は天然痘（痘瘡《とうそう》）より恐れられていた。現代でも、発展途上国の麻疹は重症で、多くの子どもたちが麻疹で命を落としている。

では、赤痢とコレラはどうだろう。上下水道のない（うつりやすい）発展途上国では重症の赤痢、コレラが多く、現在でもコレラの流行による死者がみられる。一方、塩素消毒された上水道が整備され、水洗トイレが普及している先進諸国では、赤痢、コレラの多くは軽症である。

赤痢菌には病原性の異なる４つのタイプがあるが（志賀型、フレクスナー型、ボイド型、ソンネ型で、この順に症状が軽くなる）、上下水道の未発達な発展途上国の赤痢には、**志賀潔**が１８９７年（明治30年）に発見した志賀型が多いのに対して、日本の赤痢はソンネ型ばかりである。うつりやすい条件下では感染症は重症化し、うつりにくい条件下では、その毒性を弱めるというイーワルドの仮説のとおりである。

ここで、伝染病伝播という観点から、動物としてのヒトの特徴をあげてみよう。

(a) トイレを使う
(b) 服を着る

(c) 加熱した食事をとる

病原体の立場からすれば、これらの特徴が、他の動物に比べて圧倒的にヒトにうつりにくい状況をつくりだしているといえる。

さらに、ヒトはワクチンを接種する。ワクチン接種率が高いとき、少数のワクチン未接種者に病原体が感染したとして、仮にその感染者が重症になってしまうと、その株は広がることができない。感染者が歩き回ってくれないと感染を広げてくれないからだ（つまり、弱毒株であるほうが感染は広がる）。このようにして、ワクチン接種は病原体を弱体化させるというわけだ。

エイズウイルス（HIV）には複数のタイプがある。肛門性交で感染しやすく、欧米に多いB型は病原性がいちばん高い。男性同性愛者は、同一の人が性交の能動的および受動的役割を受けもち、かつ性交相手が多く、国境を越えて旅行して性交する特徴がある。膣性交で感染しやすく男女比が1：1に近いA、C、E型はアジア・アフリカ地区に多く、病原性は比較的低い（日本のHIVはE型が多い）。コンドームの使用はHIVにとってうつりにくい環境をつくりだすため、ウイルスの弱毒化を促進するのだ。

　このことを、人から人にうつる病原体の生き残り戦略という観点に立って考えてみてほしい。ヒトに寄生して増殖する病原体にとって、宿主を殺せば自分も滅ぶし、もたもたしていれば宿主の免疫系によって滅ぼされてしまう。だから、自らが滅びる前に他人にうつることが必要となる。しかし、病原体は自分では遠くへ行けず、下痢便や尿の中へ出るか、咳・くしゃみで空中に飛ぶか、性行為による接触などでうつるしかない。

　つまり、うつりにくい状況が整うほどに、病原体は弱毒化することで生き残ろうとするのだ。かつては猛威を振るった赤痢菌やコレラ菌が先進諸国において弱毒化したのはこのためである（もうひとつ、生き残る作戦はある。それは短期間に変異株が生じることだ）。

　なお、衛生状態がよい先進国においても、今なお生じる感染症としては次の例があげられる。①エイズ、②細菌性食中毒、③海外渡航者感染症、④新型インフルエンザ、⑤院内感染・耐性菌感染症、である。

ノーベル賞受賞の特効薬、イベルメクチンの発見

　土の中には、細菌、真菌（カビ）といった微生物のほか、昆虫の幼虫や線虫（ミミズのよ

うな細長いムシ）が多数生息している。１９２８年、ロンドンの**アレクサンダー・フレミング**はブドウ球菌の培地に生えた青カビ（ペニシリウム）のまわりの菌が死んでいるのに気づき、**ペニシリン**を発見した。その後、化学者たちは土中に暮らす真菌や放線菌（細長く大型の細菌）から抗生物質（抗菌剤）とよばれる化学物質を次々と発見した。抗生物質の医療への貢献は計り知れない。

　真菌や放線菌が抗生物質をつくりだすのは、栄養分の取り合い・生存競争に勝ち残るための戦略である。そうだとすれば、これら微生物がより彼らにとって超大型で強力な競争相手となる昆虫の幼虫や線虫を退散させる物質をつくるのは必然である。

　そこに気づいた北里研究所の**大村智《さとし》**教授は、放線菌のつくりだす画期的な薬を発見した。線虫や昆虫を含む節足動物の神経を麻痺させる抗生物質、**イベルメクチン**である。２０１５年、大村教授はノーベル医学・生理学賞を受賞した［Ｐ２１１コラム参照］。

　この経口治療薬は、人や動物に寄生する線虫やダニ（疥癬虫）を退治する駆虫薬として広く使用されている。現在、日本では糞線虫《ふんせんちゅう》症［Ｐ２０６］と疥癬《かいせん》［Ｐ２８１］に保険適応となっており、世界的にもフィラリア症（象皮《ぞうひ》病）、回旋《かいせん》糸《し》状《じょう》虫《ちゅう》症（オンコセルカ症＝河川盲目症）の特効薬として高く評価されている。巨大製薬企業、メルク社はアフリカにイベルメクチンを無償で提供し、オンコセルカ症による失明を毎年数万人単位で救っている。イベルメクチンは人の体内ではおもに脂肪細胞や肝細胞に分布し、血液の中ではタンパク質（アルブミン）と結合する。肝臓で代謝されたあとも水に溶けにくく、尿でなく便へと排泄されるため、体内の半減期が長い。人や動物への副作用は少なく、疥癬には1回、線虫症には2週間間隔で2回の経口投与で効くため、医師にとって、とても使いやすい薬である（ただし、寄生虫でも、土中に棲まない吸虫や条虫にはイベルメクチンは無効）。

イベルメクチンの恩恵が顕著なのは、おそらくのら犬だろう。かつて、のら犬の寿命は5年ほどだった。蚊によって媒介されるイヌ糸状虫という線虫が右心室と肺動脈に詰まってしまうほど寄生するためだった。それが、犬フィラリア症の予防薬として普及すると、のら犬の寿命は倍増した。イベルメクチンの効果がてきめんなのだ。

そのほか、ウシの内臓寄生虫や皮膚のダニの駆除にもイベルメクチンが有効なのだが、このことが思わぬ影響を及ぼす。ウシへは、おもに皮膚に滴下塗布する方法が利用されているが、牛肉に成分が残留するため、輸入肉に対する許容量が設けられている。前述のとおり、イベルメクチンの大部分は糞の中に排出されるため、結果的に自然界で牛糞を分解する役目を担う昆虫たちの成育が抑制されてしまうのだ。フンコロガシと呼ばれるコガネムシは、幼虫を育てるために牛糞を地中にため込み、糞を分解して土に戻している。ところが、イベルメクチンを含む糞で飼育された幼虫の多くは死滅してしまう。駆虫薬の適切な投与には、畜産上の経済効果だけでなく、草地を含む環境への影響に配慮しなければならない。**エコロジーの視点をもったイベルメクチン使用**が医師や獣医師に強く求められる。

山梨大学学芸学部（教育学部）自然科学科を1958年に卒業した大村智氏は、高校教員を経て、北里研究所で抗生物質の研究を始めた。医師でも薬剤師でもない彼は、これまでにイベルメクチンを含む170を超える新たな化学物質を発見した。こうした優れた研究業績に加えて、北里研究所の財政再建、北里メディカルセンターの設置、山梨科学アカデミーの設立を果たし、女子美術大学の理事長と開智学園の名誉学園長を務めた。さらに、自身のコレクションをもとに、生まれ故郷の山梨県韮崎市に韮崎大村美術館を設立し、館長を兼任している。さらに、韮崎市内に武田乃郷白山温泉も開設した。本物の文化人である。拍手。

エボラ出血熱に挑む医療者の勇気と現実

エボラ出血熱は、１９７６年にコンゴ民主共和国（旧ザイール）にあるエボラ川流域で初めてみつかったエボラウイルスの感染症である。エボラウイルスは細長い形をしたＲＮＡウイルスである。エボラ出血熱の致死率は40％～90％と著しく高い。２０１４年に中央アフリカ３か国（ギニア、リベリア、シエラレオネ）で流行したエボラ出血熱では、患者数２万８６１６名のうち１万１３１０名が死亡した（死亡率40％）。

体内に侵入したエボラウイルスは、免疫細胞のうちマクロファージと樹状細胞に感染する。感染細胞から大量のサイトカインという免疫物質が分泌される結果、血液が固まりになって出血しやすくなるとともに、炎症が誘発されて全身臓器が傷害されるのだ。

エボラ出血熱の流行は、コウモリから人にウイルスが感染することで始まり、いったん人に感染すると、そこからは人から人へと感染が広がる。潜伏期間は１～２週間。感染者の体液（血液、分泌物、唾液、便や吐物）に触れることで伝染する。そのため、介護する家族と治療する医療者がとくに感染しやすい。現地では、葬儀で感染者の遺体に触る習慣があり、この古くからの儀式による感染リスクに警鐘が鳴らされていた。

確立された治療法はまだないが、エボラ出血熱から回復した人の血清の点滴が有効である。血液中にあるエボラウイルスに対する中和抗体を利用するのだ。インフルエンザ治療薬がエボラウイルスにも効果がある。エボラウイルスワクチンの開発も進んでいる。２０１５年、流行地ギニアで実施された大規模な臨床試験で６０００人がワクチンｒＶＳＶ-ＺＥＢＯＶの接種を受け、感染者はゼロだった。ワクチン接種を受けていない対照群では、23人が感染した。ただし、２人に重大な副作用が出たことが問題だった。

２０１９年11月には2番目のワクチンが欧州連合で承認され、同年12月には、東大グループがエボラウイルスの遺伝子を操作して増殖力を失わせた新型ワクチンｉＥｖａｃ-Ｚの治験を開始。サルの実験で発症が防ぐことができた。副作用がなく、ワクチン製造効率の高いワクチンが開発されることが大いに期待されている。

２０１４年の西アフリカでの流行では、国境なき医師団を含む多くの医療者たちが現地でボランティア治療にあたった。人的にも物的にも資源が限られた困難な状況下だった。当然、可能な限り厳格な感染防止対策がとられたが、驚くべきことに、８６５名の医療者がエボラ出血熱を発症し、実に５０４名が死亡したのだ（死亡率58％）。

リベリアでは、エボラ出血熱で切迫流産となった妊婦に対する救急措置で感染した産科医、治療ユニット内で突然鳴った患者の携帯電話をとって感染した医師、血液を分注する際に血液を顔面に浴びて感染した臨床検査技師がいた。命をかけた人道支援を心から尊敬したい。亡くなった医療者には、現地で開業する医師や医師を支えるスタッフも少なくなかった。無防備な状況で、押しかけてきた患者から病気をもらったのだ。

２０１９年7月にはコンゴ民主共和国での再流行が伝えられている。一刻も早い治療薬とワクチンの開発とともに、緊急時でも、自分や同僚を守りつつ、患者の治療に専念できる医療労働環境の構築がつよく望まれる。

２０２０年の新型コロナウイルス感染症のパンデミックでも、爆発的な患者発生と防御グッズの不足などで医療崩壊したイタリアやスペインでは多くの医療者が院内（業務）感染した。4月はじめまでにイタリアでは医師50人以上が死亡し、スペインでは感染者総数の1割以上が医療者だった。日本でも、業務感染が無視できないほど発生した。

エボラ出血熱患者が日本の私立病院に入院したら

今のところ、日本でのエボラ出血熱の発生報告はない。しかし、エボラ出血熱の潜伏期間1〜2週間のうちに、エボラウイルスに感染したまま現地から入国・帰国した場合、日本国内で発症・流行する可能性がある。同様に、致死性の高い新型鳥インフルエンザが東南アジアから持ち込まれることも考えられる。

日本には、感染症法の規定によって、各都道府県に感染症指定病院が認可されている。これら公立病院には致死性・感染性の高い伝染性疾患に対応できる特別病床がある。もし日本でエボラ出血熱の患者が発生したとき、この仕組みが役だつはずである。

でも、ちょっと考えてみよう。患者本人は当初、自分の病気が何物かわからない。そして、治療を求めて、近くの病院を訪ねるだろう。そして、そこでエボラ出血熱や新型鳥インフルエンザの診断がつく。患者が訪ねた病院がたまたま私立病院だった場合を想定しよう。

マスコミは直ちに怖い感染症患者の発生を病院名とともに大々的に発表するだろう。病気は劇症なので、転院治療は難しい。患者を運ぶ救急車の中が危険だし、搬送中に交通事故に遭ったらたいへんなことになる。というわけで、最初の病院で治療を続けざるを得ない確率が高い。そうなると、名指しされた私立病院へわざわざ診察にくる患者は激減し、すでに入院している患者も転院を望むだろう。結果的に、私立病院が経済的に苦しい状況に陥ることは明白である。ある病院の試算だと、患者が2週間入院した場合、20億円以上の損失となるとか。もし、ケアが素晴らしくて患者さんが1か月も入院したとしたら、病院は完全に経営破綻となるだろう。

このような事態が想定される以上、私立病院ではこうした患者をいかに入院させないかの算段が必要となる。患者が来院した場合でも、正面玄関でなく、敷地内に別に準備した特別診察室へと誘導する。そのために、院外に張り紙をして告知し、携帯電話で来院を伝える仕組みをつくる。院内感染防止委員会やリスク管理委員会ではこんなシナリオをディスカッションするのだが、なにかむなしい。どう行動するかは患者さん次第であり、病院がコントロールできないからだ。

患者が公立病院を受診した場合でも同じ状況が発生するが、大きな損益が出ても病院が潰れることはないだろう。事実、感染症指定病院の9割以上は公立病院である。しかし、私立病院の場合は切実な経営上の問題となる。

みなさん、どうしたらいいと思いますか？　こうした特殊な状況下での「診療拒否」を許してもらえますか？

コラム

日本最初の院内感染

日本最初の院内感染の犠牲者を紹介しよう。

創設間もない大阪府医学校病院（現在の大阪医療センター）で死亡したのは長州藩士の大村益次郎（村田蔵六《ぞうろく》）だった。大村は、緒方洪庵《こうあん》のもと、大阪の適塾で学んで蘭医となり、明治政府の兵部省の初代大輔《たいふ》（次官）として、事実上、日本陸軍を始めた軍政家だった。職業武士の解体、徴兵制・国民皆兵、兵学校の設置などを提唱したため、1869年（明治2年）9月4日の夕方、京都三条木屋町で、もと長州藩士の保守系刺客《しかく》8人に襲われた。

右膝の傷がとくに深手だった。10月27日に大阪の病院で、オランダ医アントニウス・ボードウィンによって右太もも以下が切断された。抗菌剤のない時代、傷口の感染から敗血症《はいけつしょう》を併発して、11月5日に他界した。45歳だった。病院の東南角に大きな石碑が建っている。

入院中の益次郎を50余日にわたって看病し続けたのは、かのオランダ医（実はドイツ人）、フィリップ・フォン・シーボルトの娘で日本最初の女医（産科医）でもあった楠本イネだった。益次郎は四国、宇和島でイネの用心棒兼蘭学指南役を務め、いっしょに暮らしたことがあった。益次郎とイネが登場する歴史小説「花神」（新潮文庫）の著者である司馬遼太郎氏が、1996年2月12日に大動脈瘤破裂で亡くなったのは、奇しくも同じ病院だった。

第2章

病原体・感染症 Q&A

感染症予防にはまず、
相手を知ることから。
ここではQ&A形式で
病原体や感染症に関する
基礎的な情報を
お伝えします。

病原体と感染症を正しく理解するために

感染症をひきおこす多くの病原体は、肉眼では確認できない。このことが、感染症がわかりにくい原因のひとつになっている。まずは、どんな病原体があるのか、病原体の個性を知ったうえで、感染症について理解を深めていくことにしよう。

第2章では病原体と感染症についての基礎知識を、できるだけわかりやすく解説していきたい。とはいえ、教科書的に頭から解説していっても眠くなってしまうだけだし、本書はそもそもそういう目的の本ではないので、ざっくりとではあるが、Q＆Aの一問一答形式で、かいつまんで病原体と感染症について話していこう。それでも、この第2章を読めば、今後ニュースなどで感染症の記事を見聞きしたりする際に、メディアの情報に振り回されることなく、自分の頭で考えて行動できるだけの十分な知識が得られるはずである。

なお、P058、059に掲載した病原体の図は、本書を読み進めていくときの参考になるので、何度も見直して利用してほしい。

Q　病原体とは何ですか？
人体にどのような影響を及ぼすのですか？

A　病原体とは、感染症をひきおこす生命体を指す。
生きた細胞、組織、臓器に感染し、
正常の機能を損ない、さまざまな病気の原因となる。

人に感染症をひきおこす病原体には、小さい順に①ウイルス、②クラミジア、③リケッチア、④細菌、⑤真菌《しんきん》（カビ）、⑥原虫《げんちゅう》（原生動物）、⑦蠕虫《ぜんちゅう》＝いわゆる寄生虫（吸虫、条虫、線虫）があげられる。また、⑧ダニや昆虫も人に感染（寄生）することがある。
病原体の大きさを比較した次ページの図を参照してほしい。①〜⑥は、肉眼でみえないため、病原微生物ともよばれる。②と③は広い意味では細菌に属する。最小のウイルスは30ナノメートル（＝０・０３マイクロメートル＝０・００００３ミリメートル）の小ささであ

（1ミリ＝1000ミクロン、1ミクロン＝1000ナノメートル）

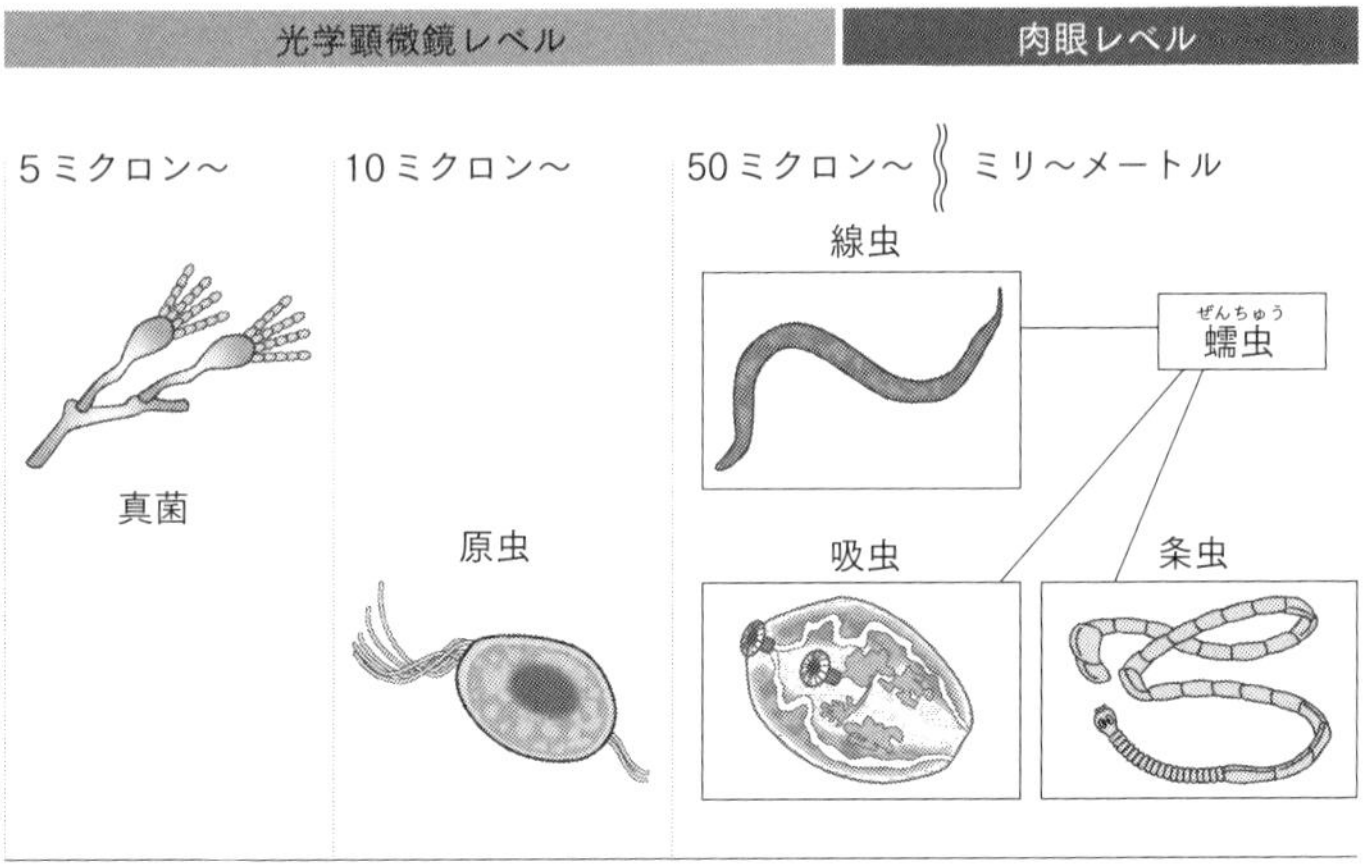

る。一方、最大の病原体は、第4章で紹介する長さ10メートル近くになるサナダムシ（条虫）である［P254］。

上にあげた（微）生物のうち、人に感染・寄生して悪さをするのはごく一部である。納豆をつくる納豆菌（枯草《こそう》菌）、ヨーグルトをつくる乳酸菌、味噌や日本酒をつくるコウジカビ、パンやワインをつくる酵母、など、日常生活に役立つ微生物は少なくない。

病原体によって「病原性」（性質や能力）が異なり、病気の重症度や慢性化するかどうかが決まる。病原性は、侵襲《しんしゅう》性（細胞の内部へ侵入するかどうか）、組織傷害性（毒力）、増殖能力の有無や強さによって、影響力や治

図　病原体の大きさの比較

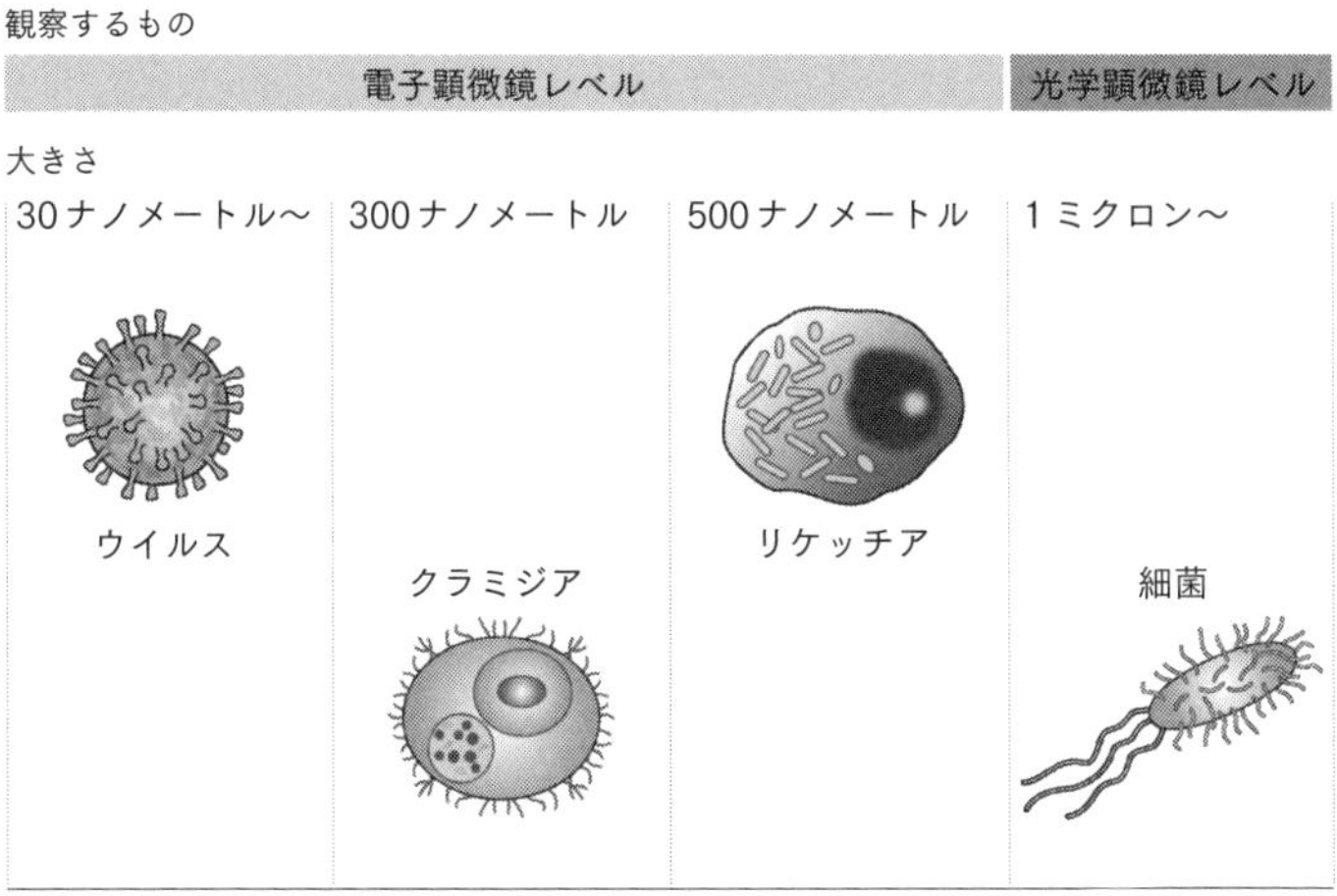

療法も違ってくる。

細胞の中に入り込む病原体は、細胞を直接破壊するだけでなく、血液中にできる抗体の作用を受けない。抗体分子は細胞膜を通過できないからだ。病原体がつくる毒素が悪さをする場合も少なくない。増殖するスピードは病原体によってかなり違う。病気をひきおこすのに必要な病原体の量もさまざまである。

一般に、古くから人類と接触していた微生物（腸内細菌や三日熱マラリア原虫）ほど病原性は低く、人との出会いの歴史の浅い微生物（熱帯熱マラリア原虫、エイズウイルスやエボラ出血熱ウイルス）ほど病原性が高い。

Q　人体に棲んでいる菌には
どのようなものがありますか？　その影響は？

A　人の皮膚や粘膜に棲みついている菌のことを
「常在菌」という。
普段は病原体による感染を防いでくれている。

常在菌は腸、口、のど、腟や皮膚などに多数棲みついていて、それぞれの臓器が正常に機能するのに役立っている。大腸の中には大腸菌、ビフィズス菌や嫌気性菌がいる。口の中にはレンサ球菌や放線菌、皮膚（とくに毛穴）にはブドウ球菌やニキビ菌（アクネ菌）、腟には乳酸桿菌（デーデルライン桿菌）が分布している。これらの菌は、人に害を及ぼす病原菌の増殖を抑えるという大切な役目をもっているのだ。微生物がそこにいる（「定着」している）ことと感染症がおきる（病気が「発症」する）ことは違うということを、まずは理解しておいてほしい。

病原性微生物が健康な（症状や異常所見がない）人に定着している場合は、その人は「健康保因者」とよばれる。たとえば、悪名高い院内感染の主役、メチシリン耐性黄色ブドウ球菌（ＭＲＳＡ）が鼻の穴やのどの粘膜で培養されても、健康な医療者たち（健康保因者）に症状はない。

図　顔面の毛嚢に常在するニキビ菌＝アクネ菌（矢印）。星印は毛嚢の上皮細胞を示す

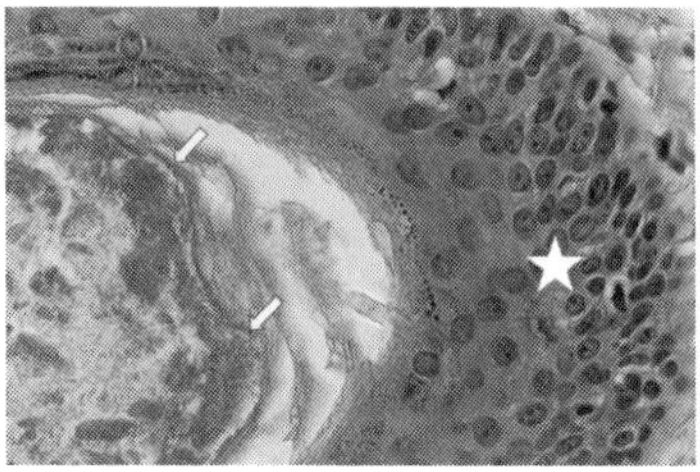

保因者に熱や膿が出るなどの臨床症状のあるときにだけ、ＭＲＳＡの特効薬（バンコマイシン）による治療が行なわれる。厄介なのは、医療者（健康保因者）が自分の鼻を触って、その手で患者さんを診察すると、患者さんが致死的なＭＲＳＡ感染症をひきおこしてしまう可能性があること。Ｐ０２９で述べたように院内感染を防ぐために、鼻を触らないことと手洗いが大切な理由である。正しい手洗いの原則は、手首までしっかり洗うこと［Ｐ０３３］。

筆者はこんな提案をしている。入院患者さんが参加す

る院内感染防止対策である。患者さんは医療者を観察して、次の4点をチェックしよう。

①医療者が腕時計をしていないか（時計の部分の手首は洗えないためNG）
②長袖の白衣を着ていないか（半袖白衣か腕まくりをしているか：手洗いは手首までが大原則）
③手洗いのあと、自分の顔（鼻）を触ることがないか
④患者さんの顔を診察したあと患部を触ることがないか

違反をみつけたら、遠慮しないで、すぐにナースステーションに報告すること。

抗生物質が、常在菌に与える影響についても、知っておく必要がある。

抗生物質を使うことで常在菌が減ってしまうとどうなるか。常在菌がいるおかげで増殖が抑えられていた病原菌や耐性菌が繁殖してしまう結果、感染症が発症する。この現象は「菌交代現象」とよばれる。

たとえば、抗生物質を飲み続けると、腸の中で耐性菌が増殖して下痢をきたすことがある。皮膚へステロイド軟膏を塗り続けると、皮膚の常在菌が乱れる結果、カビ（水虫や

カンジダ）に感染しやすくなる場合もある。これらは菌交代現象の代表である。腸や皮膚に常在する弱毒微生物による感染症は「内因性感染症」とよばれ、手洗いやマスク着用（外因性感染症を防ぐ）といった感染防止対策では防げない点をぜひ知っておいてほしい。

ここで、２００５年に京都大学で行なわれた「うがい実験」を紹介しよう。

成人男女４００人を3つのグループに分けて、「うがい」による風邪の予防効果が検討された。グループはそれぞれ「1日3回以上、水でうがいをする」「1日3回以上、イソジン液でうがいをする」「うがいをしない」に分けられた。そして、1か月に１００人中何人が風邪をひいたかが検討された。「水うがい」グループは17人、「薬うがい」グループは24人、「うがいなし」グループは26人が風邪をひいた。〝イソジン・ガーグル〟というかにも効きそうな、消毒薬の味のする茶色い液体でのどを消毒すると、水うがいよりも風邪をひきやすかったのだ。これは、消毒液によって口やのどにいる常在菌が死滅したことで、風邪ウイルスに感染しやすくなってしまったことによる。常在菌たちを大切に守りましょう。

実は、うがいにはブクブクうがいとガラガラうがいの2種類ある。ブクブクうがいは口腔ケアが目的で、飛沫感染防止はガラガラうがいのほうだ。

Q 感染症はどのようにして人にうつるのですか?

A 人に害を及ぼす病原体は、それぞれの「感染経路」を使って感染する。感染経路はいくつかあり、それらを絶つことが最良の予防法となる。

感染症にかかるには次の3つの要素が必要である。①感染性を示す病原体の存在、②感染経路、③人の感受性（かかりやすさ）だ。つまり、これらのうちどれか1つでも欠けていれば、感染症は成立せず、予防が可能なのだ。

ただ、病原体自体を殲滅《せんめつ》させる戦略は、家畜の伝染病では応用されても（すべてのニワトリや豚が殺処分される）、人にはとうてい応用できない。感染予防対策からみると、**感染経路**を絶つことと、**ワクチン接種**（予防接種）により抵抗力を増強させることが、もっとも効率的な予防法である。

「感染経路」とは感染のしかたのこと。図［Ｐ０６６］に人から人への「感染経路」を示す。また、さらに、感染経路別にみた病原体を表［Ｐ０６８］にまとめた。こうした感染経路を絶つことで、感染症を予防することができる。

①**接触感染**　直接あるいは器具などを介して間接的に保因者と接触して感染する。感染予防は手洗い・手指消毒につきる。消毒には、アルコールを含む速乾式手指消毒剤が広く利用されている。このアルコールスプレーは、いちばん下まで押して３ccを手の平にとることが重要［Ｐ０３２］。手洗い・手指消毒のあとは、適宜手袋を着用すれば万全だ。性感染症ではコンドーム着用が重要となる。

②**飛沫感染**　咳、くしゃみなどで飛び散るしぶきによって感染する。飛沫は１メートル以内に落下する。感染予防にはうがいとマスクの着用が有効。テーブルや机の上に落ちた飛沫を触って感染することも多いため、手洗い・手指消毒も心がけよう。

③**空気感染**　微生物を含む、咳、くしゃみなどで飛び散るしぶき（飛沫）の水分が蒸発すると、飛沫核という微粒子になる。微粒子は空気中を長時間浮遊することができ、広

図　接触感染、飛沫感染、空気感染

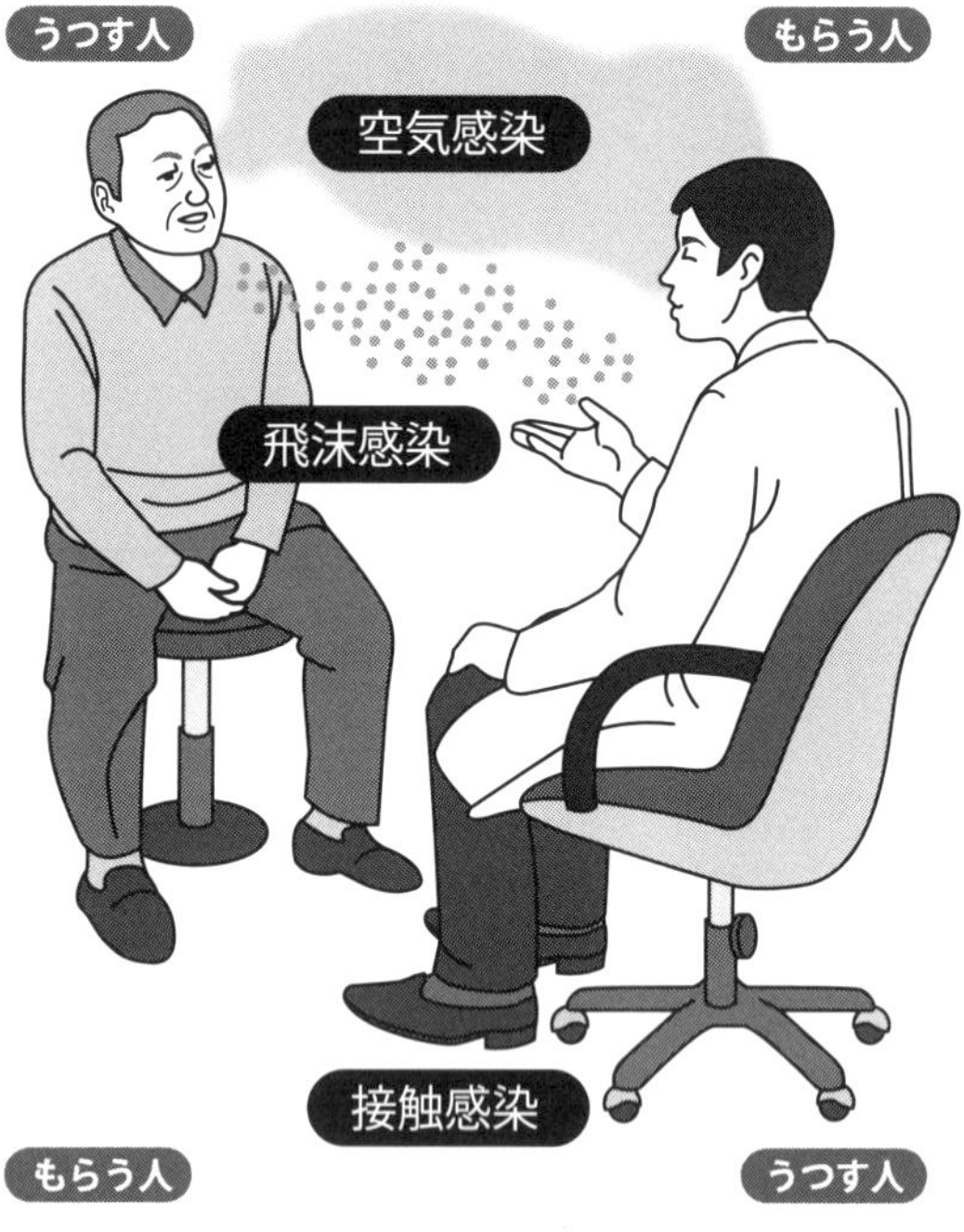

接触感染は手指、飛沫感染は咳やくしゃみのしぶき（飛沫）、空気感染はしぶきから水分が蒸発した微小粒子（飛沫核）によって媒介される。飛沫は１メートル以内に落下するが、軽い飛沫核は空気の中を広く漂う。図では、接触感染は医師の手指から患者へ、飛沫感染と空気感染は患者のつばや咳から医師へとうつる。

くまき散らされる。これを吸い込んで感染する。感染予防には、換気と特殊な医療用マスク（N95マスク）の着用が必要となる。

④**一般媒介物感染**　汚染された食べ物、水、薬や器具によって媒介される。感染予防には加熱や消毒剤による器具の消毒が有効。

⑤**節足動物媒介感染**　蚊、ハエ、ダニ、ノミ、シラミによって媒介される。感染予防には昆虫駆除と防虫剤使用が原則となる。

⑥**母子感染（垂直感染）**　妊娠中の胎盤を通して胎児に感染する。感染防止には、分娩直後の赤ちゃんに感染予防対策が行なわれる。

⑦**経皮感染**　病原体が正常な皮膚を通過して感染する。自然が相手なので予防は難しい。

⑧**血液媒介感染**　輸血や針刺し事故によって感染する。感染防止には献血のチェックと針刺し予防教育が欠かせない。

最後に「日和見《ひよりみ》感染」についてもひと言触れておこう。抗がん剤や免疫抑制剤を使ったり、エイズ（後天性免疫不全症候群）にかかって免疫能が低下して易感染《いかんせん》状態（感染しやすくなった状態）になったりすると、健康な人には感染しないような弱毒病原体に感染しやすくなる。これを「日和見感染」という。

表　感染経路別にみた病原体

接触感染	性感染症病原体、黄色ブドウ球菌（とびひ、院内感染）、疥癬、イボ、腸管出血性大腸菌 O-157、出血熱ウイルス
飛沫感染	髄膜炎菌、インフルエンザ菌、百日咳菌、マイコプラズマ、インフルエンザウイルス、風疹ウイルス、おたふく風邪ウイルス
空気感染	結核菌、水痘ウイルス、麻疹ウイルス
一般媒介物感染	食中毒菌、病原性大腸菌、コレラ菌、ポリオウイルス、A型肝炎ウイルス、赤痢アメーバ、腸管寄生虫
節足動物媒介感染	日本脳炎ウイルス、黄熱ウイルス、リケッチア、マラリア、フィラリア、リーシュマニア、トリパノソーマ
母子感染	成人T細胞白血病ウイルス、B型肝炎ウイルス、エイズウイルス、風疹ウイルス、梅毒トレポネーマ、トキソプラズマ
経皮感染	鉤虫、糞線虫、住血吸虫
血液媒介感染	B型・C型肝炎ウイルス、エイズウイルス

コラム

飛沫感染と空気感染の違い

飛沫とは、咳やくしゃみのときに気道から出る粗大粒子（水しぶき）を指す。サイズが大きいために、患者から飛び散ると、１メートル以内の床や机の上に落下する。飛沫を浴びてしまった場合、粗大粒子に含まれた病原体は線毛上皮で覆われた上気道（鼻粘膜〜太い気管支レベルまで）に捉えられ、上気道感染を生じる。机やテーブルの上に落下した飛沫を触った手指により、二次的な接触感染が生じることもある。飛沫感染防止には、うがい、マスクとともに手洗いと手指消毒が重要な理由である。

空気感染は、飛沫の水分が蒸発した残渣《ざんさ》（残りかす）からなる微粒子である飛沫核によっておこる。結核の場合、飛沫核は結核菌そのものである。軽いので、相当な時間、空中を漂う。そのため、閉鎖空間（病室、大部屋型の医療施設、教室、航空機、宇宙船、刑務所など）での保因者との接触は危険なのだ。飛沫核は小さいため上部気道では捉えられず、空気といっしょに肺胞（肺の末梢部）にまで達して、肺病変が生じる。

乾燥に消毒効果があるのは、多くの病原体が乾燥に弱いからである。ただし、空気感染する結核菌は乾燥に強い。また、一般的に空気で吸い込む病原体の数には限りがある。つまり、空気感染する病原体に要求されるもう一つの条件は、少数の病原体で感染できる病原性の高さである。この厳しい2つの条件をクリアする病原体は、結核菌のほかには、麻疹ウイルスと水痘ウイルスしかない。

ただし、こうした原則は宇宙空間では通用しない。重力のない宇宙では、飛沫が飛沫核と同様に空中を漂い、漂ううちに水分が蒸発するからだ。

Q　潜伏期間ってどういうこと？

A　病原体に感染してから、体に症状がでるまでの期間、あるいは感染性をもつようになるまでの期間のこと。その期間は病原体によって異なる。

潜伏期間には、病原体に感染してから、体に症状がでるまでの期間（英語で incubation period）、あるいは感染性をもつようになるまでの期間（英語で latent period）があるが、両者がずれると、少し厄介なことになる。たとえば麻疹（はしか）を例にみてみると、感染性をもつようになるまでの期間のほうが、症状がでるまでの期間より短い。つまり、発症する前にほかの人にうつす時間があるわけだ。言い換えれば、発熱したときにはすでに他の人を感染させている可能性がある。

潜伏期間は、インフルエンザは1～3日と短く、麻疹、水痘（水ぼうそう）、風疹（三日はしか)、おたふく風邪、日本脳炎といったウイルス感染症は2〜3週間、急性肝炎や結核などは3〜8週と長い。B型肝炎に至っては潜伏期間が半年に及ぶこともある。さらに、エイズウイルス（HIV）は感染してから発症するまでには数年〜数十年を要する。新型コロナウイルスの場合は、潜伏期間が2〜14日と比較的長く、感染防止策上の高いハードルとなった。

病原体に感染しても、症状がでないまま経過することがあり、この感染様式を「不顕《ふけん》性《せい》感染」とよぶ。代表的なのが日本脳炎で、蚊によって日本脳炎ウイルスが感染しても脳炎を発症するのは1%以下である。また、ポリオ（小児麻痺）も9割以上は症状はでず（症状が出る場合も、多くは風邪の症状にとどまる）、下半身麻痺（脊髄炎）に至る確率は0・1%とされている。不顕性感染の臨床上の応用例が、弱毒性ワクチンの接種である。人為的に不顕性感染を成立させて、免疫を誘導する方法である。

不顕性感染の場合、臨床症状がないため、気づかないうちに感染源として病原体をほかの人に拡げてしまう場合がある。このような人は健康保因者（キャリア）とよばれる。伝染病のアウトブレイク（地域内での感染症の流行）の際に感染源となる可能性がある。新型コロナウイルスもこのタイプがみられたため、感染拡大の要因となった。

Q ペットからうつる感染症はあるのですか？

A ペットに限らず、いろいろな動物の体に常在する病原体は、人に感染する可能性がある。それが、人獣共通感染症とよばれる感染症である。

人獣共通感染症とは、人と動物が共通にかかる感染症のこと。人に対する感染防止対策だけでは不十分で、ペットをはじめとする動物に対する感染管理が必要だ。人に感染する病原体は１４１５種あり、このうち８６８種（61％）が人獣共通感染症をきたす。

いくつか具体例をあげてみよう。まず、肉や川魚の生食いやゲテモノ食いはリスクが高い。キタキツネのもつエキノコックス、牛がおなかに飼う肝蛭《かんてつ》といった寄生虫の寄生例は第４章に紹介する。鶏卵の殻やミドリガメにはサルモネラという食中毒菌がいる。だから、サルモネラ腸炎をみたら、動物との接触歴を聞きとる必要がある。

ある若い男性患者の首のリンパ節が腫れ、原因究明のためにリンパ節が生検された。悪性リンパ腫の可能性を否定するためだ。できた病理標本を顕微鏡でのぞくと、「ネコひっかき病」の病変だった。バルトネラという小さな細菌を原因とする感染症である。こうした場合、何よりも患者さんの生活歴が大切だ。その人は子猫を猫かわいがりしていた。この病気は、その名のとおり、猫にひっかかれたり、咬まれたりしたあと、わきや首のリンパ節が腫れる。子猫につくネコノミが菌を媒介し、ノミが増える7〜12月に多くみられる。このノミは犬にも寄生するので、犬からうつることもある。

また、猫や犬の体内にいる回虫の幼虫が子どもの肝臓に入り、発熱した子どもがぐずって一騒動になることもある。回虫は、感染後に肝臓を含む体内を一巡りする特徴があるためだ。砂場で遊んだ後やガーデニング作業のあとに手をよく洗わないまま食べ物を食べると、感染するリスクがある。公園の砂場の清掃は市町村に課された重要な宿題である。犬の回虫が乳房にシコリをつくって、乳がんと紛らわしかったケースもある。

犬のフィラリア（イヌ糸状虫）の幼虫が大人の肺にひっかかると、肺がんと間違われることがある。犬の血液を流れるイヌ糸状虫の幼虫（ミクロフィラリア）を蚊が吸い取って、人に植えつけることで感染する。ある男性は、口移しでえさを与えていた愛犬からパスツレラという細菌をもらい、鼻がつまってしまった。パッスレラ症は、パッスレラをもつ犬や猫から感染し、皮膚や呼吸器に炎症をおこす病気だ。犬は75％、猫は100％の保菌率を示すが、ペットのほうはいたって健康なことが多い。目に入れても痛くないほどかわいがっていた愛犬から、犬の目に寄生する東洋眼虫という線虫（寄生虫）をもらってしまった若き男性もいる。目と目の直接接触による感染が考えられる。

愛犬に指を咬まれて、敗血症で急死してしまった飼い主もいる。カプノサイトファーガとよばれる難しい名前の、犬の口腔内常在菌の全身感染が原因の劇症型感染症だった。これも犬には何の健康被害もみられない。

なお、悪名高い狂犬病は日本にはない。ただし、東南アジアで犬に咬まれるとリスクがある。発症したら死亡率は100％だが、幸い潜伏期間が長いので、咬まれたあとすぐにワクチンを打てば、この恐ろしいウイルス病の発症を予防できる。

犬や猫の胃粘膜に棲みつく大型のヘリコバクター・ハイルマニ（人の胃粘膜に住みつくピロリ菌＝ヘリコバクター・ピロリの仲間）が飼い主に感染することもある。顕微鏡でみると、ピロリ菌よりねじれのずっと明瞭な大型の〝らせん菌〟が胃粘膜の表面にみられるのが特徴だ（図）。口移しでえさをあげたり、いっしょに入浴したりするとリスクが高まる。この菌（ヘリコバクター・ハイルマニ）が混じる可能性のある嘔吐物の処理の際は、必ず手袋をつけてほしい。もっとも、この大型のヘリコバクターは人に大した悪さはしない。ピロリ菌より胃炎の程度は軽く、胃がんになる恐れもずっと低い。この菌をもらうことは、ペットとの仲のよさの証拠といえる。

犬・猫以外にも、オウム病は鳥からもらう肺炎で、高齢者の場合、診断が遅れると死亡することもあるから怖い。オウムに限らず、インコ、カナリアや文鳥も原因菌であるクラミジアをもつ可能性がある。飼っていた鳥が死んだ事実を聞きだすのが臨床医の腕だ。鳥は元気で、「健康保菌者」のことも少なくない。潜伏期間は1～2週間である。２０２０年の新型コロナウイルスは、中国、武漢《ぶかん》市の海鮮市場で取り扱われたコウモリやヘビに由来するらしい。

ブームを反映して、ペットからうつる病気が増えている。過剰に恐れる必要はないが、ぜひ、「人獣共通感染症」を念頭に置いておこう。

図　胃粘膜にみられた大型のらせん菌ヘリコバクター・ハイルマニ：らせん状のねじれが明らかである

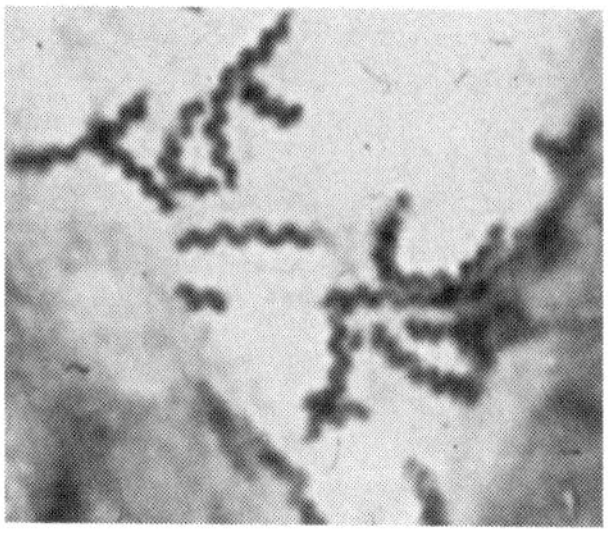

Q 世界的にみた場合、感染症の状況はどうなっているのでしょうか？

A 発展途上国では、日本ではみられなくなった感染症が蔓延し、子どもたちを中心に、多くの人が感染症で亡くなっている。

感染症は発展途上国を中心に依然として猛威をふるっており、多くの子どもたちが命を落としている。栄養不良が背景にあることが多い。

死亡原因としてとくに多い感染症は、感染性下痢症、肺炎、マラリア、結核、エイズである。麻疹（はしか）、百日咳といった病気も無視できないほど多い。死因にはつながりにくいものの、回虫、蟯虫《ぎょうちゅう》、鞭虫《べんちゅう》、鉤虫《こうちゅう》、糸状虫といった線虫症（寄生虫病、第４章参照）にかかっている子どもたちは非常に多い。回虫寄生による腸閉塞、鉤虫寄生によるひど

表　世界保健機関熱帯病研究訓練特別計画（TDA）の目標疾患

病名	病原体の種類	推定患者数	伝搬者
① マラリア	原虫	2億2000万人	蚊
② 住血吸虫症	吸虫	2億人	巻き貝
③フィラリア症	線虫		
リンパ系フィラリア症（象皮病）		1億2000万人	蚊
オンコセルカ症		4000万人	ブユ
④トリパノソーマ症	原虫		
アフリカ嗜眠病		5～7万人	ツェツェバエ
シャーガス病		6～700万人	サシガメ
⑤リーシュマニア症	原虫	1200万人	サシチョウバエ
⑥ デング熱	ウイルス	300万人／年	蚊
⑦ 結核	細菌	1040万人	空気

TDAは途上国に蔓延《まんえん》している感染症（顧みられない疾患）に焦点をあわせて研究開発や教育訓練を行なう、世界唯一の組織である。ユニセフ、国連開発計画（UNPO）、世界銀行と世界保健機関（WHO）が共同スポンサーとなって、1975年に設立された。

い貧血は子どもたちの命にかかわる。

世界保健機関（WHO）は重点的に対策すべき熱帯病（顧みられない疾患）として、表［P077］に示す7疾患をあげている。栄養状態の改善とともに、安全な水の確保、衛生教育、ワクチンの普及が強く望まれる。

経済活動の活発化や交通網の発達に伴う人的・物的交流の増加によって、日本にない、あるいはなくなった感染症が「輸入」される事例が増えている。腸チフス、細菌性赤痢、髄膜炎菌性髄膜炎などの細菌感染症、ヒストプラズマ症や皮膚のトンズランス菌感染症などの真菌感染症、黄熱病、デング熱などのウイルス感染症、マラリア、トリパノソーマ症、リーシュマニア症、アメーバ赤痢などの原虫症、オンコセルカ症や住血吸虫症などの寄生虫症といったいろいろな病気が「輸入感染症」となる。また、開発の名のもとに切り開かれたアフリカのジャングルから飛び出してくるのは、恐ろしき死病ウイルスだ。代表が、エイズであり、エボラ出血熱である。

1914年に開通したパナマ運河開発に際して、パナマ地峡から飛び出してきたのは、恐ろしき「パナマ熱」だった。蚊によって媒介されるマラリアと黄熱病によって数えきれないほどの労働者の命が犠牲となった［P185参照］。

Q　感染症と伝染病の違いは何でしょうか？

A　感染症の中で、人から人に伝染するのが伝染病。でも、伝染しない感染症もある。このことを知っていると安心して家族や友人を介護できる。

伝染病は、病気をおこした人や動物から別の人や動物へと病原体が連鎖的に広がっていく感染症を指す。特定の集団の中で同じ症状を示す人が短期間に多発する場合は、「集団感染」とよばれる。代表例は食中毒だ。汚染された同じ食事を食べたためにおこる感染症だが、食中毒は人から人へは広がらないので、伝染病ではない。伝染病は必ず感染症だが、感染症は必ずしも伝染病ではない。わかっていただけたでしょうか？

人から人へと感染が広がる恐れのない他の感染症をあげてみよう。結核は空気感染する厄介な伝染病だが、非結核性抗酸菌症という結核菌の仲間（抗酸菌）の感染症は、人↓人感染をおこさない。レジオネラ肺炎も高齢者に致死的な肺炎をもたらすが、看護・介護する医療者や家族に感染することはない。原虫感染症や寄生虫症の大部分も、患者からまわりの人に感染が広がることはない。免疫状態が低下したために発症する「日和見《ひよりみ》感染症」は、その人がもともと体内にもっている微生物による「内因性感染症」であり、人↓人感染は生じない。

実は、「伝染病」という言葉は医学分野ではもうあまり使われない。ただし、「家畜伝染病予防法」という法律は生き残っている。以前、「伝染病予防法」という法律の中で、法定伝染病や届け出伝染病が定められていたが、1999年に「感染症の予防及び感染症の患者に対する医療に関する法律（感染症法）」が施行されたことによって、法文中の「伝染病」は「感染症」に改められた。旧学校保健法に規定されていた「学校伝染病」も、2009年に施行された学校保健安全法で「学校感染症」とよばれるようになった。

参考までに、感染症法に規定された感染症の類型（一類～五類感染症、指定感染症、新感染症）を簡単に紹介しておこう（表）。感染力と重篤性や伝染様式による感染症の区分である。なお、四類感染症は伝染病ではない（動物や飲食物からうつるが、人↓人感染をしない）。

表　感染症法に規定された感染症の類型

類型	特徴	代表的な感染症
一類感染症	感染力・重篤性が著しく高く、危険度のきわめて高い感染症	ウイルス性出血熱（エボラ出血熱など）、天然痘、ペスト
二類感染症	感染力・重篤性の高い感染症	結核、ポリオ、ジフテリア、SARS/MERS、鳥インフルエンザH5N1
三類感染症	危険度は高くないが、特定の職業で集団発生しやすい感染症	コレラ、チフス、細菌性赤痢、腸管出血性大腸菌感染症
四類感染症	人→人感染をしないが、動物や飲食物が媒介する感染症	日本紅斑熱など計44疾患
五類感染症	国による発生状況の把握が求められる感染症	アメーバ赤痢、髄膜炎菌性髄膜炎、梅毒、麻疹、インフルエンザなど計47疾患
新型インフルエンザ等感染症＊		人→人感染する新型/再興型インフルエンザ
指定感染症	一類～三類に準じた処置が必要な感染症	政令で指定（最長２年間の措置）（新型コロナウイルス感染症、鳥インフルエンザH7N9など）
新感染症	一類感染症に準じる感染症	政令で指定（該当なし）

＊国民が免疫をもっていないために、全国的かつ急激な感染の広がりが予測されるインフルエンザ

Q 「パンデミック」とはどういう意味ですか？

A 感染症などの病気が流行することをいう。その流行の規模によって、3つに使い分けられる。

人→人感染をきたす伝染病は、その流行規模によって次の3つに使い分けられる。

①狭い地域での流行あるいは風土病→「エンデミック（地域流行）」
②感染範囲や患者数が拡大した流行→「エピデミック（流行）」
③エピデミックより流行が拡大して世界規模になる→「パンデミック（世界的大流行）」

なお、感染範囲や患者数が大幅に拡大していくことを「アウトブレイク」という。感染症に関するニュースなどを見聞きする際には、参考にしてほしい。

2019年12月に中国、武漢市に始まった新型コロナウイルス感染症は、世界規模に進展し、WHOは2020年3月11日、ついに「パンデミック」を宣言した。

Q　がんも感染症と聞きましたが、本当でしょうか？

A　ウイルス感染によって発生するがんは少なくない。子宮頸がんはその一つ。ワクチンで防ぐ試みが始まっているが、普及するに至っていない。

発がんのメカニズムには、ウイルス発がんと化学発がんが知られている。そう、ウイルス感染が人に腫瘍をもたらすケースは決して少なくない。少しややこしいが、腫瘍ウイルスの特徴を説明しよう。

ウイルスは感染した人の中で感染細胞の代謝系を利用して増殖する。ウイルスには標的細胞（大好きな細胞）があり、特定のウイルスが特定の細胞を選んで感染し、細胞増殖を刺激して腫瘍をつくる。感染した細胞を増殖させるウイルスは「腫瘍原性ウイルス」（がんウイルス）とよばれる。細胞の核にあるデオキシリボ核酸（ＤＮＡ）が細胞増殖をコントロールするため、腫瘍原性ウイルスは感染した細胞のDNAを活性化させる。

子宮頸がんや陰茎がんをつくるヒトパピローマウイルス（HPV）、悪性リンパ腫、上咽頭がんや一部の胃がんの原因となるエプスタイン・バールウイルス（EBV）、肝臓がんを誘発するB型肝炎ウイルス（HBV）は、ウイルスの遺伝情報がDNAに書き込まれている。ヒトパピローマウイルス（HPV）の場合、がん化につながるタイプと、良性のイボにとどまるタイプがある。詳しくは、第5章P347、350を参照してほしい。HPVワクチン接種で子宮頸がんを防ぐ取り組みは、残念ながらまだ普及していない。リボ核酸（RNA）を遺伝情報とするヒトT細胞白血病ウイルス－1（HTLV－1）では、逆転写酵素という特別な酵素によってRNAからDNAがつくられて、がん化（白血病の発症）へとつながる。逆転写酵素をもたないRNAウイルスであるC型肝炎ウイルス（HCV）が、どうやって肝臓がんをつくるのかはまだ不明な点が多い。

胃がんの原因として、ピロリ菌感染が有力視されている。胃がんの人の胃粘膜にはピロリ菌がたかっているし、抗菌薬を飲んでピロリ菌を除菌することで胃がんを予防できることが示されている。

Q　感染症の診断は、どのように行なわれるのでしょう？

A　患者さんからの聞きとりと、医師による診察に始まり、臨床検査*や画像診断を経て、病原体を特定する。

活発な海外との交流、グルメ食の普及、性風俗の変化、化学療法やエイズによる免疫抑制状態によってひきおこされる日和見《ひよりみ》感染症の増加などによって、感染症は複雑化・多様化している。感染症はその種類が数え切れないほど多いうえに、日常の臨床で出会うチャンスが少ないため、医療者の経験値が低いことが、診断を難しくしている。

臨床医が感染症を診断する手順をたどってみよう。

＊**臨床検査**　血液や尿、組織などの検体を採取して検査する「検体検査」と、心臓や脳の働きを心電図や超音波などで検査する「生理機能検査」がある。

（1）問診と身体所見

まず、患者や家族からよく話を聞く問診《もんしん》から始まる。感染症の典型的な症状は「赤腫《せきしゅ》熱痛《ねっつう》」である。赤く腫れて、熱が出て、痛い。そして、腫れや痛みのために、機能障害がもたらされる。こうした症状は、急性感染症のときにみられやすい。さらに、息が苦しいのか、下痢や腹痛があるのか、いつ発症してどう変化したか、痰や便・尿の状態はどうかなどを聞きとる。次に、体を診察して、全身的な感染症なのか、一部の臓器に限った感染症なのかを推測する。確定診断に必要な検体採取や画像診断を考えつつ診断を進める。感染してから症状が現われるまでの潜伏期間が診断の手がかりとなることがある。感染の原因を推定するために、まわりに同じような患者がいるか、原因となりそうな飲食物をとったか、ペットを飼っているか、海外渡航歴があるかに加えて、性行動パターンもチェックする。

（2）一般検査

細菌による急性感染症では、末梢血中の白血球が増加する。ただし、ウイルス、クラミジア、リケッチアの感染症や結核では、白血球数は増えない。炎症反応を表わす血液検査として、Ｃ反応性タンパク（ＣＲＰ）の値や赤血球沈降速度（赤沈《せきちん》あるいは血沈《けっちん》）が測定される。尿中に白血球が増えていると、尿路感染症が疑われる。

（3）グラム染色

最低2日を要する培養検査に比べて、所要時間10分と圧倒的に迅速なグラム染色は、細菌性病原体の推測にとても重要である。肺炎の原因菌は、痰の塗抹《とまつ》標本のグラム染色で推測できる。グラム陽性なら青く、グラム陰性なら赤く染まる。形が球菌なのか、細長い桿菌《かんきん》なのか、菌がどのように集まっているか、白血球に貪食《どんしょく》されているかなどをみて判断する。

（4）画像診断

必要に応じて、胸部、腹部や頭部の単純エックス線撮影、超音波（エコー）検査、コンピュータ断層撮影（ＣＴ）、核磁気共鳴法（ＭＲＩ）などの画像診断が行なわれる。

（5）血清学的検査と病原体診断

血清学的検査には、特殊な凝集《ぎょうしゅう》反応を利用した血清検査のほか、病原体に対する特異的な抗体を測定することが広く行なわれる。エイズやC型肝炎の診断の第一歩に血清抗体の測定が利用される。抗体値は感染症の回復期に高くなる。一方、髄液、尿、便や膿などが培養検査に提出される。抗菌薬の投与前に材料を採取する必要がある。特殊な培地を必要とする微生物や培養そのものがしにくい微生物も少なくない点が、培養検査の限界である。

（6）病原体の遺伝子診断

血液、膿や病変部組織をすりつぶした液体に、抗体を使った抗原検出法やポリメラーゼ連鎖反応（PCR）法（核酸DNAの検出法）で、病原体の存在を直接証明する方法が進歩してきた。エイズウイルス、B型・C型肝炎ウイルスでは血中ウイルス量の測定が可能となったため、治療の効果判定や経過観察に利用されている。新型コロナウイルス感染症の確実診断には、もっぱらPCR検査が行なわれた。

Q　感染症を特定するために使われる顕微鏡診断とは？

A　患者さんから採取した病変の組織や細胞を標本にして、生体反応を顕微鏡で観察するとともに、標本の中に病原体自体をみつけだす。染めものや特殊な方法を駆使する、病理医の大事な仕事である。

病理医は日々、顕微鏡をのぞいてがんをはじめとする、ありとあらゆる病気の診断を下している（病理診断）。その中に、感染症が混じることがある。胃生検標本（内視鏡検査などで病気が疑わしい組織を標本にしたもの）にピロリ菌をみつける仕事は日常的だ。細胞診標本（おもに、がんが疑われる細胞を標本にしたもの）に病原体をみつけることも少なくない。

感染症の病理診断は、病原体に対する生体反応の特徴を捉えるのが基本。病変にみられる炎症細胞の種類をみきわめ、たとえば、肉芽腫《にくげしゅ》といわれる特殊な細胞反応（炎症細胞が集合して、周囲をリンパ球などがとりまく炎症反応の一つ）を探す。病理診断の確定には、病変に感染する病原体自体をみつけるのがいちばん肝心なのは言うまでもない。

感染症の適切な病理診断のためには、臨床的な情報、細菌培養・血液中の抗体などの検査成績を参考にして最終判断を行なう。臨床医と病理医の連係プレイがとくに大切である。不十分な臨床情報しか入手できない状況だと、適切な病理診断が下せない可能性がある。病理医と臨床医のコミュニケーション、とくに電話連絡が患者さんの運命を分ける可能性がある。

感染症の病理診断の重要性は、次の2点に集約される。

①正しい診断が患者の治療に直結する。

②診断結果に「社会性」がある。

正しい診断が適切な治療の基本であることは言うまでもない。さらに、急性・慢性の伝染病、MRSA感染症、性感染症といった病気を迅速に診断することで、社会秩序の保持に一役買う。梅毒やクラミジア症など性感染症の正確な病理診断は、本人の利益のみならず、性感染症が社会に蔓延するのを防ぐのに役立つ。とくに、臨床的に疑われていない感染症を、的確に病理診断することが病理医に求められている。

感染症の病理診断、とくに病原体の証明にはさまざまな染色法が使われる。肉眼的な観察とともに、ヘマトキシリン・エオジン（ＨＥ）染色による生体反応の認識と、パパニコロウ染色やギムザ染色による細胞診断が基本である。その上で、グラム染色（細菌）、グロコット染色（真菌）、抗酸菌染色（結核菌）などの特殊染色が利用される。電子顕微鏡による病原体粒子の観察も併用される。

人に対する最後の医療と位置づけられる「病理解剖」（剖検）についても紹介したい。病理解剖は病変と病因の因果関係を明らかにできる直接的で有効な手段である。

病理解剖では、業務感染のリスク、つまりバイオハザード（微生物による災害）に留意しなければならない。とくに、空気感染する結核菌は、病理解剖で最も高いバイオハザードを示すため、病理医と病理検査技師は、プロとして、さまざまな感染リスクに適切に対応しなければならない。しかし、臨床的に疑われていない感染症の場合、病理解剖中に肉眼的に病気を判断することはなかなか難しいことがある。病理医も、命をはって仕事をすることがあることをぜひ知ってほしい。

コラム

レーベンフックの顕微鏡

オランダ人、アントニー・フォン・レーベンフック（1632~1723）は、洋服の生地屋兼技術者だった。彼はポケットサイズの顕微鏡を自らの手で200台以上つくり、いろいろなものを観察した。昆虫、歯石、膿、精液やクジラの眼。あるとき、彼は自分の下痢便を顕微鏡観察して、活発に動く小さな虫を発見した。今でいうランブル鞭毛虫。鞭毛という小さい毛を使って自在に動き回る単細胞生物（原虫）である。ランブル鞭毛虫症は濃厚感染を起こさないと下痢にならない感染症なので、レーベンフック氏は観察中、とてもつらかったと想像される。

彼オリジナルの顕微鏡は、2枚の金属板の間に小さなレンズを固定し、ピンの先に観察対象物を置くマッチ箱程度の大きさだった。ピントはネジであわせ、最大倍率は266倍だった。顕微鏡を他人に譲らなかったため、現存する顕微鏡は10台。オランダ、ライデン市にあるボールハーベ科学博物館に3つほど展示されている。

レーベンフックの業績は「生物自然発生説」を否定したこと。ノミやシラミは不潔にしていると自然にわくのではなく、生物は必ず親から生まれると主張した。この考え方が広く受け入れられるまでに、実に200年の歳月を要した！

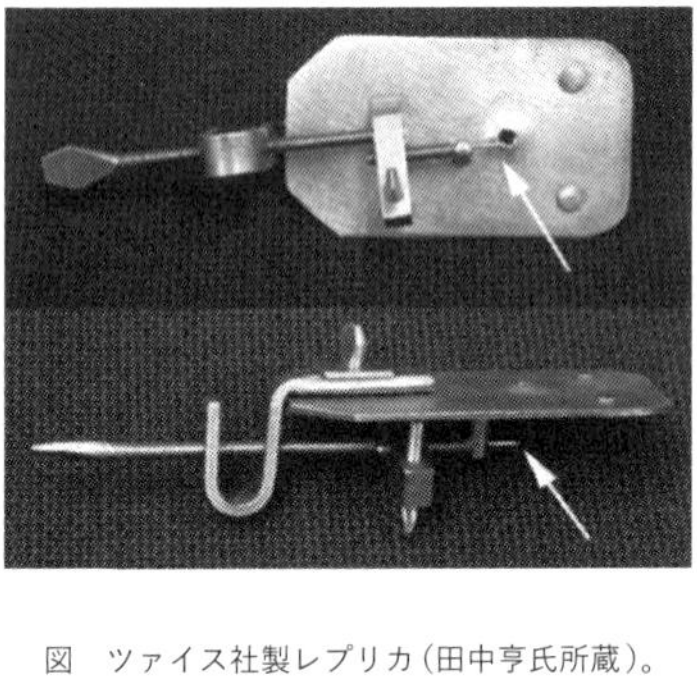

図　ツァイス社製レプリカ（田中亨氏所蔵）。矢印の部位に標本を置く

Q　よく耳にするワクチンとは、感染症の特効薬みたいなものですか？

A　感染症予防のために注射する液体のことで、病原体を無毒化または弱毒化してつくられる。ワクチンをうつと血液中に病原体を殺す抗体(中和抗体)ができるが、ワクチンのない病原体も少なくない。

感染症にかかると体の中で抗体（中和抗体）がつくられ、外から新たに侵入する病原体を攻撃して防いでくれるしくみができる。このしくみが「免疫」である。いったんできた免疫はふつう終生続くため、「二度なし」とよばれる。ワクチン接種は、この免疫のしくみをうまく利用した感染予防法だ。ワクチンを接種（予防接種）すると、病原体に対する免疫（抵抗力）をつくりだして、感染症にかかるのを防いでくれる。ワクチン注射のあと、熱や発疹などの副反応がみられることがあるが、本物の感染症にかかるより症状が軽く、まわりの人にうつすこともない。

赤ちゃんには、胎盤を通じてお母さんからもらった中和抗体による免疫力がある。効果は半年ほどのため、生後半年を過ぎた乳児にワクチンをうつことで、中和抗体を持ち続けるようにすることが望まれる。ワクチンの種類については表を参照いただきたい。

なお、ワクチンのない病原体は多い。マラリア、エイズウイルス（HIV）とC型肝炎ウイルスに対するワクチンは待望されているが、まだ実用化に至っていない。結核予防のための生ワクチンであるBCGは、大人には効果がないことがわかっている。梅毒やハンセン病にもワクチンはない。

エイズ予防のための一般標語は「知識という名のワクチン」。この考え方はそのまま、ワクチンのないさまざまな感染症の予防に応用できる。この本の目的も、まさに痛い注射の必要がない「知識ワクチン」の接種にある。

表　主なワクチンの種類と予防できる感染症

類型	感染症の分類	ワクチン名	予防できる感染症
定期接種	集団予防を目的とする感染症（A 類疾病）	Hib（ヒブ）ワクチン	Hib（インフルエンザ菌 #）感染症（細菌性髄膜炎、喉頭蓋炎）
		小児用肺炎球菌ワクチン	小児の肺炎球菌感染症（細菌性髄膜炎、敗血症、肺炎等）
		B 型肝炎ワクチン	B 型肝炎
		4 種混合ワクチン	ジフテリア、百日咳、破傷風、ポリオ
		BCG	結核
		MR（麻疹風疹混合）ワクチン	麻疹、風疹
		水痘ワクチン	水痘
		日本脳炎ワクチン	日本脳炎
	個人予防を目的とする感染症（B 類疾病）	HPV（ヒトパピローマウイルス）ワクチン	HPV 感染症（子宮頸がん）
		インフルエンザワクチン（高齢者が対象※１）	インフルエンザ
		成人用肺炎球菌ワクチン（高齢者が対象※２）	成人の肺炎球菌感染症
任意接種		ロタウイルスワクチン	感染性胃腸炎（ロタウイルス）
		おたふくかぜワクチン	おたふくかぜ（ムンプス：流行性耳下腺炎）
		インフルエンザワクチン	インフルエンザ
		A 型肝炎ワクチン	A 型肝炎
		髄膜炎菌ワクチン	髄膜炎菌感染症

※１：65歳以上の人、60 ～ 64歳で、心臓、腎臓もしくは呼吸器の機能に障害があり、身の周りの生活を極度に制限される人またはヒト免疫不全ウイルスによる免疫の機能に障害があり、日常生活がほとんど不可能な人

※２：平成27年度に、65歳、70歳、75歳、80歳、85歳、90歳、95歳、100歳の誕生日を迎える人、60歳から65歳未満の人で、心臓、腎臓、呼吸器の機能に自己の身辺の日常生活活動が極度に制限される程度の障害やヒト免疫不全ウイルスによる免疫の機能に日常生活がほとんど不可能な程度の障害がある人

＊ワクチン.net（https://www.wakuchin.net/about/universal.html）をもとに作成

#インフルエンザ菌は小児ののどにいる小さな細菌で、インフルエンザウイルスとは異なる

Q 感染症の治療はどのように行なわれるのでしょう？

A 細菌には抗生物質（抗菌剤）を使って治療する。ただし、細菌別に抗生物質の種類を使い分ける必要がある。抗生物質は、細菌以外の微生物には無効。真菌（カビ）、ウイルスや原虫に効く薬はあるが、抗生物質ほど多くの種類はない。

細菌による感染症には抗生物質が投与される。抗生物質は細菌以外の病原体には効かないため、ウイルスが原因の風邪には無効である。風邪には解熱剤やせき止め薬など、いわゆる対症療法（症状を改善する治療）しかない。

細菌による感染症にもいろいろな種類がある。感染症がおきた臓器が肺であれば肺炎、肝臓なら肝炎、膀胱なら膀胱炎などと、部位によって原因菌は異なる。肺炎の原因菌は肺炎球菌、膀胱炎の原因菌には大腸菌が多く、肝炎の原因はウイルス感染である。どの臓器にどんな菌を原因とする感染症がおきているのかをみきわめるのが医師の役割である。抗菌剤に耐性の菌も増えてきている。

当然、それぞれの要因によって治療方針は変わってくる。特定の菌に有効で、かつ特定の臓器に到達しやすい抗菌薬を選ぶ必要がある。抗菌薬を内服するのか、点滴にするのか、どれくらいの量をいつまで使うのか。感染症の部位と原因菌の組み合わせによって決められる。原因菌を特定するには培養検査が必要だが、検査結果が出るまでに1〜5日間が必要で、培養がうまくいかないこともある。とくに急ぐ場合には、医師は経験的に（教科書的に）原因菌を推定して薬を処方することとなる。ただし、薬剤アレルギーのある人には薬は使用できない。

抗菌薬を不用意に、不適切に使うと耐性菌を生み出してしまうことになる。医師は、効かない抗菌薬の使用、少なすぎる投与量、長すぎる投与期間が耐性菌の登場を助長するため注意が必要だ。

真菌（カビ）の感染症の場合は、抗真菌薬が投与される。抗真菌薬は種類が限られているうえ、副作用が強いものが多い。

ウイルスに対する治療薬があるのはヘルペス、エイズとインフルエンザが代表である（風邪ウイルスに効く薬はない）。多くのウイルス感染症には有効な薬がないので、対症療法が行なわれる。たとえば、冬に流行するノロウイルス下痢症に効果のある抗ウイルス薬はないため、点滴による脱水の管理が重要になる。幸いなことに、ウイルス感染症の多くは、患者の免疫力によって、数日から10日ほどで改善してゆく。

原虫症や寄生虫症に有効な薬はあるが、副作用を伴う。寄生虫症のなかで、幼虫寄生（幼虫移行症）が原因の場合、体内に潜む幼虫を薬で殺してしまうと、幼虫に対する免疫反応が助長されて、かえって症状が悪化してしまう恐れがある。もし病変が1か所だけの場合は、外科的に病変を手術切除するのが最良の方法である。

なお、免疫機能の低下に伴い生じる日和見感染症の場合は、免疫状態の改善が最も重要な治療方針である。

コラム

歴史に残るポリオワクチン導入大作戦

ワクチンの劇的な効果を示す事例を紹介しよう。

1960年（昭和35年）、北海道を中心にポリオ（急性灰白髄炎、いわゆる小児麻痺）が大流行した。ポリオウイルスは口から感染し、便を介して広がってゆく。5600人を超える子どもたちがポリオにかかり、足が不自由になり、死亡者は1割を超えた。

翌1961年になると、今度は九州を中心にポリオがはやりだした。事態を重くみた厚生省（当時）は、開発されたばかりの経口生ワクチン（セイビンワクチン）をソ連とカナダから緊急輸入。流行を阻止するためには、全国で一斉接種を短期間で行なうこと（絨毯作戦）が最も有効と考え、全国の幼児・児童1300万人にワクチンを経

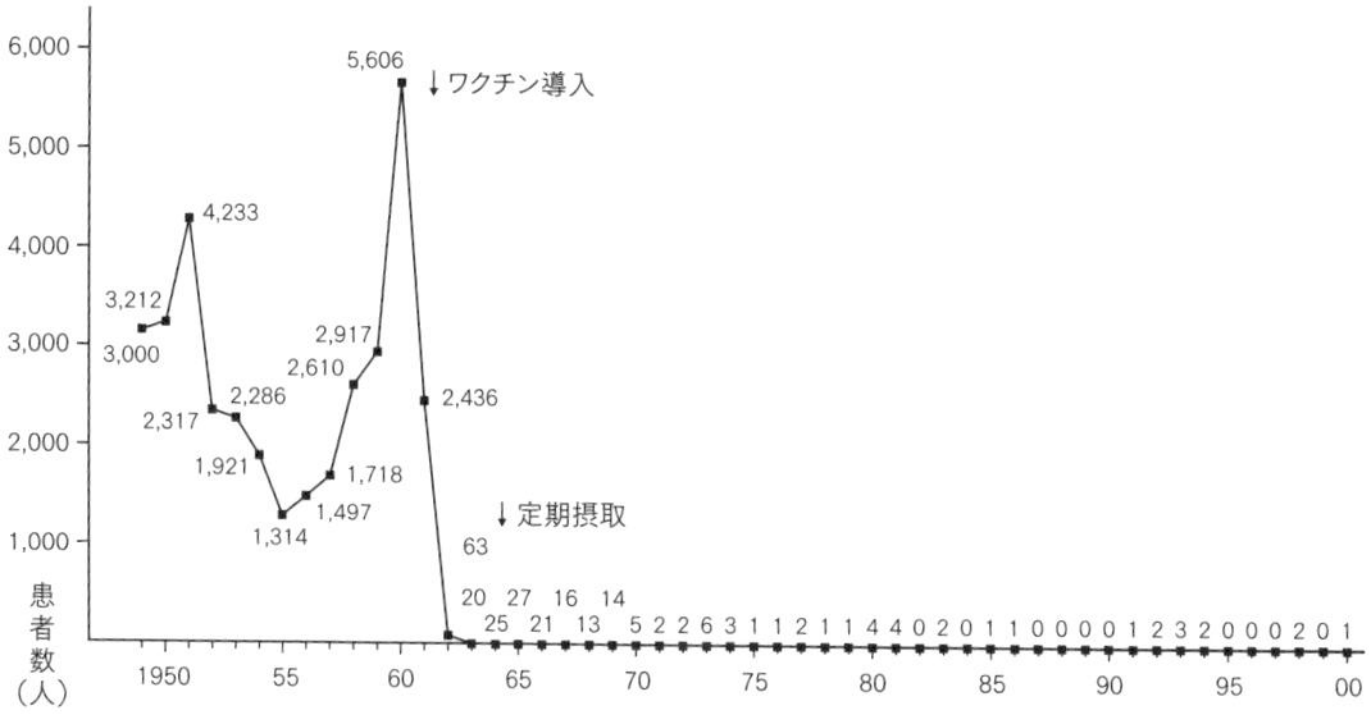

図　ポリオ届出患者数の年次推移（平山宗宏、2007より引用）

口投与させた。歴史に残る決断だった。1961年7月21日に投与が始まると、8月以降、ポリオ患者の数はみごと激減した（図）。そして、1964年（東京オリンピックの年）から、ポリオワクチンは定期投与となった。

当時、小学校4年生だった筆者は、甘いワクチンを一口飲んでとてもうれしくなった。筆者にとって、とても懐かしい思い出である。日本脳炎のワクチンを毎年注射されていた子どもたちは、飲むワクチンを大歓迎した。数あるワクチンの中でも唯一のこの飲むワクチンは生ワクチンであり、生きた弱毒ポリオウイルスが含まれる。

弱毒ウイルスは便に出て、まわりの人たちへと伝えられてゆく（当時のトイレはくみとり式で、水洗トイレは少なかった）。そのため、ワクチンの効果が倍増されるのである。

問題は、この弱毒ウイルスがまれに病気（ポリオ）をひきおこすことだった。500万人にひとりの確率だった。図をみると、1970年（昭和45年）以降でも患者数がゼロになっていないのは、ワクチンウイルスによるポリオのためである。ポリオワクチンを飲んだ子どもから親にうつる事例もみられた（日本最後の本物のポリオ患者は1980年）。

こうしたリスクをゼロにするため、2012年（平成24年）以降、不活化ワクチン（ソークワクチン）の注射に変更されている。何度も注射するのは子どもには負担が大きいと考え、DPT（ジフテリア・破傷風・百日咳の3種混合）ワクチンにポリオワクチンを混ぜた4種混合ワクチンとして接種されるようになった。

第3章

日常に潜むウイルス・細菌・カビの巻

ウイルス、細菌、真菌（カビ）による感染症の事例を紹介しましょう。かなり怖い重症例が多く、病理解剖の重要性をとくに強調させてもらいました。

No.

1

Name

インフルエンザウイルス

Case

小児の発熱に解熱剤は厳禁！命取りの原因に

小学校1年生の6歳の女児が、咳とともに発熱した。学校ではA型インフルエンザが流行っていた。高熱が続き、意識がもうろうとしてきたため、みかねた母親が自宅にあったアスピリン錠（解熱剤）を飲ませた。翌朝、再度高熱とともにけいれんが断続し、呼びかけに応じない異常事態となった。大学病院に緊急搬送されたが、肝機能障害があり、大脳の浮腫が強かった。ほどなく昏睡状態に陥って、4日後に死亡した。病理解剖を行なうと、脳は著しく腫れ（図）、肝臓は柔らかく腫大していた。解熱剤に誘発された「ライ症候群」（インフルエンザ脳症）と推測された。

※インフルエンザウイルスとインフルエンザ菌を区別してほしい（P095の表参照）。

Photo

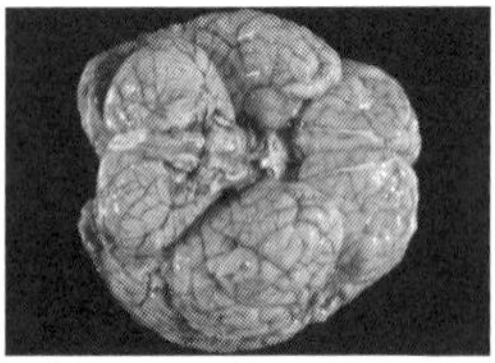

図　インフルエンザ脳症（解剖時の肉眼所見）。大脳は著しく腫大し、重さは1300グラムを超えていた（通常の脳の重さは1000グラム程度）

Data

- **名前**　インフルエンザウイルス
- **感染場所**　のど・気道
- **大きさ**　100ナノメートル（1ミリの1万分の1）
- **棲息場所**　人ののどや水鳥の腸
- **劇症化した場合の病名**
  ライ症候群（インフルエンザ脳症）
- **症状**　インフルエンザの症状に加えて、高熱、意識障害、けいれん
- **殺傷能力（獰猛度）**　脳症の致死率は高い（3割）回復しても障害が残る
- **治療法**　予防が第一（脳症を発症すると治療法がない）：小児にアスピリンを飲ませないこと！

インフルエンザ脳症の死亡率は３割前後

「ライ症候群」は、インフルエンザ脳症に含まれる死に至る危険性の高い病態だ。

インフルエンザにかかる日本人は年間２００万人、死亡者は１０００人前後。15歳までの小児の感染者数は半数の約１００万人とされ、そのうちの数百人が〝インフルエンザ脳症〟を患う。インフルエンザ脳症は６歳ごろまでの乳幼児に多く、発症から数日で悪化し、発熱とともにけいれんや幻覚・幻聴が現われる。死亡率は３割前後で、回復しても身体障害や学習障害が残ることが少なくない。

インフルエンザ脳症はインフルエンザの発熱に対して解熱剤（非ステロイド系消炎鎮痛剤）を使ったときに生じることをぜひ知っておいてほしい。解熱剤には、アスピリン、ジクロフェナクナトリウム（商品名：ボルタレン）、メフェナム酸（商品名：ポンタール）やインドメタシンがあげられる。

小児、高齢者、車いす利用者や血液透析患者など、呼吸器感染症のハイリスク群ではインフルエンザが致死的になるリスクが高い。インフルエンザワクチンの接種は、とくにこのハイリスク群に対して意義が深い。現在使われている不活化ワクチンはインフルエンザの発症そのものを防ぐ力は完全ではないものの、ハイリスクの患者が重症化したり、死亡したりするのを防止できる。

そのため、小学校入学前のお子さんへのインフルエンザワクチンの接種はお忘れなきよう。効果は1年限りなので、毎年11月ごろには家族全員でワクチン注射を受けることをおすすめしたい。

そして、最も声を大にしてお伝えしたいのは、お子さんの発熱に対して、大人と同じ感覚で解熱剤を安易に投与しないことである。お子さんが発熱したとき、自己判断で使う解熱剤は最悪の選択ということを肝に銘じていただきたい。自己判断ではなく、必ず、医師の指示に従うこと。

インフルエンザ後のライ症候群が症例報告されるのは、日本が圧倒的に多い。諸外国では、「子どもの発熱にアスピリンの服用はぜったいダメ！」ということは、一般市民の常識になっている。お子さんの発熱に、ゆめゆめ解熱剤、とくにアスピリンを使いませんように！

大柄な15歳の男の子の突然死

もう一例、とても印象的だった悲しき事例を紹介しよう。ある年の5月、東京ではまだA型インフルエンザが流行っていた。体重90キロという巨漢の中学校3年生の男の子は、頑張り屋さんだった。その日は熱を押して学校に行き、昼食前の体育の授業も休まずに参加した。5月の東京にしては暑い日だった。

生徒たちは、体育の先生と一緒に校庭を元気に走っていた。頑張り屋さんの男の子は、校庭を2周ほど走ったところで座り込んでしまった。そして、そのまま学校の保健室へ。しばらくベッドで休んでいると少し元気になり、持ってきていたお弁当を平らげた。しかし、保健室の教員のアドバイスで、昼休みに帰宅することになり、仲のいい友人が付き添った。男の子は自宅に着くなり、トイレに駆け込んだ。トイレがあまりに長いので、友人と母親がトイレのドアを開けてみると、男の子はそこに倒れていた。

A型インフルエンザ抗原を証明した免疫染色

原因のわからない急死だったため、法医解剖が行なわれた。母親は「息子は熱中症で死んだに違いない。無理やり走らせた体育の教師のせいだ」と思い込んでいた。そのため母親は、弁護士を連れて、警察と法医学教室へ日参した。

困ったのは、筆者の知り合いの法医医師だった。その子の内臓には、熱中症を思わせる所見に乏しかったからである。気管支に炎症があり、脳には浮腫が目立った。そこで法医医師は、インフルエンザ脳症の可能性を考えた。

すでに、当時はまだ東京でのA型インフルエンザの流行が収まっていなかったこと、その中学校でもインフルエンザが流行っていたことを確認していた。

インフルエンザ脳症であることを確認するためには、気管支粘膜にA型インフルエンザウイルスが感染しているかどうかが重要だった。気管支の切片（顕微鏡検査のために薄く切った組織の一部）にA型インフルエンザウイルスにだけ反応する特異的な抗体があれば、A型インフルエンザ抗原を「免疫染色」によって証明することができる。

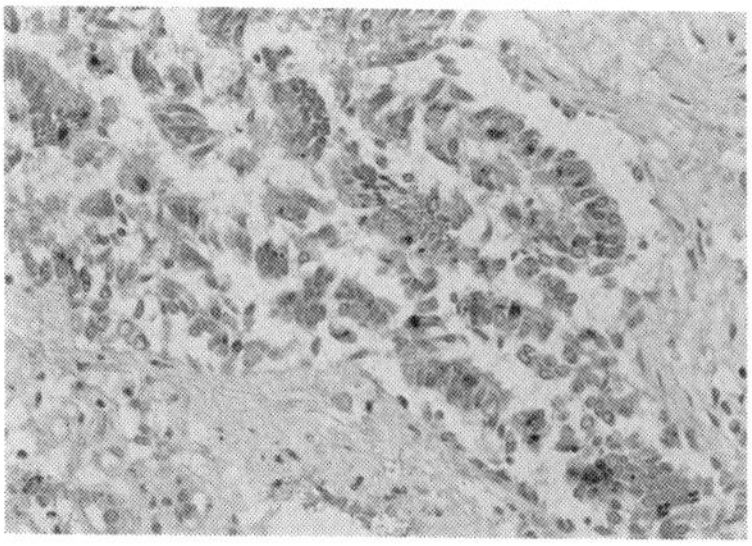

図　気管支粘膜におけるＡ型インフルエンザウイルスの陽性所見（免疫染色）。ウイルス抗原が多くの気管支上皮細胞の細胞質に観察される

「免疫染色」とは、切片に含まれる抗原物質に特異的に結合した抗体を茶色く染めだす染色技法である。何を隠そう、筆者は免疫染色の専門家である。

ところが、筆者は免疫染色の依頼を受けたものの、当時、肝心の特異的な抗体が手元になかった。知り合いをつてに探し回った結果、ようやくA型インフルエンザウイルスに対する特異的な抗体を入手できた。大至急実施した免疫染色の結果、気管支粘膜の細胞にインフルエンザウイルスの感染がみごとに証明された［図］。この頑張り屋の男の子の死因は、熱中症ではなく、インフルエンザ脳症だったと結論づけられたのである。

よく訊いてみると、死亡前日に発熱していた息子に解熱剤のボルタレン座薬を使ったのは母親だった。この行為こそが、致死的なインフルエンザ脳症をもたらしたと推測された。前述したように、発熱に対する不用意な解熱剤投与は幼児に対してたいへん危険な行為なのだ。このケースでは、15歳の中学生が被害者となってしまった。

筆者が心配したのはお母さんだ。それまで、体育教師のせいで息子は死んだと訴え続けてきたのに、一転して、実は自分のせいで息子が亡くなったともいえる状況になってしまったのだから。しかも、専門家ですら予測しない、まさかの15歳肥満体のインフルエンザ性脳症。その後、大柄な息子思いのあの母親がいったいどうなったのか、筆者には知るよしもなかった。どうか、心安らかに。

インフルエンザは毎冬猛威をふるい、日本でも死亡者が多数でている。2016年1463人、17年25569人、18年3325人、19年3252人（厚労省人口動態統計）。2019年1月は毎日54人が死亡した。

米国疫病対策センター（CDC）によると、19年10月以降の今シーズン（2月1日まで）のインフルエンザによる死亡者は1万2000人に達した。既知の病気であるため、インフルエンザの怖さはほとんど報道されない。新型コロナウイルス騒ぎと比べて、バランスがとれているとはいえない。

No.

2

Name

日本紅斑熱リケッチア
（リケッチア・ジャポニカ）

Case

発生地域はパワースポットに多い
野原のマダニが媒介して感染する「日本紅斑熱」

ゴールデンウィークを前に、徳島県沖の離島の環境保全のボランティアをしていた7名中3名が発熱し、60代の男性が死亡した。病院が下した診断は麻疹《はしか》だった。たしかに、全身に発疹を伴っていたし、近年、大人の麻疹はそれほどまれではない。

亡くなった男性の娘さんは当時大阪の医学部生で、父とボランティアに同行していた。父の皮膚病変の特徴から、大学で受けた授業を鮮明に思い出した。講師は「日本紅斑熱」の発見者である馬原《まはら》文彦先生で、マダニ媒介性熱病の特徴を熱く説いていた。

※マダニの発育過程は3段階ある。幼虫、若虫と成虫。幼虫の足は3対だが、若虫と成虫の足は4対。すべての発育段階で吸血が欠かせない。

Photo

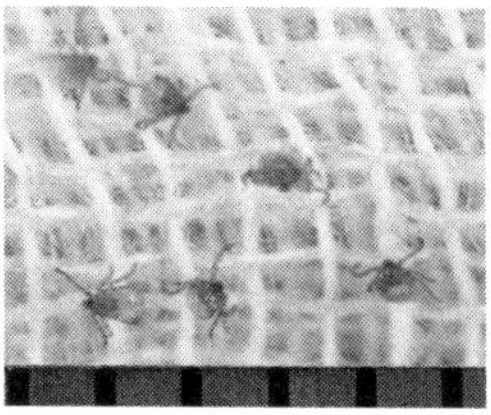

図1　日本紅斑熱を媒介するキチマダニの幼虫（3対の足を有するマダニの幼虫はガーゼの編み目ほどの大きさ。下の目盛は1ミリを表わす）

Data

▸**名前**

リケッチア・ジャポニカ（Rickettsia japonica）

▸**原因**　マダニ（キチマダニ）の幼虫（図1）に咬まれて感染

▸**大きさ**　1ミクロン

▸**棲息場所**　マダニの唾液腺

▸**感染した場合の病名**

日本紅斑熱（日本独特の紅斑熱群リケッチア症）

▸**症状**　マダニの刺し口、全身の皮疹、発熱

▸**殺傷能力（獰猛度）**　手遅れになると致死的（年間数例が死亡）、治療により完治

▸**予防法**　マダニに刺されないこと

▸**治療法**　抗菌剤の点滴

娘と発見者の連携プレーで判明した本当の死因

父の死を嘆きつつも医学生の娘は、「父の死因は麻疹でなく、日本紅斑熱かもしれない。だが、明日には荼毘《だび》に付さねばならない」と、切迫した表情で、この感染症の発見者である馬原文彦先生の診療所を訪れた。そのあとの馬原先生の行動は素早かった。病院での診療後、その日の深夜に学生の家に車で駆けつけた。家にたどり着くと、馬原先生は通夜の終わったばかりの棺桶の中の遺体を診察し、この病気に特徴的な皮疹（紅斑）とダニの刺し口をみつけた。馬原先生は日本紅斑熱と確信した。

さらに、遺族の同意を得たうえで、主治医から残っていた血液を取り寄せて血清学的診断を行なった。当時、この病気の早期診断はまだ難しかった。同様の症状を示した他の2名も血清学的診断によって日本紅斑熱が確定し、集団感染が明らかになった。このことが、馬原先生を早期診断法の開発へと駆り立てた。それが、筆者との共同研究による「免疫染色法」の開発だった。

日本紅斑熱は、小型細菌に属する「日本紅斑熱リケッチア」に感染すると発症する。リ

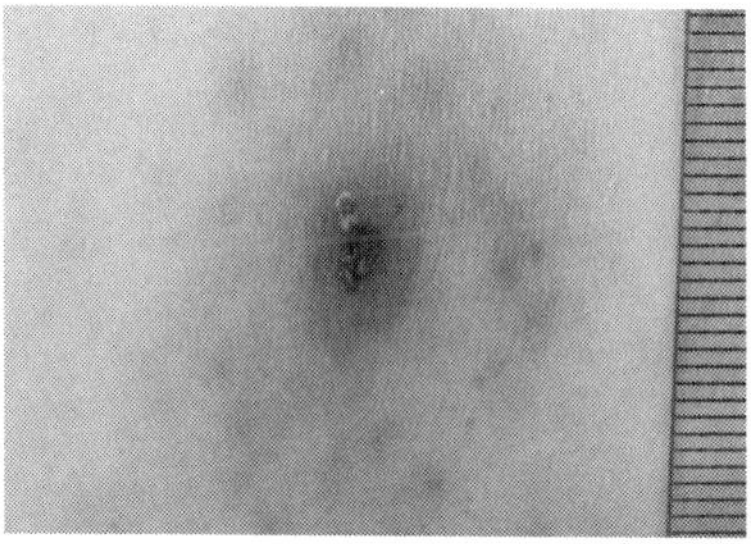

図2　日本紅斑熱患者にみられたダニの刺し口。中央部が潰瘍化し、周囲が赤く膨れている（右の目盛は1ミリ単位）

ケッチアは、感染した人などの細胞の中でしか増えることのできないという特徴があり、細菌培養用の培地では増殖しない。一般に、リケッチアを媒介するのはダニ、シラミ、ノミなどの節足動物である。日本紅斑熱を媒介するのはマダニ（キチマダニほか数種）の幼虫である。

マダニに咬まれたあと熱が出るまでの潜伏期間は2〜8日。臨床症状は発熱、発疹《ほっしん》（皮疹《ひしん》）、マダニの刺し口が三大徴候である［図2］。

日本紅斑熱には以下のような特徴が知られている。

①マダニの幼虫［図1］が病気を媒介する。つまり、刺し口に目にみえるマダニがついていることはほとんどない。

②4〜11月にみられる（季節性がある）。

③治療にテトラサイクリン系（ミノマイシン）およびニューキノロン系抗菌剤が有効である。治療が遅れるとしばし

ば重症化する。

④　西南日本（糸魚川〜静岡を縦断する中央構造線より西の地域）の太平洋沿岸地域を中心に発生する。

日本紅斑熱と致死率の高いＳＦＴＳ、どちらもマダニが媒介

現在、日本紅斑熱は、感染症法によって全例の届け出が医療機関に義務づけられている。年間１００例以上、最近では２００例を超す症例が届け出され、そのうち毎年数例の死亡例が記録されている。

西南日本における日本紅斑熱の発生地域は、とてもユニークな分布を示す。流行地は伊勢神宮（三重県）、熊野古道（三重県〜和歌山県）、出雲大社（島根県）、四国お遍路の南部地域、天草、上五島《かみごとう》などである。つまり、昔のままの森が残る、最近ではパワースポットとして注目を浴びる地域に、この日本固有のリケッチア症が多発するのだ。「神さまの病気」ともいえそうだ。人の手が入らない森や野山に住むシカやイノシシを吸血するキチマダニなど数種の幼虫がこの熱病を媒介する。日本紅斑熱という病気は、人とシカがと

もに感染する「人獣共通感染症」の代表でもある。森や野山に入るときは、くれぐれもマダニに注意しよう！

最近よく新聞で話題になる「重症熱性血小板減少症候群（SFTS）」と「日本紅斑熱」は、臨床症状のみならず、発生地域がほぼ重なる。病原体を媒介するマダニが共通だからである。SFTSは、マダニに咬まれたあと1~2週間で、発熱と消化器症状（吐き気、嘔吐、腹痛、下痢）をきたし、筋肉痛、リンパ節の腫脹や出血症状を伴う。マダニの刺し口の確認は重要だ。血液所見では、血小板と白血球が減少する。致死率が30％にも及ぶ、日本紅斑熱よりもさらに怖い感染症だ。

コラム

日本紅斑熱を発見した開業医、馬原文彦先生

日本紅斑熱は、開業医の馬原文彦先生が1984年、徳島県阿南市新野《あらたの》で3例を初めて論文記載したことに端を発して確立された「新興《しんこう》感染症」（1970年以降にみつかった感染症）である。

馬原先生は、開業医でありながら、日本のリケッチア研究の第一人者だ。筆者が尊敬してやまないスーパードクターである。

長い間、日本にはリケッチア感染による紅斑熱は存在しないとされてきた。それを大学や研究所の研究者でなく、一開業医がみつけた偉業は歴史に残る。「日本紅斑熱」は、この病気の発見者である馬原先生によって命名された。

No.

3

Name

ミュータンス菌

Case

一生虫歯ゼロには乳児期のミュータンス菌（虫歯の原因菌）阻止がカギ

最近では、虫歯ゼロの小学校があると聞く。たしかに、若者たちの歯はとてもきれいだ。とてもうらやましく思う筆者自身の小学校時代（昭和30年代）の話をしよう。当時、横浜の小学校では、学校でも家庭でも歯磨き指導が一切なかった。歯磨きは、朝起きたときに一回だけ。食事したらすぐに歯磨き、など聞いたことさえなかった。当然のように、私を含めた同級生はみんな虫歯だらけだった。ちなみに、当時の日本歯科医師会の考え方はこうだ。虫歯を予防したら患者が激減し、商売あがったりになる。そのため、水道にフッ素をいれる政策にも反対した。いまの60歳以上の日本人はもっと怒るべきである。

Photo

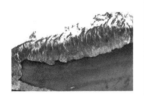

図　虫歯の表面（ヘマトキシリン・エオジン染色）。歯の表面にプラークが付着している。ここでは、大型の桿菌が主体になっている

Data

- **名前**　ミュータンス菌
- **感染場所**　人の口の中
- **大きさ**　0.5～2ミクロンの球状細菌
- **病名**　虫歯（齲歯《うし》）
- **症状**　歯痛
- **殺傷能力（獰猛度）**　虫歯が死ぬほど痛くても、虫歯では死なない。ただし、心臓弁膜症や心臓の弁置換術を受けた人はむやみに抜歯しないほうがよい（抜歯によって致命的な敗血症となる場合がある）
- **予防法**　歯磨きにつきる（正しい歯磨きをしましょう！）。歯間ブラシの使用もお忘れなきよう！

※ちなみに、歯周病の原因菌は、歯肉ポルフィロモナスという嫌気性菌である

生まれたばかりの赤ちゃんにはいないミュータンス菌

人の口の中には無数の常在菌が棲んでいる。その代表が緑連菌《りょくれん》（緑色レンサ球菌）とよばれるグラム陽性球菌（グラム染色で青色に染まる丸い球状の菌）だ。

緑連菌は、副鼻腔炎や誤嚥性肺炎、細菌性心内膜炎（心臓にある弁の感染症）の原因となるため、最近、とくに高齢者の口腔ケアの重要性が強調されている。緑連菌の仲間に、ミュータンス菌と名づけられた球菌が含まれる。この菌が虫歯の原因である。ミュータンスとは〝変異する〟という意味だが、がん化に関連しているわけではない。

虫歯のメカニズムを説明しよう。ミュータンス菌は砂糖を分解して、〝グルカン〟とよばれる糊のようにネバネバした物質をつくりだす。このグルカンが歯の表面にはりつくとプラーク（歯垢《しこう》）となる［図］。プラークは雑菌の塊で、その中で暮らすミュータンス菌が食べものや飲みものに含まれる糖分を分解し、酸をつくって歯を溶かす。

ミュータンス菌は、生まれたばかりの赤ちゃんの口の中にはいない。大人の唾液が原因だ。親をはじめ、まわりの大人たちが、自分が使ったスプーンやお箸で、赤ちゃんにものを食べさせたりすることで感染し、そのまま棲みついてしまうのである。

赤ちゃんの歯が生えだす生後6か月過ぎのころ、お母さんが離乳食をかみ砕いて赤ちゃんに与えるのがいちばん危険だ。ミュータンス菌が口の中に定着できるのは、口腔内常在菌叢《そう》が完成するまで、とくに、歯が生えだしたあとの一定期間である。だから、この乳児期に大人からミュータンス菌をもらわなければ、一生虫歯と無縁の生活ができるかもしれないのだ。

いったん口の中に定着したミュータンス菌を取り除くことは難しい。ただし、数を減らすことで虫歯の予防が可能である。その鍵は、何といっても歯磨きにある。フッ素入り歯磨き粉やキシリトールガムも有効な手段だ。キシリトールは、樹木からとれる天然の甘味料で、ミュータンス菌の代謝を阻害することができる。食後にキシリトールガムをかむと、唾液の分泌が促されて、口の中がきれいになるという効果も期待できる。

中学校時代、ろくに歯磨きをしないのに虫歯が一本もない同級生がいた。何ともうらやましかった。きっと、乳児期にミュータンス菌をもらわなかったのだろう。

No.

4

Name

サルモネラ

Case

食中毒予防のため、生卵の殻には
サルモネラがついている前提で、取り扱うこと

東京都内に筆者お気に入りのビジネスホテルがある。配食サービスつきの朝食がおいしいのだ。しかし、朝食に出される生卵は陶器製容器に入れられ、その容器に卵を割って食べざるを得なかった。二度目に筆者が宿泊したとき、食中毒で営業停止にならないように、女将《おかみ》さんにサルモネラのリスクについてアドバイスさせてもらった。しばらくして再び訪れたとき、思わず拍手した。陶器製容器の底にキッチンペーパーを敷き、その上に生卵が置かれていたのである。これなら、新しい専用容器をたくさん購入しなくても安全が保証される。安あがりで効果的なアイデアだ。その後も宿泊しているが、この習慣はしっかりと守られている。

※サルモネラは大腸菌や赤痢菌の仲間のグラム陰性桿菌《かんきん》。サルモネラ菌と呼ばず、サルモネラとよびすてにする。

Photo

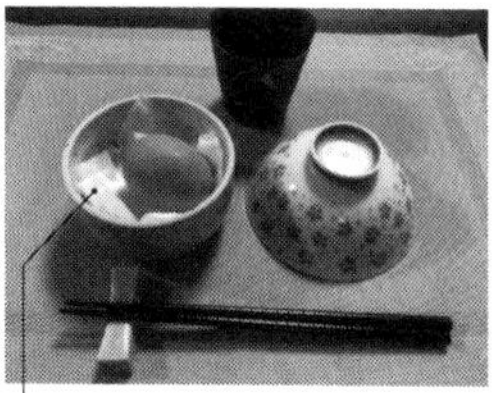

朝ご飯の定番の生卵は、割り入れる容器に直接接しないよう、キッチンペーパーなどの上に置くとよい

Data

- **名前**　サルモネラ
- **原因**　生卵、食肉などの生食
- **大きさ**　長さ2ミクロン（1000分の2ミリ）の細長い細菌（桿菌）
- **棲息場所**　ニワトリ、豚、牛、ミドリガメなどの腸に常在
- **発症した場合の病名**
  サルモネラ食中毒（発熱を伴う激しい下痢が特徴）
- **症状**　激しい腹痛や下痢（ときに下血）、嘔吐、発熱
- **殺傷能力（獰猛度）**
  重症化すると、まれに死亡する
- **予防法**　70度で1分以上加熱
- **治療法**　下痢による脱水の補正と発熱・腹痛の緩和を中心とした対症療法

生卵が入っていた容器に割り入れるのは危険

和風旅館の朝食の定番といえば、ご飯に納豆に生卵だ。この生卵がどうやって配膳されるかに注意が必要だ。

不安定な生卵は、お椀に入れられてくることが多い。実は、これはリスキーだ。生卵の殻にはサルモネラという食中毒菌が付着している可能性があり、生卵の殻が触れたお椀に卵を割り入れて食べるのは、不衛生極まりない。

サルモネラに感染すると、激しい腹痛や下痢、高熱が出て、運が悪いと死に至ることもある。下痢便はのりの佃煮《つくだに》様で、緑色がかっているのが特徴だ。菌は70度で1分以上加熱すれば死滅するが、生卵は加熱しないためにリスクが高いというわけだ。

生卵について、筆者が発した警告を聞いた養鶏業者の男性から、クレームをいただいたことがある。養鶏業界では、定期的にニワトリの便中のサルモネラをチェックし、抜き打ち式で卵も検査している。だから、「日本の卵は安全です」というのが彼の言い分だった。

しかし、すべての卵をチェックしているわけではない。現在病院では、院内感染防止対策の基本の考え方であるスタンダード・プレコーション（標準予防策）に基づいて、すべての尿や便、血液や手術検体には病原体があるものとして取り扱うことになっている。医療者は、自分自身とすべての患者さんを病原体のキャリアとみなして接するのだ。この基本からすると、すべての卵にサルモネラが付着している可能性を前提に、対処しなければならないといえる。

地鶏《じどり》の卵をみたことがあるだろうか。卵の殻にはしばしば便が付着している。鳥類の排泄腔《はいせつこう》は、人をはじめとする哺乳動物と違って、膀胱と腟と直腸が一つにまとまっている。この状態は〝総排泄腔〟とよばれ、卵が産まれる出口は腸と共通だ。そのため、卵の殻は常に腸管内容物で汚染される宿命にある。その上、ニワトリの腸内には常在菌としてサルモネラが棲みついていることが多い。

だから、地元産の生卵（もしかしたら民宿の庭先で今朝ほど産まれたばかりの超新鮮な生卵）が朝食に提供される田舎の民宿や合宿所は、食中毒のリスクが少なくない。もし生卵がお椀に入れて出されたら、そのことを民宿や合宿所の方に教えてあげてほしい。

コラム

平安時代の人々も悩まされたサルモネラ

「病草紙《やまいのそうし》」という世界最古の病気のアトラス（絵巻物）が残されている（京都国立博物館などが部分的に所蔵）。平安末期から鎌倉初期における庶民の日常がユーモラスに描かれた、イラスト画計21枚である。「霍乱《かくらん》の女」と題された国宝の絵には、サルモネラ食中毒が表現されている（と思われる）。食事を準備するお母さんの横の縁側で女性が水のような下痢と嘔吐をしており、家族が介抱している。熱があるらしく、介抱するおばあさんが女性の頭を冷やしている。手前の女性は手当てに使う水と手ぬぐいをもっている。筆者としては、庭の犬にサルモネラ症がうつってしまうリスクが心配だが、平安時代の庶民生活がみごとに描かれた作品だ。

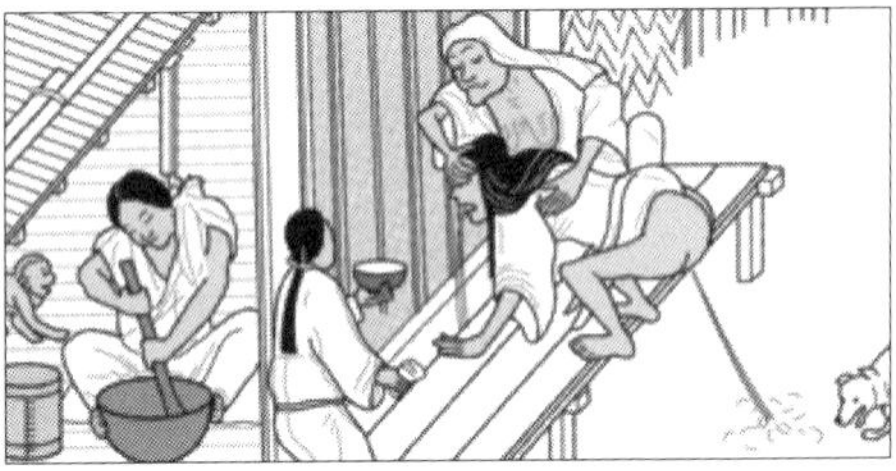

図　「霍乱の女」（病草紙）。著作権の問題から本物のコピーは出せないので、イラスト画を提示する

「霍乱」とは急性の胃腸障害（食中毒）を意味する。どうしてサルモネラ食中毒と予測できるのか。発熱とともに下痢と嘔吐をきたす食中毒で最も頻度の高いのがサルモネラ症だからである。

No.

5

Name

肺好性レジオネラ

（レジオネラ・ニューモフィラ）

Case

42度前後の温泉が大好き! レジオネラ肺炎に注意

1996年（平成8年）1月、都内の某大学病院で保育器に入れられた未熟児に致死的な肺炎が発生した。病理解剖によってレジオネラ肺炎が確定し、その後の院内調査で給水タンク内の汚染による事故であることが判明した。図にレジオネラ肺炎の顕微鏡写真を示す。この事例をきっかけに、厚生省（現・厚生労働省）が通達を出し、給水用冷却塔の適正管理やレジオネラ汚染の定期的なチェックが全国の病院で行なわれるようになった。現在では、スーパー銭湯を含む温泉でも、レジオネラ菌の定期的なチェックが義務づけられている。

※サルモネラと同じく、レジオネラもレジオネラ菌とはよばない。

Photo

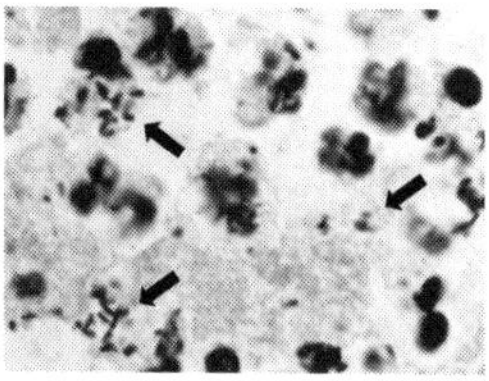

図　レジオネラ肺炎（細長い形をしたレジオネラが食細胞に食べられている様子を矢印で示す。桿菌が銀染色で細胞内に黒く染まっている）

Data

- ▶**名前**　レジオネラ（肺好性レジオネラ）
- ▶**原因**　菌に汚染されたお湯からの飛沫感染
- ▶**感染場所**
  循環型温泉、24時間風呂、加湿器、腐葉土
- ▶**大きさ**　2～5ミクロンの細長い菌（桿菌）
- ▶**棲息場所**
  水中に分布する自由生活性アメーバの中
- ▶**発症した場合の病名**　レジオネラ肺炎
- ▶**症状**　高熱、咳・痰、呼吸困難
- ▶**殺傷能力（獰猛度）**
  高齢者の肺炎は重症化しやすい（死亡率1割程度）
  無治療だと半数以上が死亡
- ▶**予防法**　空調や温泉の適切なメンテナンス
- ▶**治療法**　抗菌剤治療

源泉かけ流し温泉での感染リスクはほぼゼロ

レジオネラ[*]は生きた細胞の中でしか増殖できない細菌の一つだ。水の中では単細胞生物の自由生活性アメーバ（土や水の中で独立して生息し、動物の宿主を必要としない原虫）に寄生して生きのびる。

この非病原性アメーバは、温泉の温度である42度前後が大好きなために、42度付近の水はレジオネラに汚染されやすい。事実、レジオネラ肺炎をわずらった高齢者は、発症する1週間ほど前に温泉旅行に行っていることが少なくない（潜伏期間は2～10日）。高齢者が温泉でこの菌に感染するのは、温泉のお湯が細かい水しぶきになりやすい場所である。つまり、温泉水のシャワーや滝状の打たせ湯の水しぶきに含まれるアメーバもろともレジオネラを吸い込んで、肺炎になるというわけだ。ただし、温泉の湯気の中にレジオネラがいるわけでない。

＊**レジオネラ**（legionnaire）　英語で在郷《ざいごう》（退役）軍人を意味するため、「在郷軍人病」の別名もある。1976年、アメリカ、フィラデルフィアのホテルで開催された全米在郷軍人会で、ホテルの外を通りかかった人を含めて、221人が肺炎になり、29人が死亡した事件にちなんで命名された。レジオネラという桿菌《かんきん》（さおのように細長い棒状の菌）に汚染された空調の空気を吸って感染した事件だった。

ここで、レジオネラに感染しないための正しい温泉の入り方を伝授しよう。

まず、温泉のお湯が循環式なのか、かけ流し式なのかをチェックしてほしい。スーパー銭湯や源泉の湯温が低い温泉では、お湯を沸かす必要があり、循環式となるためにリスクが避けられない。一方、かけ流し式の温泉は安全だ。お湯が常に入れ替わるため、菌がお湯の中で増えている暇がないからである。熱海温泉、箱根温泉、草津温泉や別府温泉など湯量の多い温泉では、レジオネラを気遣う必要はまずない。

循環式温泉の場合は、湯船を清掃する時間帯をチェックしよう。レジオネラは定期的に検査され、温泉内のどこかに必ず陰性結果が表示されている。清掃直後であれば、比較的安全といえる。もしレジオネラが陽性だったら、営業は停止になる。ただし、菌がいちばん多い午前中にチェックしているとは限らないし、検査には感度があり、少数の菌は証明できないことがあることは覚えておいてほしい。

ときどき、温泉旅行をしていないのに、レジオネラ肺炎で亡くなる盆栽好きの高齢者がいる。盆栽や家庭菜園に使う堆肥の中に、レジオネラが棲みついているからだ。堆肥の中は発酵熱のため常に温かく、レジオネラ向きの温度に設定されているも同然なのだ。

堆肥を扱うときは、飛沫感染防止のために必ずマスクをつけていただきたい。

レジオネラ肺炎は高齢者がかかりやすい。若い人はかかりにくいので、過剰な心配は無用である。念のため。

レジオネラ肺炎は、発症しても周りの人へは伝染しない。人の体内には寄生するアメーバが存在しないので、さすがのレジオネラも生き残れないからだ。

24時間風呂より感染リスクが高い加湿器

以前、24時間風呂がレジオネラ肺炎の元凶であると報道された時期があった。たしかに、42℃に保たれるお湯の中のレジオネラは、さぞ居心地がよかろう。調べれば、菌がみつかるかもしれない。しかし、菌が存在することと感染症をひきおこすことは違う。感染症が成立するためには次の3つの条件をすべて満たさねばならない。

①病原体がいること
②感染経路が成立すること（レジオネラ肺炎の場合は汚染された水滴を吸い込むこと）

③感受性のある人（感染を受けやすい人）がいること（ワクチン接種により免疫力があれば発症しないが、レジオネラに対するワクチンはない）

レジオネラ肺炎の感染経路は、前述したように細かい水しぶきによる飛沫感染だ。お湯の中にいくら菌がいようが、レジオネラは皮膚を通して感染（経皮感染）はしない。湯気を吸い込んでも大丈夫だ。だから、ゆっくりと湯船につかっていい。

また、たとえ菌を吸い込んでも、少量なら感染するに至らない。高齢者は感染リスクが高いが、免疫力の高い若い人のリスクは低い。24時間風呂の場合は、お湯をシャワーにして長時間使い続けないかぎり、レジオネラ肺炎のリスクはゼロに近い。ただし、泥酔や病気で、24時間風呂で入浴中におぼれてしまうと、汚染されたお湯が肺の中に入るために、レジオネラ肺炎のリスクは相当に高くなる。

危ないのは、24時間風呂より加湿器のほうだ。タンクの水を換えないで使っていると、霧状の水滴に含まれるレジオネラを大量に吸い込む可能性が高い。病院でも、無用な院内感染を防ぐためには、むやみに加湿器を使うのは禁止だ。

No.

6

Name

人喰いバクテリア症①
溶血性レンサ球菌

Case

発症からわずか2〜3日で死亡する、人喰いバクテリアの恐怖

40代の筋肉質の男性が、右前腕に違和感を覚えた。若いころからスポーツマンで病気ひとつしたことのない彼は、てっきり2日前に楽しんだゴルフによる筋肉痛かなと思った。しばらくして、家族が気づいた。朦朧《もうろう》として意識がはっきりしない。みると右前腕が黒ずんでいて、みるからにおかしい。発熱による発汗も激しかった。急遽、救急車で近くの総合病院に搬送された。

「人喰いバクテリア」は英語でflesh-eating bacteria。つまり、肉喰い細菌。ゴロや印象がよくないので、最初に翻訳した人が「人喰い」とした。確かに、ずっとわかりやすい。

Photo

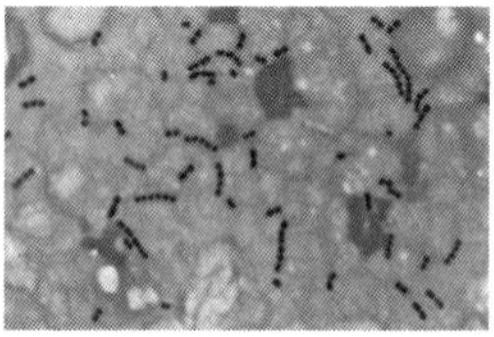

図　血液培養された溶連菌（グラム染色）。青く染まる丸い菌が2〜8個連鎖して一列に並ぶのが特徴

Data

- **名前**　A群β《ベータ》溶血性レンサ球菌（溶連菌）
- **原因**　常在菌による偶発的な感染
- **大きさ**　径2ミクロンの球菌
- **棲息場所**　人の体内（常在菌）
- **発症した場合の病名**　劇症型溶血性レンサ球菌感染症（人喰いバクテリア症）
- **症状**　四肢（手足）が急激に壊疽《えそ》になる（腐る）発熱、発汗、意識混濁
- **殺傷能力（獰猛度）**　死亡率は50%
- **予防法**　なし（予防しようがない）
- **治療法**　外科的切開・四肢切断

免疫機能を混乱に陥れる人喰いバクテリア

男性は救命救急外来に到着時、高熱と意識障害に加えて、右腕の壊疽《えそ》が進行していた。診察上、ガス壊疽（損傷した皮膚に細菌が侵入し、ガスが発生して筋肉の組織が死んでいく致死的な病気）の特徴であるガス産生はみられなかった。直ちに抗生物質が点滴注射されるとともに、緊急手術で右腕が切断された。しかし、翌日には左腕や右脚にも壊疽が進行し、あっという間に病原菌が全身に回って死亡した。発症からの全経過はたったの3日だった。

血液および切断された右上肢の壊死組織からA群β《ベータ》溶血性レンサ球菌（略して、溶連菌）が培養され、感受性検査でペニシリンなど多くの抗生物質に高感受性の（よく効く）結果が得られた。しかし、男性には抗生物質が効かず、壊疽はどんどん進行していった。

図に、血液から培養された溶連菌を示す。鎖のようにつながる丸い細菌で、グラム染色で青く染まる。溶連菌はグラム陽性球菌（グラム陽性菌*）

＊**グラム陽性菌**　グラム染色により青色から紫色に染色される細菌の総称。黄色ブドウ球菌や肺炎球菌なども含まれる。一方、赤色や桃色に染まる（青く染まらない）細菌をグラム陰性菌と呼ぶ。

の一種である。顕微鏡的には、手の骨格筋組織に高度の壊死がみられ、壊死組織の間にグラム陽性球菌が多数観察された。血管には血栓ができ、あちこち詰まっていた（つまり、細菌まで白血球が流れ着かない状態）。細菌に対する白血球の反応はみられなかった。

この劇症型溶連菌感染症は〝人喰いバクテリア症〟と通称されるとんでもなくタチの悪い感染症だ。通常なら病原菌に反応するはずの白血球が反応していない点が、まさにこの病気が劇症型（人喰い）である理由である。感染から発症までの潜伏期間は2〜5日で、死亡率は50％に達する。

抗生物質に対する菌の感受性が高いにもかかわらず、どうして四肢の壊疽が急激に進行してしまったのだろう？

答えは明快だ。壊疽に陥った組織では、血液循環が滞る。そのため酸欠状態となって、筋肉が壊死するのだ。血液が流れなければ当然、血液中に点滴した抗生物質は病原菌と接触できない。しかも、この溶連菌は酸素がなくても増殖でき、むしろ酸素の乏しい環境を好む（通性《つうせい》嫌気性菌の一つ。「通性嫌気性菌」とは酸素があってもなくても生きられる細菌のこと）。だからこそ、救命のために外科的な処置（病変部皮膚の切開や四肢の切断）が必要となる。皮膚切開は病変部を空気にさらすためだ。

溶連菌は人体にごくありふれた細菌で、扁桃炎の原因菌としていちばん有名だ。溶連菌性扁桃炎の結果、猩紅熱《しょうこうねつ》とよばれる小児の発疹《ほっしん》性・発熱性疾患やリウマチ熱による心内膜炎（弁膜症）をもたらすことでも悪名高い。皮膚にも感染しておできや丹毒《たんどく》といわれる皮膚感染症をひきおこす。この同じ菌が、全く健康な人に突然襲いかかり、いのちを奪うのだから何とも恐ろしい。しかも、予防法はない（予防しようがない）。幸い、年間の患者数が４００人あまりと珍しい病気なので、かからないように神さまに祈るしかない。

急激に悪化する病態には、この人喰いバクテリア（溶連菌）が出す「スーパー抗原」が関与している。スーパー抗原には患者の炎症反応を一気に爆発的に活性化させる作用がある。もう少しだけ説明しよう。スーパー抗原は、Tリンパ球（白血球の一種）を非特異的（無差別）に複数活性化させて、Tリンパ球から大量のサイトカイン（炎症を媒介する因子）を放出させる。結果的に、患者の免疫系は大混乱状態に陥ってしまう。つまり、スーパー抗原は病原体にとっての敵、免疫系に対する菌自身の防御因子なのである。

No. 7

Name

人喰いバクテリア症②

ビブリオ・ブルニフィカス

Case

肝硬変の人が夏に生ガキや刺身を食べると、死に至る感染症にかかる可能性がある

ある年の7月、C型肝炎ウイルスの感染による肝硬変症を患う50代の男性が、刺身を食べた。翌日、発熱とともに、ハチに刺されたような急激な痛みを右足に訴えた。

救急車で病院に到着したときは、すでに下肢の壊疽《えそ》が進行していた。大腿部の皮膚が生検され、迅速な病理診断で皮膚の深部から皮下脂肪に細菌感染が確認された（図）。感染防御の主役である白血球の反応はみられなかった。つまり、壊疽に陥った足に血流がないため、白血球が病原体のところまで到達できない状況だった。増殖する菌はグラム染色に陰性だった（つまり、レンサ球菌（P126）ではない）。患者は翌朝に死亡した。

Photo

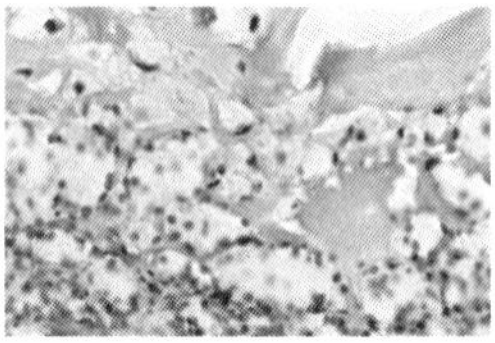

図　皮下組織に増殖するビブリオ・ブルニフィカス（生検組織のギムザ染色）。円形～細長くみえる細菌が皮下組織の脂肪細胞のまわりにみられ、白血球反応に乏しい

Data

- **名前**　ビブリオ・ブルニフィカス
- **原因**　生ガキや刺身の摂取、あるいは調理中や海中で傷口から感染
- **大きさ**　2～5ミクロン、コンマ状の細長い細菌
- **棲息場所**　汽水（川の水が流れ込む海水）
- **劇症化した場合の病名**　劇症型ビブリオ・ブルニフィカス感染症（人喰いバクテリア症）
- **症状**　発熱、痛みの強い皮膚病変、四肢（両手足）の壊疽（肝硬変症のある人）
- **殺傷能力（獰猛度）**　死亡率30～70％
- **予防法**　肝硬変患者は夏季に魚介類の生食や調理を避ける
- **治療法**　外科的処置（四肢切断や皮膚切開）

近海の汽水でとれた魚介類に要注意

このケースは、ビブリオ・ブルニフィカスという汽水（川の水が流れ込む海水）が大好きな細菌（好塩菌）による、劇症型感染症の典型例である。P126で述べた劇症型溶連菌感染症と同じく、〝人喰いバクテリア症〟とよばれる、げに恐ろしき感染症だ。

ビブリオ・ブルニフィカスは、水温が20度を超える夏季に、河口～沿岸域に棲む貝類、エビ・カニ、近海ものの魚介類の腸の中で増える。夏が本場の岩ガキの生食が危険で、冬場の生ガキにリスクはない。

コレラ菌の仲間であるこの菌は、鉄を加えた培地でしか培養できないという特徴がある。肝細胞の機能が劣化した肝硬変症では、血清中の鉄の濃度が高くなるため、この菌は肝硬変症患者の体内で増殖しやすい。そのため、肝硬変症の患者に限って致死的な敗血症が生じる（肝硬変がなければふつう感染しない）。発症するのは圧倒的に男性が多い。

ビブリオ・ブルニフィカスの感染経路は2つ。経口感染と創傷感染（傷口から感染）である。経口感染の場合、生の海産物を食べた数時間〜1日後に、四肢（手足）にハチに刺されたような痛みの強い皮膚病変が生じて、急激に四肢の壊疽が進行する。創傷感染の場合、鮮魚の調理中に骨や包丁で傷つけた手指や、岩場の貝殻などで傷つけた足から感染する。感染原因を比較すると、経口感染の頻度が高く、死亡率も高い（経口感染の場合の死亡率は7割、創傷感染の場合は3割）。魚介類を生食する日本や東アジアに多い致死性の高い感染症なのだ。

ビブリオ・ブルニフィカスの仲間の好塩菌に、腸炎ビブリオがいる。日本に多い食中毒の原因菌だ。腸炎ビブリオが海水の塩濃度3・5％前後が大好きなのに対して、ビブリオ・ブルニフィカスは塩濃度の低い汽水（3％以下）を好む。つまり、河川水が流入する閉鎖性海域（内湾や湖沼など）や干拓地の調整池で夏季に菌が増えやすい。これまでの調査で、この病気が多発しやすい海として、有明海と八代海があげられている。伊勢湾、瀬戸内海、東京湾などの閉鎖性の高い海域を含めると、これらの海でとれた海産物による症例が全体の9割を占めるそうだ。逆に言えば、閉鎖的な湾でとれる近海物以外の海産物の安全性は高い。肝硬変症をわずらう人に教えてあげてほしい。

No.

8

Name

常在菌による壊死性筋膜炎

Case

糖尿病性末梢神経症に合併 大事なフットケア怠ると足切断の危機

20年来の糖尿病をわずらう50代の男性は、身長165センチ、体重88キロで、肥満指数BMI*が32.3だった。この人は大の医者嫌いで、無治療で過ごしていた。先日来、目の前を蚊が飛んでいるようにみえる状態（糖尿病性網膜症の症状の一つ）になった。右足の人差し指の指先は黒ずんでいた。動脈硬化による血流障害の結果と考えられる（糖尿病性壊疽《えそ》）。そんなある冬の日、冷えきった足を温めようと、ファンヒーターに長い間足を近づけていた。糖尿病のために熱さや痛みを全く感じない状態だった（糖尿病性末梢神経症）ため、足の裏にひどいやけどを負ってしまった。それでも自分で消毒薬を塗り、病院へ行かなかった。1週間後、傷は深い潰瘍になってしまった。意識が朦朧《もうろう》として、体が冷たいことに家族が気づいた。

Photo

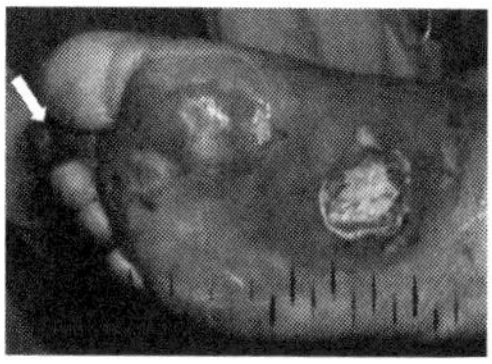

図　糖尿病性末梢神経症に伴う高度のやけど。矢印に、動脈硬化症によって壊疽になった足の人差し指を示す。糖尿病では細菌感染を生じやすい

Data

- **名前**　皮膚の常在菌
- **原因**　糖尿病性末梢神経障害（コントロール不良の糖尿病の合併症）
- **大きさ**　1～5ミクロンの細菌（混合感染）
- **棲息場所**　健常な皮膚
- **発症した場合の病名**
  糖尿病性末梢神経障害に合併した壊死性筋膜炎
- **症状**　両側の足の先端部にしびれ感、痛み、感覚麻痺（糖尿病性末梢神経障害）と足底部の潰瘍、足の腫れ、発熱、ショック状態（壊死性筋膜炎）
- **殺傷能力（獰猛度）**
  進行すると死亡例が少なくない
- **予防法**　フットケア
- **治療法**　抗菌剤、下肢切断

糖尿病とフットケア

「糖尿病性末梢神経障害」は、治療に無頓着な糖尿病患者におこる恐ろしい合併症である。ふつう、糖尿病歴が数年から十数年のベテラン糖尿病患者に発症する。症状は、両側の手足（とくに足）の先端部のしびれ感、痛み、感覚麻痺である。このケースでは、足先の感覚麻痺（痛みを感じないこと）が、ひどいやけどの原因となった。

自律神経系がおかされると、立ちあがったときのめまい、下痢や便秘、排尿障害、勃起障害（ＥＤ）、汗が出にくいといったさまざまな自律神経症状が出る。

救急車で大学病院に緊急搬送されたときは、右足の裏に深い壊死《えし》（潰瘍）があり［図］、発熱と血圧低下（敗血症性ショック）によって呼吸が早く浅い状態になっていた。

緊急で右足裏の病変部が一部切り取られたが、足裏の潰瘍から足先全体に

＊**BMIの計算方法**　体重（キログラム）÷（メートル）^{2}で求める。22が適正値。

広がる感染症（壊死性筋膜炎）は容易にコントロールできず、来院6日目に膝から下の右足が切断された。

ちなみに、壊死性筋膜炎とは、皮下脂肪組織と骨格筋の筋膜の間にある疎《まばら》な結合組織に壊死を伴って広がる細菌感染症のこと。連鎖球菌や嫌気性菌による混合感染が生じる。糖尿病があると、このケースのように、急速に進行して重篤な状態となることが多い。

生命の危機を何とか脱した男性は、その後、義肢をつけた歩行訓練（リハビリテーション）に励み、医療者に協力的な患者へと変身した。さすがに身にしみたのだろう。糖尿病の治療（インスリン注射）を受け入れ、食事療法や運動療法にも積極的になった。その結果、低空飛行ながら、目（糖尿病性網膜《もうまく》症）や腎臓（糖尿病性腎症）の障害は何とかコントロールできるようになった。

このように、糖尿病性末梢神経障害を有する患者には、十分な〝フットケア〟（足に注意を払うこと）が求められる。ちょっとした傷から感染や循環障害が増悪するからである。足先の感覚がないため、やけどしても釘を踏み抜いても、靴や靴下が血で染まるまで気づかない状況に陥る。

動脈粥状硬化症《じゆくじょう》（太い血管におこる動脈硬化症で、動脈の壁にコレステロールが溜まる）による糖尿病性壊疽《えそ》が生じると、感覚障害と易感染性《いかんせんせい》（免疫力低下などで、細菌などの感染リスクが高まっている状態）のため重篤化しやすい。

もう一度、糖尿病でフットケアが必要となる理由をまとめてみよう。

①末梢神経障害による感覚麻痺がある。
②動脈硬化による血流障害がある。
③糖尿病性網膜症によって転びやすくなり、外傷を受けやすい。
④糖尿病性腎症による腎機能障害の結果、傷口が治りにくくなっている。
⑤糖尿病による易感染性のため、感染が増悪しやすい。

糖尿病は肥満者に多い代表的な生活習慣病であり、糖尿病に対する適切な薬物治療とともに、日々の生活習慣の改善（食事と運動）が求められる。糖尿病を軽くみないことが大切である。

No.

9

Name

ガス壊疽菌

Case

糖尿病を原因とする致死的膵炎
感染に対する抵抗力低下で常在菌に命を奪われる!?

5年前から糖尿病の治療を受けていた60代男性は、ある中小企業の部長で、身長168センチ、体重95キロ、肥満指数BMI*は33.7と肥満体だった。糖尿病による腎機能障害を指摘されていたのに、治療薬の服用をサボり気味。しかも、運動療法や食事療法の指導にも耳を貸さず、とても優良患者とはいえなかった。

その日は朝から体調不良だったが、無理して出社したところ、昼休みに腹痛と吐き気が強くなり、部長室で倒れた。社内診療所の診察で急性膵炎が疑われて、大学病院へ緊急搬送された。発症後12時間で腹痛が増強して、ショック状態となり、発症後35時間の短時間で死亡した。

（＊BMIはP134参照）

Photo

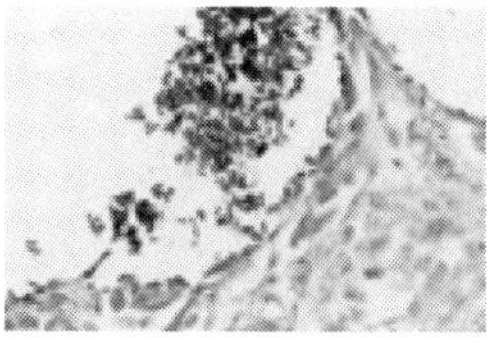

図　膵ガス壊疽（グラム染色）。膵臓は壊死に陥り、ガス産生による空胞ができている。空胞の中にグラム陽性（青く染まる）の細長い桿菌が多数増殖している

Data

- **名前**　ガス壊疽菌
- **原因**　コントロール不良の糖尿病
- **大きさ**　長さ3～5ミクロンの桿菌
- **棲息場所**　土の中や人の腸の中
- **劇症化した場合の病名**

  劇症型膵炎（膵ガス壊疽）
- **症状**　急激な腹痛、吐き気
- **殺傷能力（獰猛度）**

  治療しないと48時間以内に死亡
- **予防法や治療法**　糖尿病のコントロール、抗菌薬、高圧酸素療法
- **特徴**　四肢の壊《え》疽《そ》のない内臓のガス壊疽の診断はとても難しい

糖尿病が原因となった致死性膵炎

急性膵炎と糖尿病の関係を明確にする目的で、病理解剖が行なわれた。病理解剖の担い手はわれら病理医である。病理解剖所見を説明しよう。

膵臓には高度の出血と壊死がみられ、濁った腹水を伴っていた。顕微鏡を覗くと、膵臓には、ガス産生による空胞がみられ、空胞内にはグラム染色陽性（染色によって青色に染まる）の桿菌（ガス壊疽《えそ》菌）が増殖していた［図］。

肝臓には小さな泡粒大のガス空胞が多数みられ、そこにも多くの細菌がたかっていた。肝臓病変は膵臓病変の結果とみなされた。このケースの最終診断は、ガス壊疽菌による劇症型膵炎（膵ガス壊疽）だった。

膵臓には、インスリン（血糖値を下げる、つまり細胞にブドウ糖を取り込ませるホルモン）を分泌する膵臓ランゲルハンス島（膵島）と呼ばれる0・1ミリ大の内分泌細胞の塊（島）が散在している。糖尿病では、ランゲルハンス島にアミロイド物質（べったりと赤く染まる異常物質）が沈着するのが顕微鏡的な特徴である。この男性のランゲルハンス島にもアミロイドの沈着が確認され、糖尿病であることが顕微鏡的にも確認された。

ガス壊疽は、ガス壊疽菌（俗称：ウェルシュ菌、学名はクロストリジウム・パーフリンジェンス）による感染症である（典型例では、四肢の急激な壊疽をきたす）。

ガス壊疽菌は土の中のみならず、腸の中にも棲みついている常在菌の一つだ。交通事故や災害などに伴う大きな外傷によって血行が障害されると、土の中に潜むガス壊疽菌がおもに手足の皮膚へと持ち込まれ、傷口の皮下組織で増殖する。ガス壊疽菌は酸素の乏しい環境（酸欠状態）になると急に元気がでる菌（酸素があると生きてゆけない偏性嫌気性菌）で、血行が悪くなることは、菌にとっては好都合なのである。皮膚は水ぶくれとともに青銅色になり、激しい痛みを伴う。病巣は急激に拡大して筋肉の壊死が進み、悪臭（腐肉臭）を発するようになる。さらには心臓を麻痺させたり、赤血球を溶血させたりする外《がい》毒素《どくそ》（菌が分泌する毒素）の産生と多量のガス産生が患者を苦しめる。死亡率はとても高い。

一方、ガス壊疽は外傷と無関係に発生することがあり、〝非外傷性ガス壊疽〟とよばれる。糖尿病、アルコール中毒、肝硬変、悪性腫瘍、血液疾患などで、抵抗力が低下した状態だと発症しやすい。とくに、今回のケースのようにコントロール不良の糖尿病では重症化しやすい。

生活習慣病の代表である糖尿病は、ランゲルハンス島から分泌されるインスリンの不足が原因である。インスリンが不足すると血糖値が高くなり、動脈硬化が助長されて心筋梗塞や脳卒中にかかりやすくなる。また、腎臓機能が著しく低下すると血液透析に、目（網膜）がダメージを受けると失明し、末梢神経が障害されると手足の痛みを感じなくなる［P133参照］。さらに、長く続く高血糖状態が白血球の機能に悪影響を及ぼし、糖尿病患者は感染症にかかりやすくなる（〝易感染性〟）。

ここで紹介したケースは、まさに糖尿病における易感染性が悪さの元凶であり、腸内に棲みつくガス壊疽菌が膵臓に日和見《ひよりみ》感染したというわけだ。

こうしたさまざまな病態は、食事療法、運動療法、薬物療法をきちんと受けない（医師の言うことを聞かない）〝コントロール不良〟患者におこりやすい。ゆめゆめ、糖尿病を甘くみないこと。

No.

10

Name

ジフテリア菌

Case

臨床医が診断できない!?
国内10年ぶりの死亡例でバイオハザードの危機に!

70代男性は一人暮らしだった。彼は、隣に住む住民にどんどん悪化する息苦しさを訴えた。発熱はなかった。男性は救急車で運ばれたが、病院の救命救急外来へ到着したときには、のどに白い膜状の滲出物（偽膜《ぎまく》）がべったりと付着し、気管内に挿管チューブを入れるのが困難な状態だった。そうこうしているうちに、男性は息絶えた。

救命救急チームは病名を推測することができなかった。そこで、気管内挿管操作の間にたまたま剥がれ落ちたのど（咽頭）の粘膜片が、ホルマリン固定されて病理診断に提出された。この標本が唯一、最終診断への手がかりとなった。死亡した患者は病理解剖されることなく、そのまま連絡を受けた遺族に引きとられ、まもなく荼毘《だび》に付された。

Photo

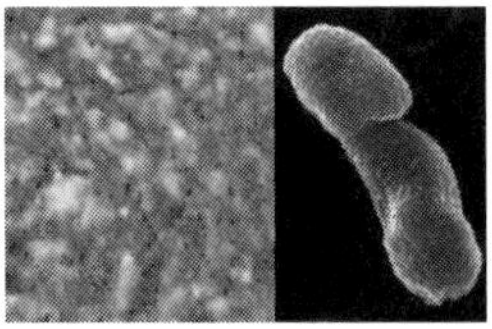

図　ジフテリア菌（左はグラム染色、右は走査型電子顕微鏡像）偽膜の中に青く染まるグラム陽性桿菌の断面が観察される。電子顕微鏡では、杖のような形をしたジフテリア菌が確認される

Data

- **名前**　ジフテリア菌
- **原因**　ジフテリア菌が飛沫感染して発症
- **大きさ**　2～6ミクロンの桿菌（一端がふくれている）
- **棲息場所**　ジフテリア患者と健康（無症候性）保菌者ののどの粘膜
- **劇症化した場合の病名**　ジフテリア
- **症状**　のどの痛み、息苦しさ（熱はない）
- **殺傷能力（獰猛度）**　致死率5～20%（小児と高齢者で高い）
- **予防法**　三種混合ワクチン（DPT）
- **治療法**　抗菌薬と血清療法

ジフテリアを知らない医師たち

病理（顕微鏡）画像を説明しよう。咽頭粘膜の表面には、通常の染色でうっすら青く染まるもやもやとした物質（偽膜）がべったりと付着していた。発熱のない急激な臨床経過とこのあまりみかけない顕微鏡所見を鑑みて、筆者が尊敬する病理医、伊藤雅文先生（現、名古屋第一赤十字病院副院長）はジフテリアを疑った。グラム染色を行なうと、グラム陽性桿菌の断面が多数染め出された［図］。

ジフテリア菌はグラム陽性桿菌であり、臨床像をあわせて考えると、ジフテリアの可能性が非常に濃厚だった。急激な死亡には、偽膜《ぎまく》による気道閉塞だけでなく、ジフテリア毒素による心筋傷害が関与したことが疑われる。そして、患者の死亡から3日後、病理診断に基づいて、病院は地域の保健所にジフテリアの死亡例として届け出た。ジフテリアは二類感染症*に分類され、直ちに保健所に届けることが病院に義務づけられている。

＊二類感染症　二類感染症は感染症法で「感染力や罹患した場合の重篤性などに基づく総合的な観点からみた危険性が高い感染症」と定義されている（第2章P081参照）。ジフテリアのほか、結核、ポリオ（急性灰白髄炎）、重症急性呼吸器症候群（SARS）、中東呼吸器症候群（MERS）、鳥インフルエンザH5N1が含まれる。

ところが、管轄の保健所長の判断はとても納得できるものでなかった。疑似《ぎじ》コレラは受けつけるが、疑似ジフテリア（ジフテリアの疑い）は受理できないというのである。

このケースでは、ジフテリアの確定診断に必要な細菌学的な培養検査や血清抗体価の測定が行なわれていなかったためだ。相手は、死亡率の高い怖い感染症だからこそ二類感染症に振り分けられている伝染病である。ジフテリアの感染経路は飛沫感染である。気管内挿管操作に苦労した医師団に限らず、手伝った看護師をはじめとする救急室の医療スタッフ、救急車の運転手、そして救急車を手配した隣の住民にもバイオハザード（病原体感染拡大への危険性）が迫っていたかもしれない。ジフテリアの潜伏期間は2～5日である。

病理診断を担当した伊藤先生はあきれかえった。そして、病理医としてのプロフェッショナリズムが沸き立ち、まず、固定液（ホルマリン）の中に浮遊する桿菌を走査型電子顕微鏡で観察した。片側が棍棒《こんぼう》のように膨隆し、鞭毛《べんもう》のない電子顕微鏡所見はジフテリア菌として矛盾しなかった［図］。同時に、ジフテリア菌特有のジフテリア毒素に対する抗体を購入して〝免疫染色〟を行なった。さらに、ジフテリア毒素の遺伝子をポリメラーゼ連鎖反応（PCR法）という遺伝子検索技法で検索した。ともに明らかな陽性所見が得られた。こうして、ジフテリアとしての動かぬ証拠がつかめたのである。ここまで検討するのに3か月を要した。

三種混合ワクチン（DPT）のDはジフテリア

最終的に、厚生省（当時）は、このケースを日本における10年ぶりのジフテリアによる死亡例と認定し、正式な記録が残されることになった。このケースは、奇しくも、感染症の診断における病理診断の重要性・有用性を示すこととなった。直接診断を担当された伊藤先生のプロとしてのこだわりに深甚なる敬意を表したい。

幸い、本例に関連した二次感染は生じなかった。このことが、保健所長の首を救ったことは確かだ。もし二次感染が生じていたらと考えると、思わず身震いする。ジフテリアは日本では稀だが、決して忘れてはならない劇症型の伝染病である。未体験の臨床医が圧倒的に多いため、このケースのように、臨床的にジフテリアを考慮せずに対応すると、大きなバイオハザードに直面することになってしまう。ここでは、住民、救急隊員、医療者が受けていた三種混合ワクチン（ＤＰＴワクチン）が予防に有効だったと思われる。ジフテリア（Ｄ）だけでなく、百日咳（Ｐ）と破傷風（Ｔ）も防いでくれるＤＰＴワクチンの接種をぜひとも推奨したい。ちなみに、２０１２年11月から、ＤＰＴワクチンにポリオの不活化ワクチンを加えた４種混合ワクチン（ＤＰＴ－ＩＰＶ）が定期接種されている。

厚労省が３か月遅れでジフテリアの死亡例を発表したときの新聞報道は、再び病理医のプロ意識を逆なでした。いわく、ジフテリアのような恐ろしい伝染病（二類感染症）を３か月もかかって診断した病理医を揶揄《やゆ》するような記事だったからだ。マスコミの短絡的な無理解がむなしかった。感染症における病理診断の重要性・役割への正しい理解を願わずにはいられない。

ジフテリアは戦前日本の小児の感染症による死因の第一位だった。現在でも発展途上国に蔓延《まんえん》しており、皮膚に感染するジフテリアもみられる。ソ連崩壊後の１９９０年前半からロシアにおこったジフテリアの流行は、西欧に飛び火して国際問題となった。しかし、その後ＤＰＴワクチン接種による防疫が功を奏して、爆発的な患者の発生はすでに収束している。

No. 11

Name

髄膜炎菌

Case

髄膜炎菌による劇症型髄膜炎 全身から出血して死に至る

30代女性が10日間にわたるアフリカ大陸の旅から、女友だち4人とともに帰国した。帰国翌日から高熱が出て、意識が朦朧としてきた。ついにけいれんが出現したため、救急車で大学病院へ搬送された。皮膚や結膜に出血斑があり、頸部（首）が硬くなる〝髄膜刺激症状〟が確認された。頭部CTでくも膜下出血が認められた。来院直後に血圧が低下してショック状態となり、抗生物質療法を行なう間もなく、6時間後にあっけなく死亡した。幸いなことに、彼女の友人たちは元気だった。

※このように外国から持ち込まれる感染症は「輸入感染症」とよばれる。

Photo

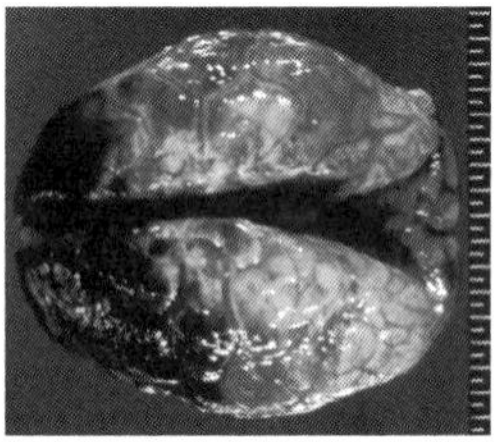

図　髄膜炎菌性髄膜炎（病理解剖時の大脳の肉眼所見）．高度の出血化膿性髄膜炎が観察される。髄膜が出血し、膿がたまっている

Data

- **名前**　髄膜炎菌
- **原因**　保菌者からの飛沫感染
- **大きさ**　0.6～1ミクロンの球菌
- **棲息場所**　健康保菌者ののどの粘膜
- **劇症化した場合の病名**　急性化膿性髄膜炎に伴う急性副腎不全（劇症型髄膜炎）
- **症状**　頭痛、吐き気、意識レベルの低下、皮膚や粘膜の出血斑
- **殺傷能力（獰猛度）**　全身症状が生じると、治療しても20～30%の死亡率
- **予防法**　髄膜炎菌ワクチンの接種
- **治療法**　抗菌剤の点滴

旧称は、法定伝染病の〝流行性脳脊髄膜炎〟

病理解剖では、髄膜腔《ずいまくくう》に出血とともに大量に膿のたまる急性化膿性髄膜炎が観察された［図］。また、両側の副腎（腎臓の上側にあって、ストレスに反応する小さい内分泌臓器）に出血がめだった。このケースにみられた急激な致死的病態は、急性化膿性髄膜炎に伴う急性副腎不全（ウォーターハウス・フリードリヒセン症候群）と判断された。この病態では、全身の皮膚・粘膜に出血傾向がみられる特徴がある。

このような劇症型細菌性髄膜炎は、グラム陰性球菌（グラム染色で赤く染まる双球菌）に属する髄膜炎菌の感染が原因である。髄膜炎菌性髄膜炎は、日本では長く〝流行性脳脊髄膜炎〟の名称で法定伝染病として取り扱われてきた。

１９９９年４月の感染症予防法の施行とその後の改訂によって、今では五類感染症*に分類され、１週間以内に保健所へ届け出ることが義務づ

＊**五類感染症**　感染症法により、伝染性の感染症は感染力や致死率といった危険度や対策法に応じて、一類〜五類に分類されている。第２章（P081）を参照。

けられている。患者あるいは健康保菌者（咽頭粘膜に保菌）からの飛沫感染によって感染が広がってゆく。飛沫感染とは、咳やくしゃみとして出される飛沫をのどに吸い込んで感染する感染様式である［P065参照］。患者の同居人が髄膜炎にかかる危険性は、500〜4000倍にのぼる。

発症すると怖い髄膜炎菌、弱点は乾燥と低温

アフリカ大陸中央部の赤道に沿う地域には、〝アフリカ髄膜炎ベルト（帯）〟と称されるこの感染症の多発地帯がある。乾季の12〜6月には毎年のようにどこかの国でアウトブレイク（特定地域に特定の感染症が集中的に発生すること）が生じている。1994年のはじめ、筆者は髄膜炎ベルトの東の端にあるケニアにしばらく滞在した。そのときいっしょに仕事をした若い地元の検査技師に、こんな話を聞いた。

彼が高校生のとき、学校で髄膜炎が流行った。当時は、寄宿舎の4人部屋で共同生活をしていたという。4人全員が髄膜炎にかかり、生き残ったのは彼だけだった。それほど、注意すべき怖い病気ということだ。この伝染病は、乳幼児から青年期までの人がと

くにかかりやすい。そのため、この地域に研究や調査の目的で家族ともども長期滞在する場合、子どもたちへの髄膜炎菌ワクチンの接種が強く勧められる。日本では普及していないこのワクチンは、アフリカ大陸ではいとも簡単に手に入る。

髄膜炎に感染したかどうかの診断には、脳脊髄液の中に髄膜炎菌をみつけることが最重要である。診断は、腰の部分に長い針を刺して脳と脊髄を潤す液体（脳脊髄液）を採取して行なわれる。まずグラム染色でグラム陰性双球菌の存在を確認し、細菌培養で髄膜炎菌であることを証明するのだ。

人にだけ感染するこの髄膜炎菌は、実はたいへんナイーブで弱い細菌であり、乾燥や低温状態で簡単に死滅してしまう。診断目的で脳脊髄液を培養するときは、採取した検体を人肌に温めながら直ちに検査室に運ぶことが大切である。検査室では、血液を含む培地を使って炭酸ガスの存在下で培養しなければならない。だから、臨床的に髄膜炎菌感染を疑っているとの情報がないと、検査では偽陰性となりやすい。

実は、亡くなったこの30代女性の場合、抗生物質が投与されなかったにもかかわらず、病理解剖のときに採取された脳脊髄液から髄膜炎菌は培養されなかった。死後時間が経過して体温の下がった遺体からは、この菌は培養されにくいからである。

病理解剖を実施する病理医と検査技師は、この細菌のバイオハザードにさらされることになる。このケースでは、たまたま夜間に亡くなったため、病理解剖の始まる翌朝まで遺体が遺体用冷蔵庫に保管されていた。そのため、髄膜炎菌のほとんどが死滅し、バイオハザードが著しく低減したと考えられる。たとえ生きた菌が少量残っていたとしても、解剖担当者が身につける手袋とマスクで飛沫感染は防ぐことができたであろう。

念のため、病理解剖を担当した病理医と検査技師に、「解剖のあと風邪をひかなかった？」と聞いてみた。髄膜炎菌がのどに飛沫感染する場合、まず風邪様症状がでるはずだからだ。幸いなことに、答えはノーだった。

このときのように、遺体の冷蔵庫保存がバイオハザードを低減してくれたケースはほかにもある。たとえば、エイズウイルスのバイオハザードも、死後時間がたつにつれて低減する。体内に残る酵素がウイルスを分解してくれるからだ。

医療業務に伴って生じる院内感染は、「職務感染」あるいは「業務感染」と称される。医療者はときに、命をはって仕事をしているのだ。

No.

12

Name

結核菌

Case

空気感染する結核菌は、院内感染・職務感染のリスクが高い

30代の優秀な男性臨床検査技師に発熱が長く続き、咳が止まらない。検査の結果、両側の肺に空洞形成を認める肺結核がみつかり、痰のなかに結核菌が多数証明された。彼は病理診断部門に所属し、とくに細胞診に熱心だった。1年前の検診では異常がなく、半年ほど前に大腸がんとして切除された腸結核の生の臓器から捺印細胞標本（病変部をスライドガラスにこすりつけて細胞の姿を観察する）をつくり、顕微鏡で検討していた。腸結核の可能性は臨床的に疑われていなかったため、無防備な状態で作業中に結核菌を吸い込んでしまったのだ。すぐに結核療養所で長期療養することとなった。空洞を伴う重症結核だったため、半年の予定が1年近くの入院となってしまった。彼は子どものころのBCG接種でツベルクリン反応が陽性だった。

Photo

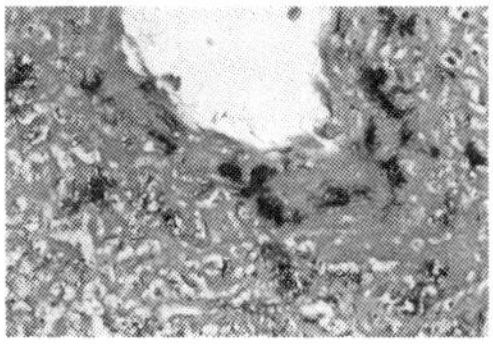

図　結核菌の顕微鏡所見（抗酸菌染色）。酸に耐性のある結核菌は抗酸菌の一種である。抗酸菌染色で赤く染色される大型桿菌が集団で感染している姿を示す。活動性肺結核病巣である

Data

- **名前**　ヒト型結核菌
- **感染場所**　おもに肺（全身どの臓器にも感染する）
- **大きさ**　2～4ミクロンの細長い細菌
- **棲息場所**　人の気道から排出
- **感染した場合の病名**　肺結核
- **症状**　発熱、咳、血痰、呼吸困難、だるさ、やせ
- **殺傷能力（獰猛度）**　昭和26年まで日本人の死因の第一位だった。エイズやステロイド剤長期投与後などの免疫抑制状態では重症化する
- **予防法**　換気、特殊マスク（N95マスク）の着用　BCG接種の効果は少ない（BCG接種でツベルクリン反応が陽転していても、実は、結核菌の感染を防ぐ力は弱い）
- **治療法**　抗結核薬の長期内服

驚きの結核史

1882年（明治15年）にドイツ人、ロベルト・コッホ（第5回ノーベル医学生理学賞受賞）によって発見された結核菌は、空気感染によって肺結核をもたらす。空気中をただよう少数の結核菌を吸い込むことによって感染が成立する。明治初期まで肺結核は労咳《ろうがい》とよばれていた。肺結核は慢性感染症の代表で、年余にわたる感染で、発熱、咳、血痰、呼吸困難をきたす。国民病と言われ、筆者の生まれた昭和26年（1951年）まで日本人の死因の第一位だった。有効な抗結核薬のなかった戦前には、多くの有名人*が結核に倒れた。左記の石川啄木の短歌からも当時の様子をうかがうことができる。

年ごとに肺病やみの殖えてゆく
村に迎へし若き医者かな

呼吸《いき》すれば、胸の中《うち》にて鳴る音あり、

＊結核に倒れた有名人　幕末志士の高杉晋作、新撰組の沖田総司、政治家では陸奥宗光、小村寿太郎、作家・詩人では樋口一葉、正岡子規、国木田独歩、魯迅、石川啄木、堀辰雄、画家・作曲家では竹久夢二、滝廉太郎などなど。木戸孝允、新島襄、夏目漱石、森鷗外、宮沢賢治、太宰治、芥川龍之介、遠藤周作、吉行淳之介らも結核に悩んでいた。

凩《こがらし》よりもさびしきその音！
薬のむことを忘るるを、
それとなく、たのしみに思ふ長病《ながやまい》かな

殖産興業のかけ声高い明治後半期、地方から都市へと動員された若き女工たちにも悲劇が襲った。換気の悪い職場で働き、狭い宿舎で共同生活する彼女たちの多くが、結核に空気感染したのだ。病気のために故郷に帰り、その年のうちに死亡したとされる数字を示そう。明治42年（１９０９年）の統計「女工と結核」によると、紡績工場で働く女工の72・５％、生糸工場70・８％、織布工場64・６％、製麻工場66・２％の死因が結核あるいは結核の疑いと記録されている。なんという恐ろしさ。

結核はむろん日本だけの感染症ではない。結核は長く世界中に蔓延し続けてきた。結核死亡率（人口10万人当たり）の日本における最高値は大正7年（１９１８年）の２５７人である（平成30年の数字は１・８）。18～19世紀の欧米の主要都市での結核死亡率は、20世紀初頭の日本よりもずっと高く、ロンドン（１７８０年頃）では９００人、ミュンヘン（１８５０年頃）では１０００人だった。結核死亡率の世界記録は１８９０年における米国オクラホマ州フォート・シルのコロニーにおけるアパッチ族で、実に1万4282人。毎年7人に1人が結核で死亡し、単純計算で7年後には絶滅するという恐ろしい数字だ。

空気感染の恐ろしさ

結核菌による空気感染は換気の悪い閉鎖空間に長くとどまると生じやすい。学校の教室、病院の病室や診察室、刑務所、冬の長距離バスや国際線の飛行機のなか。結核菌を排菌する患者がいると、その空間を共有する人は結核にかかる可能性が高まる。病院内で結核が多発する院内感染は可能な限り避けなくてはならない。感染の可能性のある人たちには、結核に特異性の高い血液検査（クオンティフェロン検査、T‐スポット検査）が行なわれる。これを接触者検診と呼ぶ。狭い病理解剖室で結核病変自体を切り開く行為は著しくリスクが高い。結核患者の痰を顕微鏡で調べる細胞診検査の危険性も推して知るべし。ケースとして紹介した臨床検査技師の場合、結核病変そのものに近づき、捺印標本をつくることで結核菌を大量に吸い込んでしまったのだ。

感染防止対策の基本は、換気とマスクの着用である。ただし、普通のマスクでは結核菌は網目の間をすり抜けてしまうため効果がない。結核菌がピンポン玉だとすると、網目は2メートル四方にもなる。医療者は微小な結核菌を通さないN95とよばれる特殊なマスクをつけることが求められる。そのためには、結核の可能性を臨床的に正しく推定する必要がある。ところが、今でも思いもよらない結核病変が経験されるために、結核にかかってしまう医療者はなかなかなくならない。病理医と病理検査技師はとくにバイオハザードに曝されやすい。そう、結核は病理医と病理検査技師の職業病なのである。

空気感染を生じる病原体は次の3つだけ。結核菌、水痘（水ぼうそう）ウイルスと麻疹ウイルスだ。いずれも、乾燥につよく、空気中をただよう少数の病原体で病気がひきおこされるという条件をクリアできる病原体である。病理医にはこんなバイオハザードもある。ある病院の病理医が全身性の水痘で死亡した白血病患者の病理解剖を行なった。2週間後に執刀医自身が、ほどなくして子どもたちを含む家族全員が水痘を発症した。幸い、全員自然治癒したが、剖検を介した「業務感染」の代表的事例である。

水痘ウイルスが小児白血病病棟で「敵」とよばれる理由は、単にその強い感染力のみならず、結核菌と同様に、空気感染をきたすためである。かの病理医も、剖検室で発生したエアロゾルを吸入して水痘ウイルスが空気感染したに違いない。

No.

13

Name

メチシリン耐性黄色ブドウ球菌（MRSA）

Case

傷口に感染したMRSAは手ごわい。院内感染を起こさない努力が必要!

50代の健常な男性が仕事中にローラーに左足を挟まれてしまった。すぐに病院に搬送されたが、左足にひどい骨折があり、太い動脈が損傷していた。緊急手術で、壊死《えし》部の切除と損傷した動脈の修復が行なわれるとともに、骨折が固定された。しかし、傷口が感染して、膿が溜まる状態となってしまった。２週間後に高熱が出て、痰と血液からメチシリン耐性黄色ブドウ球菌（ＭＲＳＡ）が培養された。病巣感染がコントロールできないため、受傷後１か月、遅まきながら左膝以下の足が切断された。その後も発熱が続き、尿量が減少して、受傷後２か月で死亡した。

Photo

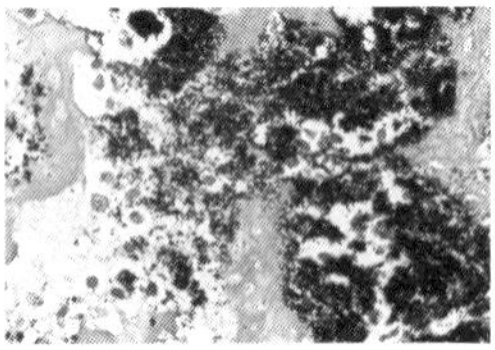

図　心臓の出口にある大動脈弁に観察された感染性心内膜炎（グラム染色）。青く染まるグラム陽性球菌の感染・増殖している。培養検査で、MRSAが証明された

Data

- ▶**名前**　メチシリン耐性黄色ブドウ球菌（MRSA）
- ▶**感染場所**　心臓の弁、全身臓器
- ▶**大きさ**　0.5～2ミクロン
- ▶**棲息場所**　鼻の穴、のど
- ▶**感染した場合の病名**　MRSA敗血症
- ▶**症状**　発熱、病巣感染（感染部位に膿がたまること）
- ▶**殺傷能力（獰猛度）**　全身感染に至ると致死的
- ▶**予防法**　手洗い・手指消毒の励行
- ▶**治療法**　抗MRSA薬の点滴
- ▶**特徴**　MRSAは多剤耐性の黄色ブドウ球菌であり、院内感染する病原体のうち最も悪名高い

病院内で猛威を振るう病原体

事例の男性は病理解剖で、ＭＲＳＡ感染が全身に広がっていることがわかった。ＭＲＳＡは心臓の出口に位置する大動脈弁にひどく感染し、感染性心内膜炎になっていた（図）。ここから菌が全身にばらまかれ、敗血症となっていたのだ。ＭＲＳＡが感染した血の塊（感染性塞栓《そくせん》）が腸の動脈に詰まり、小腸が壊死《えし》に陥って穴があいて、化膿性腹膜炎になっていた。感染性塞栓による梗塞《こうそく》（血管が詰まることによる臓器の壊死）は、心臓、腎臓や脾臓にもみられた。さらにＭＲＳＡ肺炎を併発していた。

ＭＲＳＡは多剤耐性の（ほとんどの抗菌剤が効かない）黄色ブドウ球菌であり、院内感染の元凶として悪名高い。過去に、抗菌剤を不用意に使い過ぎることによって、黄色ブドウ球菌が多剤耐性化して、病院の中に巣食うようになった。

通常の（耐性でない）黄色ブドウ球菌は皮膚にできるおでき（毛嚢炎）の原因菌であり、多くの人の毛穴に常在している。ＭＲＳＡは、患者さんの病変部だけでなく、医療者の皮膚、とくに鼻の穴（鼻前庭部）の鼻毛のくぼみに棲みつく。MRSAを保菌する医療者が不用意に自分の鼻を触った手で病変部を処置すると、MRSAの院内感染が成立する。鼻は無意識につい触ってしまう場所である。

MRSAによる院内感染を防止するには、徹底した手洗い・手指消毒がポイントである。一処理一手洗い（処置ごとに手洗いすること）が原則だが、臨床の現場ではなかなか難しい。手洗いしすぎると手荒れをおこして、かえって手に菌がつきやすくなる。手洗いしたあとに手袋を着用するが、手袋をした手で自分の顔を触ってしまっては元も子もない。だれが触ったかわからないドアノブやパソコンのキーボードにも触れてはいけない。入院患者の有毛部（鼻の穴、ひげや陰部）にもMRSAが付着（不顕性感染）している可能性が高いので、顔や陰部を診察したあと手洗いせず（手袋を替えず）に病変部を処置するのはご法度だ。診察の順番がおかしい場合、遠慮しないで指摘してほしい［P062参照］。

このように、MRSA院内感染を防ぐことはとてもハードルが高い。このケースでは足の傷がなかなか治らず、局所の処置を繰り返すうちにMRSAが接触感染してしまい、血液中へと入り込んだ菌が心臓の弁膜に病変をつくったことで、全身感染・敗血症《はいけつしょう》に至ってしまった。ＭＲＳＡはのどにも定着（不顕性感染）しやすいため、入院中に誤嚥をおこすと、ＭＲＳＡ肺炎となることが少なくない。ＭＲＳＡ肺炎はしばしば空洞《くうどう》を形成して難治となり、死因につながることが多い。

外傷を受けた病変部、変形した心臓弁膜、空洞をつくる肺炎病変にＭＲＳＡが感染すると、抗ＭＲＳＡ薬（バンコマイシンやテイコプラニン）で完治させることは本当に難しい。病変部には十分な血流がないため、抗菌剤が菌に到達できないのが理由である。

院内感染は、入院したために起こる感染症である。言い換えれば、入院さえしなければおこらなかったはずである。病院側の責任は重い。患者さんの怒りは当然かもしれない。しかし、病院に棲みついてしまったＭＲＳＡを駆逐するのは至難の業であり、病院の頭痛の種である。ＭＲＳＡ院内感染をゼロにするのは夢であり続けている［第２章のＱ＆Ａ「感染症はどのようにして人にうつるのですか？」参照］。

序章に紹介した「医師、ゼンメルワイスの悲劇」［Ｐ０２４］は、19世紀半ばから途絶えることなく、現代へと引き継がれている。ここで紹介したケースは、明治維新に大村益次郎を襲った創傷感染によく似ている［Ｐ０５４「日本最初の院内感染」参照］。

No.

14

Name

トリコフィトン・トンズランス（白癬菌《はくせん》＝ミズムシ菌の一種）

Case

日本に新たに上陸した 強豪の柔道・レスリング選手を好むカビ

北米や欧州の都市部で、黒人やヒスパニック系の小児に多発する「頭部白癬」（別名：しらくも）の原因菌が、2001 年についに日本に上陸した。

白癬は、皮膚に感染するカビ（真菌）の感染症だが、海外から上陸した菌の名前は「トリコフィトン・トンズランス」（トンズランス菌）という。上陸した経路は明らかになっていない。

このトンズランス菌による頭部白癬や体部白癬（別名：たむし）は、東北や北陸の柔道部で初めて集団発生し、2002 ～ 2003 年には全国の中学、高校、大学の柔道部やレスリング部で多発するに至った。

ちなみに、白癬菌は表皮角質層、毛髪や爪の主成分であるケラチンたんぱくを栄養にして増殖する。

Photo

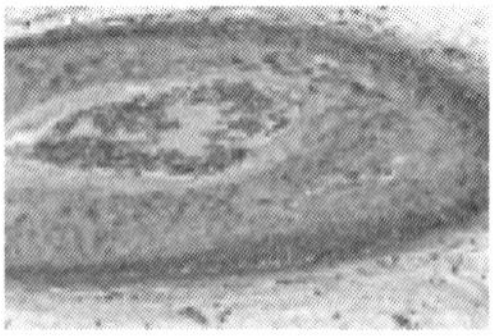

図　白癬菌性毛嚢炎：毛嚢の中央部に位置する毛髪の内部に赤く染まるカビが多数感染している（PAS 染色：過ヨウ素酸シッフ染色）。ここでは、カビは丸くみえる

Data

- **名前**
  トリコフィトン・トンズランス（トンズランス菌）
- **感染場所**　頭部や体部の皮膚
- **大きさ**　幅は5ミクロン、長さは100ミクロンを超え、糸状に連なる
- **棲息場所**　皮膚や毛の角層
- **感染した場合の病名**
  トリコフィトン・トンズランス感染症
- **症状**　頭部では症状がほとんどない、ときに脱毛体部では輪っか状に赤く腫れる
- **殺傷能力（獰猛度）**　ミズムシでは死にません！
- **治療法**　ヘアブラシの共有禁止、抗カビ剤入りシャンプーの使用
- **治療法**　抗カビ薬の内服

診断と治療は、チーム全体で行なうことが大切！

「白癬《はくせん》」は医学用語で、一般名はおなじみの「水虫」である。皮膚糸状菌（白癬菌）というカビの一種で、もともとは土の中に棲んでいたが、人の皮膚の表皮成分であるケラチンというたんぱく質を栄養に繁殖するよう進化した。白癬をおこす皮膚糸状菌は世界に40種類以上存在し、日本にはこのうち10種類ほどが確認されている。

トリコフィトン・トンズランス*は、それまで日本にいなかった新しいタイプの皮膚糸状菌で、髪の毛の毛嚢《もうのう》（毛穴の奥の毛根を包んでいる部分）に感染しやすい。頭部白癬の場合は、毛が根元で切れて、残った毛が黒い点にみえるのが特徴である。軽ければフケが増える程度だが、ひどい場合は強い炎症の結果、髪の毛が抜けてしまう。

誤ってステロイド外用薬を使うと、ケルスス禿瘡《とくそう》と呼ばれる重症型に陥ることがある。ケルスス禿瘡では、脱毛に加えて、激しい化

＊**トンズランス**　トンズランス（tonsurans）は英語のtonsure（剃毛《ていもう》）からとられた。病変によって脱毛するからである。日本語のトンズラ（遁走《とんそう》の遁とずらかるの合成語で、そっと逃げ去ることを意味する隠語）とは無関係である。トリコフィトンは白癬菌の総称である。

膿性炎症が生じる。頭皮が赤く腫れて膿がたまり、ブヨブヨになる。
ただし、多くの場合症状に乏しく、専門医ですら見落とすことがある。無症状の保菌者がいることが、家族間あるいは柔道やレスリングなどの選手同士に感染が広がる原因になっている。しかも、再発しやすい。身体的な接触の多い格闘技で、相手と接触した際に皮膚の小さな傷からすかさず侵入する、とても感染力の強いカビなのだ。

体部白癬の場合は、ふつうの「たむし」と同じく、環状紅斑《かんじょうこうはん》（輪っか状の赤い皮膚の発疹）がおもな所見だが、かゆみなどの炎症症状は軽い場合が多い。柔道着で擦れる顔、首、上半身に多くみられる。幸いなことに、トンズランス菌では足指の水虫や陰部のいんきんの症状はない。

トンズランス菌はヒトにしか感染せず、病変は、強豪の柔道やレスリングチームに頻度の高い点が最大の特徴である。練習量や試合数が多い、海外遠征が多い、宿舎で集団生活をしていることなどが理由である。つまり、この白癬にかかることは強豪チームのあかしといえる。その証拠に、強豪レスリングチームの多い東海地方では、柔道選手よりレスリング選手のほうがかかりやすい。

全国的にみると、最近は小学生の柔道選手にもみられるようになった。今後はさらに、家庭内や一般社会に拡散する恐れが高まってきている。とくに、小学生は重症化しやすいので注意が必要だ（ただし、死ぬことはない）。

診断や治療は、集団で行なう必要がある。そのために、スポーツ指導者への教育・啓発が重要となる。患者の周囲には、無症状の保菌者がいると考えるべきである。頭部白癬の場合、ヘアブラシで髪をとかすとトンズランス菌が付着するので、合宿所でのヘアブラシの共有はやめたい。予防には、抗カビ剤入りシャンプーが使用されている。

体部白癬は塗り薬（外用抗カビ薬）で治療するが、頭部白癬の治療には医師が処方する抗カビ薬を内服する。頭部白癬には塗り薬は無効のことが多い。治療期間は３か月を要する。

コラム

スリッパからの院内感染に注意！

スリッパは、明治初期に横浜で発明された日本の特産品だ。日本家屋の中に、外国人が土足で入り込まないようにするための生活の知恵だった。日本のホテルや日本の航空会社では当たり前のスリッパのサービスは、海外ではまず望めない。しかし日本では、土足厳禁対策か、あるいはおもてなしサービスか、病院にもスリッパが普及した。

最近では、さすがにスリッパに履き替える大病院は減ったが、開業医ではまだスリッパが使われているところがある。土足だと感染症が増えるのか、スリッパを履けば床がきれいに保たれるのか。答えはいずれもノーである。

スリッパに履き替えても、床には菌がいるものだ。ただし、病院の床を触る人はほとんどいない。床よりも、病院で気をつけるべきは空気感染や飛沫感染である。言い換えれば、スリッパは院内感染防止のためには、何の役にもたたない。逆に、誰が履いたかわからないスリッパを履いて、水虫をうつされる可能性は決して少なくない。スリッパより重要なのは、マスクや手洗いである。

欧米の病院では、ずいぶん前から、無菌室でも、集中治療室でも、手術室でも土足で出入りするのがふつうだった。日本の病院でも、今では大部分の病院が「複足制」（病室や手術室の出入りの際に靴を履き替える風習）を廃止した。もしまだ複足制の医療機関があれば、別の施設を探したほうが安全かもしれない。それが、院内感染防止対策の基本がわかっていない病院で無用な感染症に院内感染しないための、患者の知恵となる。

第4章

寄生虫症の恐怖の巻

寄生虫と節足動物の寄生例の事例を紹介します。寄生虫やダニにまつわる話は、とくにストーリー性が高いことが実感されることでしょう。寄生虫には、目にみえない単細胞生物である「原虫《げんちゅう》」と目にみえる大きさの「蠕虫《ぜんちゅう》」（線虫、吸虫、条虫の総称）があります（P057参照）。

No.	Name	Classificatioinn
1	アカントアメーバ	原虫類 ①

Case

コンタクトレンズは正しく使おう アメーバで痛〜い角膜炎に

ソフトコンタクトレンズを使用中の20代女性が、左目の異物感と涙が止まらないことを訴えて来院した。眼科的な診察で、角膜にびらん形成がみられたため、ヘルペスウイルスによる角膜炎が疑われ、抗ウイルス剤が投与された。ところが、痛みの強い角膜炎はなかなか改善せず、発症後17日目には白いリング状の潰瘍ができて、視力は0.04へと極端に悪化した（図）。角膜の擦過細胞診を行なうと、アカントアメーバが検出された。コンタクトレンズの保存液からもアメーバが培養された。こうして、ソフトコンタクトレンズ装用によるアカントアメーバ角膜炎の診断が確定した。

Photo

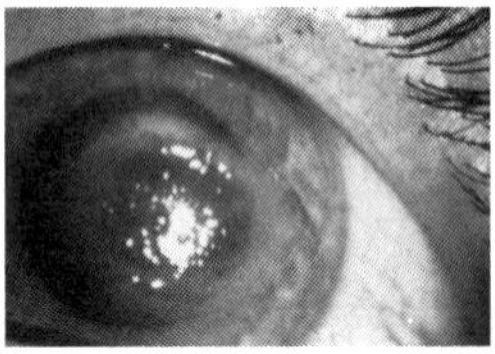

図　アカントアメーバ角膜炎。角膜の中央部に白いリング状の潰瘍が形成されている。強い痛みとともに、視力が著しく低下した

Data

- **名前**　アカントアメーバ
- **感染場所**　目の角膜
- **大きさ**　15〜35ミクロン（0.015〜0.035ミリ）
- **棲息場所**　淡水や土の中
- **感染した場合の病名**　アカントアメーバ角膜炎
- **症状**　異物感、流涙《りゅうるい》、目やに、痛み、白いリング状の角膜潰瘍
- **殺傷能力（獰猛度）**　進行すると失明
- **予防法**　コンタクトレンズの正しい使用
- **治療法**　点眼薬（効果不安定）、進行すると角膜移植

ワンデイタイプのコンタクトレンズを繰り返し使って発症

アカントアメーバは、自然界に棲息する〝自由生活性アメーバ〟の一つで、川、沼、プールや湿った土壌や公園の砂、さらに洗面所など身近な水まわりにも分布する。

アカントアメーバ角膜炎を発症した20代の女性は、ワンデイタイプのソフトコンタクトレンズを1週間以上繰り返し使っていた。つまり、正しい使い方をしなかったため、保存液の中でアメーバが異常に増えて、角膜の小さな傷に感染してしまったというわけである。

角膜は、黒目の部分を覆う厚さ0・5ミリの光を通す透明な組織である。角膜にできた小さな傷に、病原微生物が付着して繁殖した状態が角膜炎である。

アカントアメーバ角膜炎では目の激しい痛みと大量の目やにを生じるとともに、角膜が白く濁り、白目が充血する。進行すると、角膜の中央部にリング状の白い混濁と潰瘍が生じる。特効薬はないので、角膜を削り取ることで物理的に病原体を取り除かなければならない。

ただ、このケースでは、抗真菌（カビ）薬の点眼と静脈注射に加えて、界面活性剤の点眼を併用することで、幸い、白色混濁は改善に向かった。点眼治療が功を奏したラッキーなケースだ。一般的には治りにくい病気なので、とにかく予防（コンタクトレンズの正しい使い方）が重要である。

コンタクトレンズと保存液は常に清潔に！

アカントアメーバ性角膜炎の患者の多くは、このケースのように、毎日使い捨てにしなければならないレンズを繰り返し装用していたり、再装用可能な2週間用レンズでも洗いやすすぎを怠ったりするなど、正しい洗浄法を行なっていない。また、レンズの装用時間が長すぎることも、トラブル発生の原因になる。12時間以上の長時間の装用はリスクが高くなるため、自宅に帰ったあとはすぐに外すことが大切だ。装用しっぱなしで寝てしまうのは禁物である。

洗浄と保存が一体型になったＭＰＳ（マルチパーポスソリューション）液は消毒力が弱く、浸けておくだけではアカントアメーバ対策には効果が乏しい。石けんでよく手洗いしてから、コンタクトレンズを十分にこすり洗いして、物理的にアカントアメーバをすすぎ流したあとに消毒するのが鉄則だ。毎回新しい液を使うことも基本となる。さらに、消毒時間を守ること、MPS消毒液を注ぎ足して使わないことも重要なポイントだ。消毒後のレンズは、水でよくすすいでから装用すること。レンズケースは、水でよく洗ったあとしっかりと乾燥させることも忘れずに。アメーバは乾燥に弱い！

1990年代以降、おしゃれ用カラーコンタクトレンズが女子高校生を中心に流行した。眼科医が関与せず、通販で入手可能な「度なしカラコン」（視力矯正を目的としないカラーコンタクトレンズ）がとくに問題だった。微細な色素粒子が角膜表面を傷つけてしまう不良品が出回っていたからだ。

若い女性たちに病識・知識が欠けていたため、角膜の傷害のケースが増加し、度なしカラコンによるアカントアメーバ角膜炎も報告された。日本での、コンタクトレンズの通販に対する規制が甘いことによる社会的不利益だった。遅まきながら、2009年（平成21年）11月から、視力補正用コンタクトレンズと同様に、度なしカラコンも医薬品医療機器等法（旧薬事法）の規制対象となり、医師による処方が必要となった。

No.

2

Name

クリプトスポリジウム・パルヴム

Classificatioinn

原虫類②

Case

北海道の農場で牛からもらう下痢症 クリプトスポリジウム症

獣医師志望の17歳の男子高校生は、10日前から発熱し、1日40回に及ぶひどい水溶性下痢に苦しんだ。発症する1か月前、北海道の親戚の獣医師を訪ね、農場で多くの動物と接触。とくに、熱心に牛の面倒をみた。周囲に同じ症状をもつ人はいなかった。血便はなかったが、診察した担当医は、若い人がかかりやすい“炎症性腸疾患”(潰瘍性大腸炎とクローン病)の可能性を考えた。そこで、大腸内視鏡検査を行なって腸粘膜を生検した。顕微鏡観察では、大腸粘膜に異常は乏しく、小腸(回腸)粘膜に炎症がめだった。よくみると、小腸粘膜上皮の表面に2～3ミクロンの大きさの好塩基性を示す(青っぽく染色される)小粒子が観察された。「免疫染色」により小粒子が原虫であることが判明。クリプトスポリジウム症の病理診断が確定した。

Photo

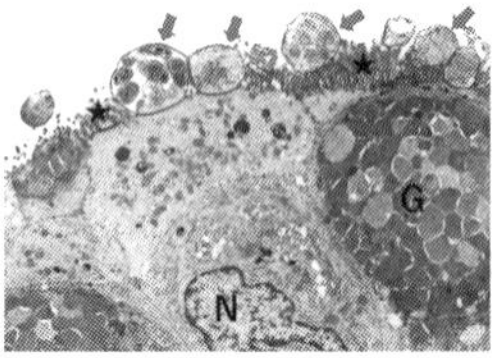

図　クリプトスポリジウム症の小腸電子顕微鏡写真。矢印の円形のクリプトスポリジウム・パルヴムは2ミクロンの小型原虫。G＝杯細胞(粘液をもつ)、N＝微絨毛をもつ絨毛上皮細胞の核

Data

- **名前**　クリプトスポリジウム・パルヴム
- **感染場所**　小腸粘膜(表面の微絨毛に寄生)
- **大きさ**　2～3ミクロン(感染型)、4～6ミクロン(オオシスト)
- **棲息場所**　動物の腸内
- **感染した場合の病名**　クリプトスポリジウム症
- **症状**　ひどい水様性下痢
- **殺傷能力(獰猛度)**　エイズ患者には致死的、健康人は自然治癒
- **予防法**　汚染された水や食品を避ける、手洗いの実践
- **治療法**　抗原虫薬(効果は乏しい)、脱水対策

人獣《じんじゅう》共通感染症で、牛との接触による場合がいちばん多い

クリプトスポリジウム・パルヴムは小腸粘膜表面の微絨毛《びじゅうもう》に寄生する小型球形の原虫である。「クリプト」は〝隠れた・秘密の〟、「スポリジウム」は〝胞子〟、「パルヴム」は〝小さい〟を意味する。この原虫の感染を原因とする集団下痢症が、１９９４年に神奈川県平塚市で、１９９６年に埼玉県越生《おごせ》町で相次いで発生した。平塚では雑居ビルの給水施設の汚染、越生は町営水道の汚染が原因で、それぞれ４６１人と８８１２人が下痢をした。幸い、死者はいなかったが、コップ半杯程度の水を飲むことで感染が生じたのである。

１９９３年、米国ミルウォーキー市で発生した水道水汚染事故では、市民の４人にひとりにあたる40万人が感染して４４００人が入院した。うち、エイズ患者69人が死亡した。有効な治療薬がないため、クリプトスポリジウム症はエイズの患者に致命的なコレラ様下痢症をもたらすのだ。

クリプトスポリジウムは病原体を含む糞が手指を介して口へ入る「糞口感染」を示す

〔アメーバ赤痢P366参照〕。熱帯アフリカでは、エイズの死因として結核についで多い重要な感染症となっている。

クリプトスポリジウムは、小腸の吸収上皮細胞の微絨毛内で増え続ける。微絨毛とは、小腸粘膜が栄養分を吸収する、まさにその場所である。感染力がつよく、消毒剤（塩素）抵抗性が高いオオシストが下痢便の中に大量に排出されることになる。下痢便中の丸いオオシストを顕微鏡で観察することで確定診断されるが、食中毒やウイルス性下痢症との鑑別診断が求められる。

感染はオオシストの経口感染（糞口感染）による。潜伏期間は4～10日で、手洗いの励行が感染予防に重要になってくる。免疫能が正常の人では、一日3リットルにも及ぶひどい下痢は2週間以内に自然治癒するが、しっかり水分を補給するなどの脱水防止策が求められる。腹痛と嘔吐もみられる。

原虫は腸の中で〝自家感染〟を繰り返して増えてゆくため、免疫能が低下したエイズ患者では命に関わる下痢症となる。人以外にも、牛、豚、羊、山羊、犬、猫、ネズミといった哺乳類に広く感染する「人獣共通感染症」なのだ。感染症法では五類感染症に指定されているが、感染原因としてはこのケースのような牛との接触がいちばん多く、海外への渡航（とくにインド）や男性同性間の性的接触（アナル・オーラルセックス）が次に多い。

大腸内視鏡検査で採取された生検組織の病理標本で、青っぽく染まる円形の病原体を小腸粘膜の表面にみつけることが診断のポイントなのだが、ムシがあまりに小さいので、注意深く顕微鏡を覗かないと見逃しやすい。ここに紹介したケースのように、抗体を使った「免疫染色」が有効である。図［P170］に、特別に電子顕微鏡写真をおみせする（電子顕微鏡写真は白黒である）。人の小腸吸収上皮細胞の表面を覆う微絨毛に感染する丸いクリプトスポリジウム原虫が観察される。

牛で痛い目に遭ったこの男子高校生は、獣医師志望を諦めてしまっただろうか。それとも、獣医師の重要性を深く認識して、志望の決意が固まっただろうか。

No.

3

Name

リーシュマニア・ドノヴァニ

Classificatioinn

原虫類
③

Case

輸入感染症としての内臓リーシュマニア症 海外で感染して肝機能が悪化

タイやオーストラリアに駐在したあと、インド在住4年になる30代男性ビジネスマンが、頭痛と高熱をきたした。臨床検査で血小板減少や肝機能障害を指摘されたため、急遽帰国して地元の病院を訪れた。感染症の疑いで全身検査が行なわれたが、なかなか診断がつかない。そこで、肝臓から針生検が行なわれた。

病理診断は難解だった。肝臓実質に小さな“類上皮細胞肉芽腫《にくげしゅ》（慢性炎症反応による顕微鏡的病変）”が多発していた。類上皮細胞は上皮細胞に似た特殊な形を示すマクロファージ（白血球の一種）のこと。専門家へのコンサルテーション（病理診断に関する専門家同士の相談）として、筆者に郵送されてきた標本を顕微鏡で観察すると、いくつかの可能性が考えられた。

Photo

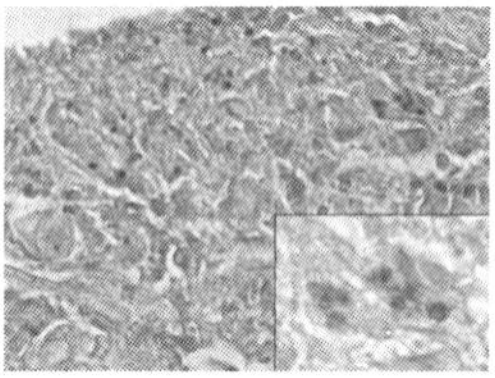

図　内臓リーシュマニア症（患者自身の血清を利用した免疫染色）。肉芽腫病変に褐色に染色される円形の病原体（原虫）が観察される。右下に高倍率所見を示す

Data

- **名前**　リーシュマニア・ドノヴァニ（ドノヴァン氏がみつけたリーシュマニア）
- **寄生場所**　人、ネズミ、犬（宿主）
- **大きさ**　2～5ミクロン、球形
- **棲息場所**　サシチョウバエの腸と口吻《こうふん》（2～3ミリ大の小型の刺すハエ：日本にはいない）
- **寄生された場合の病名**　内臓リーシュマニア症（カラ・アザール＝黒熱病）
- **症状**　発熱、肝臓や脾臓の腫大、皮膚の色素沈着（黒色化）、下痢や貧血など
- **殺傷能力（獰猛度）**　放置すれば、感染後数か月～数年で死に至る
- **予防法**　防虫スプレー
- **治療法**　抗原虫薬

診断の難しい輸入感染症

30代ビジネスマンの検体の鑑別診断の結果は、タイに多い類鼻疽《るいびそ》（類鼻疽菌による全身感染症）、オーストラリアにみられるQ熱（リケッチアに似た細菌、コクシエラの全身感染症、Qはquery不明を意味する）、インドに多発するリーシュマニア症のほか、結核や非結核性抗酸菌症（結核菌以外の抗酸菌による感染症）があげられた。

ここで、筆者は奥の手を使った。患者さんの血清中に存在する病原微生物に対する特異抗体を利用して、肝臓病変の中の病原体に色をつけて探り出すオリジナルの免疫染色の技法である。希釈した患者さん自身の抗体が、自らの肝臓をむしばんだリーシュマニア原虫をみごと染めだした〔図〕。そして、内臓リーシュマニア症（カラ・アザール＝黒熱病）の最終病理診断が下された。その後の血清検査で、リーシュマニア・ドノヴァニに対する抗体（免疫反応）が確認された。

いったいどんな病原微生物に対する治療をしたらいいのか、診断が確定しないと治療方針が決まらないため、その病院の臨床医チームは困り果てていた。その間にも、患者さんの病状はどんどん進行し、命に関わる状態にまで至っていた。そこで、大至急この患者さんの血清を送ってもらい、免疫染色を加えたというわけだ。

診断後、直ちにリーシュマニア症の特効薬（アンチモン剤）が投与され、この患者さんの命は無事救われた。筆者自慢の（とっておきの）ケースである。

内臓リーシュマニア症は、熱帯〜亜熱帯に広く分布する原虫、リーシュマニア・ドノヴァニによる生命予後のよくない感染症である［P077］。体長2〜3ミリ（蚊の3分の1ほどの大きさ）の小さなハエ、サシチョウバエに刺されて媒介されるが、人から人へはうつらない。サシチョウバエの針は蚊より太く、傷つけた皮膚から滲み出る血を吸う。

この内臓リーシュマニア症は、世界中にみられる感染症で、ネズミや犬にも感染することがある。このケースのインド型の「黒熱病」は人だけに感染し、致死率が高い。幸い日本にはない病気だが、今回のように〝輸入感染症〟として突然医師の目の前に現われるため、病気をみたことのない日本の医師団にとって、診断をつけることがたいへん難しい。しかし、人の命がかかっているため、言い訳は無用である。

No.

4

Name

皮膚リーシュマニア原虫
（リーシュマニア・マジョール）

Classificatioinn

原虫類
④

Case

アフリカでサシチョウバエに襲われた男性5人組、皮膚にリーシュマニア原虫が感染

30代の男性5人組は、アフリカ大陸の砂漠の国、マリ共和国で4か月にわたる植林ボランティアの活動に参加していた。

ある朝、現場に出かける前に、防虫スプレーをたっぷりと露出部皮膚に振りかけたが、一日中作業をして汗だくになると、その効果は怪しくなっていた。ちょうどそのころ、サシチョウバエの大群が襲いかかってきたのである。5人の露出部の腕は、この小型のハエに集中攻撃されてしまった。

3か月ほどたつと、刺された部位が潰瘍化してきた（図）。痛みはない。5人はそんな状態で帰国し、それぞれ別々の都内の病院を受診した。そして、すべての病院で皮膚生検が行なわれた。病理診断の出番である。

Photo

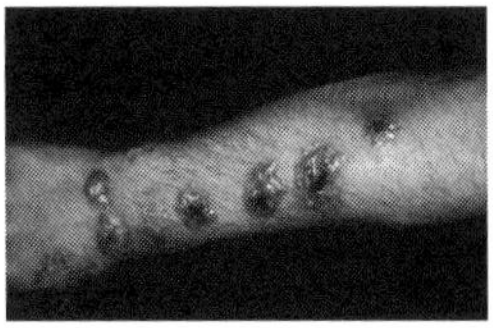

図　皮膚リーシュマニア症。アフリカ大陸でサシチョウバエに刺されて3か月目。潰瘍が多数みられる。みた目ほど痛くない

Data

- **名前**　皮膚リーシュマニア原虫（リーシュマニア・マジョール）
- **寄生場所**　人、ネズミ、犬（宿主）
- **大きさ**　2～5ミクロン、球形
- **棲息場所**　サシチョウバエの腸と口吻《こうふん》
- **寄生された場合の病名**　皮膚リーシュマニア症（アフリカ型）
- **症状**　かゆみを伴う丘疹《きゅうしん》と痛みのない皮膚潰瘍
- **殺傷能力（獰猛度）**
  死亡率0％、皮膚病変は自然治癒
- **予防法**　防虫スプレー
- **治療法**　必要ならアンチモン剤

皮膚の免疫機能の働きで、原虫を攻撃

筆者がこのケースの皮膚の標本を顕微鏡で観察すると、真皮に集まるマクロファージ（大食細胞）の中に、小さくて丸い原虫が無数感染していた。

マクロファージは、病原体などの異物を食べてやっつける炎症細胞（白血球の仲間）である。発症した彼の仲間の血清を試薬として免疫染色を行なうと、虫体に一致したつよい陽性反応が確認された。血清中にある原虫に対する抗体が、標本の中の原虫と特異的に反応する結果、虫が褐色に染めだされる筆者オリジナルの秘策である。

最終診断はリーシュマニア・マジョール感染による農村型（アフリカ型）皮膚リーシュマニア症だった。

サシチョウバエに刺されて1～2週間たつと、まずかゆみを伴った丘疹が現われる。数か月すると病変周囲が盛りあがり、図のように中心部が痛みのない潰瘍となるが、自然に治癒する。マクロファージが頑張って原虫を食べつくしてくれるおかげだ。

中近東やアフリカでは、ネズミ類が保虫宿主で、感染すると手足に潰瘍を形成する。農村型（アフリカ型）皮膚リーシュマニア症とよばれ、病巣が広がってくっつきあう傾向を示す（原因はリーシュマニア・マジョールの感染）。

一方、インドや地中海東部の病型は、イヌを保虫宿主とし、都市生活者の顔や頸部の1か所に結節や無痛性潰瘍をきたす。リーシュマニア・トロピカ感染による都市型（インド型）皮膚リーシュマニア症である。こちらでは、病変の拡大はみられない。ちなみに「マジョール」は〝おもな〟〝大きな〟、「トロピカ」は〝熱帯〟を意味する。

リーシュマニア原虫に感染して発症するリーシュマニア症は、おもに2つの形がある。P174で紹介した「内臓リーシュマニア症」と、ここに述べた「皮膚リーシュマニア症」である。前者は全身性疾患で、命に関わる重症のリーシュマニア症である。それに対して、皮膚リーシュマニア症は、皮膚だけに病変ができるので、生命予後は良好である。

ここで紹介した東京の男性仲間5人の皮膚病変は、治療薬の効果も手伝って、幸い、きれいに消えていった。

No.

5

Name

熱帯熱マラリア原虫
（マラリア・ファルシパールム）

Classificatioinn

原虫類
⑤

Case

予防薬の効かない熱帯熱マラリア
筆者が感染症の病理を専門とするきっかけになった

ケニア帰りの60代のプロカメラマンが、発熱とともに訳のわからないことを言いだし、家族に連れられて横浜にある市中病院を受診した。1979年の真夏のできごとだった。

この人はアフリカ大陸でのサファリ撮影のプロカメラマンだった。ケニアへは何度となく撮影に訪れ、野生動物の写真を撮り続けていた。マラリア予防薬として、現地で簡単に手に入るクロロキンを飲んでいた。クロロキンは安価な抗マラリア薬だが、網膜症による失明をきたすなど副作用が多いので、日本ではなかなか入手できない。

※語源
マラリア（malaria）は、
mal＝悪い、aria＝空気。
ファルシパールム（falciparum）は、
falci＝鎌、parum＝産み出す。

Photo

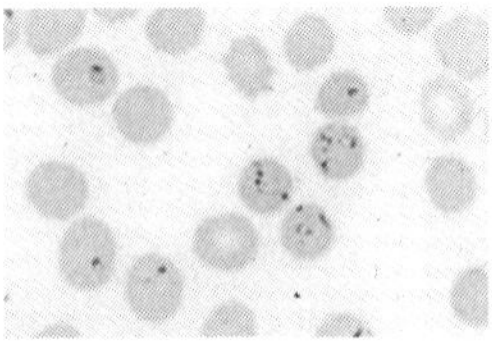

図　熱帯熱マラリアの末梢血の顕微鏡写真。「輪状体」とよばれる青く染まる、輪っかのようにみえるマラリア原虫が、赤血球の中に多数観察される

Data

- **名前**　マラリア・ファルシパールム（マラリア原虫）
- **寄生場所**　ハマダラ蚊
- **大きさ**　直径1.5ミクロン
- **棲息場所**　ハマダラ蚊の唾液腺
- **寄生された場合の病名**　熱帯熱マラリア
- **症状**　発熱、悪寒、頭痛、黄疸、意識障害
- **殺傷能力（獰猛度）**
  重症マラリアの死亡率は15～20%
- **予防法**　ハマダラ蚊に刺されないようにする
- **治療法**　抗マラリア薬の服用
- **特徴**　マラリア原虫には5種類が知られている。
  致死率のいちばん高い熱帯熱マラリアのほか、
  三日熱マラリア、四日熱マラリア、卵型マラリア、
  サルマラリアがある

筆者初めてのマラリアの診断

その日は土曜日だったが、私は病理診断室で業務中であった。担当医から電話で相談された。

「アフリカ帰りの人が発熱、黄疸、意識障害を訴えてきている。黄熱《おうねつ》病かもしれないが、血液検査室に行って、末梢血標本（赤血球や白血球、血小板などを染色した血液標本）をみてきてくれないか」

そのころの私は、医師になってまだ3年目。当然、黄熱病の体験はなかったし、マラリアの血液標本もみたことがなかった。しかし、顕微鏡をのぞくと診断は簡単だった。赤血球の半数以上に「輪状体《りんじょう》」と呼ばれる、輪っかのようにみえるマラリア原虫が感染していた。複数のマラリア原虫が同時に感染する赤血球もあった［図］。医学生時代の実習が役に立った瞬間だった。

黄熱病はウイルス感染症で、末梢血では診断できない。こうして、黄熱病ではなく、熱帯熱マラリアによる重篤な病態であることが確定された。ちなみに、黄熱病とマラリアはともに蚊によって媒介される重症発熱性疾患で、発生地域が重なる特徴がある。

患者の黄疸は、感染した赤血球が壊れるために生じる溶血性黄疸（黄疸で血液中に増えるビリルビンは、赤血球のもつヘモグロビンの代謝産物）だった。意識障害は、マラリア原虫に感染した赤血球が脳の毛細血管に詰まるために生じる。まさにそれゆえ、「脳性マラリア」の別名がある。命に関わる緊急事態（重症のマラリア）であることが新米医者にもすぐにわかった。

世界中の熱帯・亜熱帯地域で、いまだにマラリアは多くの人たちの命を奪っている。なかでも死亡するのは子どもたちが多い。そして、死亡例の多くはこの熱帯熱マラリア原虫による脳性マラリアである。世界保健機関（ＷＨＯ）によると、２０１７年のマラリア患者は２億２０００万人、マラリア死亡者は43万５０００人と推定されている［Ｐ０７７］。

40年前の日本では、治療薬が手に入りにくかった

診断がついたはいいが、緊急事態にもかかわらず薬がない。マラリアは日本にない病

気なので、当時はどこの病院に行っても薬がないのがふつうだった（現在はこうした希少疾《しっ》病《ぺい》用医薬品の供給システムができていて、国がその製造や輸入を経済的に支援している。救命救急外来には供給先の連絡先が書かれている）。めったにない病気は、特効薬があっても採算がとれないため、市場原理に任せていると日本では手に入らなくなってしまうからだ。

およそ40年前の１９７９年当時、残念ながら希少薬（オーファン・ドラッグ）を供給する国のしくみはまだなかった。土曜日の午後になっていたこともあって、あちこち相談するものの、らちがあかない。ようやく、東京の某大学の寄生虫学教室に薬があることがわかり、病院職員が薬を取りに行った。病院に戻ったのは午後4時をまわったころであり、患者さんが亡くなったのはそれからまもなくのことだった。それほど、一刻を争う状況だったのだ。

患者さんは抗マラリア薬のクロロキンを予防薬として飲んでいたのに、どうして死に至ってしまったのだろうか？　現在、マラリア原虫の半分くらいはクロロキン耐性を示す。つまり、現地で普及している安い抗マラリア薬が効かなかったのである。

翌朝、私が病理解剖をさせていただいた。悪性の経過をたどるマラリアで、マラリア色素と呼ばれる黒い色素がいろいろな臓器に沈着していた。マラリア原虫が感染した赤血球のヘモグロビンが、黒いマラリア色素に変わるためだ。真っ黒な脾臓はとくに印象的だった。脳も全体に黒っぽく、顕微鏡的にマラリア原虫が感染してマラリア色素をもつ赤血球が脳の毛細血管を閉塞して、多数の点状出血をもたらしていた（まさに、脳性マラリア）。私が感染症の病理を専門とするきっかけをつくってくれたともいえる、そんなとても貴重な体験だった。小柄だった患者さんに心より感謝している。

病理解剖をめぐる余談を記す。解剖の日の朝、明るい光が差し込む狭い解剖室に入った私は当惑した。解剖室に蚊が飛んでいたのである。マラリアは蚊によって媒介される感染症だ。その蚊は、マラリアを媒介するハマダラ蚊ほど大きくない、おそらくイエカらしかった。しかも、蚊が死体の血を吸うことはない。万が一吸ったとしても、人の血液にいる原虫が感染できる形にまで蚊の中で変化するには日数を要する。だから気にする必要がないことは百も承知だったが、気持ちのいいものではない。

そこで、まずはすべての蚊をつぶしてから、窓を閉めきって解剖を始めた。あのときの蒸し暑さはいまだに忘れられない。

_{コラム}

パナマ地峡開発による マラリアと黄熱病の犠牲者

パナマ運河の建設は、蚊との戦いの歴史そのものだった。マラリアと黄熱病によって、いったいどれだけの人の命が失われただろう。

1850年に始まったパナマ地峡横断鉄道の建設工事は困難を極め、1855年にようやく終了した。この難工事では、枕木1本につき労働者1人がパナマ熱で死亡したといわれている。

1869年にスエズ運河を完成させたフランス人のレセップス伯爵は、1881年にこのパナマ地峡横断鉄道を買い取り、パナマ運河建設を強行した。そして、8年後の1889年に工事中止となった。その間に、マラリアと黄熱病によって労働者2万人が死亡した。当時、これらの熱病が蚊によって媒介されることはまだ広く知られていなかった。死亡率は黄熱病が高く、死亡実数はマラリアのほうが多かった。

フランスの会社からパナマ鉄道を手に入れた米国政府は、1904年パナマ運河建設に着手した。8年にわたる運河建設工事は、大規模な熱帯病予防対策の記念すべき成功例となった。赤血球に寄生するマラリア原虫は1880年に発見され、1895年、イギリス人医師ロス少佐はマラリア原虫がハマダラ蚊の唾液腺で増えることを報告した（1902年のノーベル賞受賞）。ロスは蚊帳《かや》の使用、キニーネの服用と溜り水の除去などのマラリア予防策を提案した。

一方、黄熱病が蚊に媒介される事実は1881年、米国人のフィンレイ医師によって突き止められた。米国の陸軍軍医、ゴーガス少佐は1898年、キューバでの感染実験で琉球しま蚊が黄熱病を媒介することを証明した。1901年、徹底した住民教育と蚊の駆除によって、わずか半年でキューバの首都ハバナから黄熱病は姿を消した。ゴーガスはその後パナマでの黄熱病予防にも貢献した。1905年末にはパナマ運河での黄熱病の発生はゼロになった。

住居周辺に住みついて昼間に活動する琉球しま蚊に媒介される黄熱病は、都市型の伝染病であり、予防対策が練りやすかった。一方、水たまりで増える夜行性のハマダラ蚊によって媒介されるマラリアは、ジャングル型の熱病であり、大変手ごわかった。

ゴーガス医師の必死の努力にもかかわらずパナマでのマラリアの撲滅《ぼくめつ》は達成されなかった。1906年、運河労働者の10人中8人がマラリアで入院した。現在、世界保健機関が推進するマラリア保健対策では「撲滅」の語は封印され、「制圧」の語が用いられる。マラリアワクチンの開発は、多くの医学者の夢であり続けている。

1918年、軍医総監に昇格したゴーガスは、黄熱病の最大の発生地だった南米エクアドルのグアヤキルにニューヨークのロックフェラー医学研究所で活躍する野口英世を呼び寄せた。野口はパナマ運河を通ってこの町に到着し、黄熱病ワクチンを開発した。さらに「スピロヘータが黄熱病の原因病原体である」と発表したが、後にこれは誤りだと判明した。スピロヘータ（レプトスピラ）を原因とする熱病、ワイル病の臨床症状は黄熱病とよく似ている。診断を間違えたのは現地の臨床医であって、野口の責任ではない！野口はその後、メキシコ、ペルー、ブラジルへと黄熱病研究の足跡を残し、1928年、西アフリカ（現ガーナ）で、黄熱病による壮絶な死を迎えた。51歳の若さだった。

ワイル病（レプトスピラ症）の原因や病態を解明したのは同時代の日本人医師、稲田龍吉《りょうきち》と井《い》戸《ど》泰《ゆたか》で、二人はその後ノーベル医学生理学賞の候補になった。実は、野口と稲田は1915年（大正4年）に横浜で会っている。野口が南米エクアドルで黄熱病研究を本格的に開始する3年前のことだった。米国と日本の間の共同研究がやりにくい、そんな時代の皮肉だった。

（医学のあゆみ175（2）：154-156，1995を改変）

No.

6

Name

アニサキス幼虫

Classificatioinn

線虫類
①

Case

居心地のよいヒトの胃が大好き!
寿司を食べたあと胃に激痛をひきおこす

ちょっと酔っ払った60代の男性が、場末の寿司屋で、仲間とともに寿司をたらふく食べて帰宅した。すると、夜中に急にお腹が差し込むように痛くなり、しばらく待ってもちっともよくならない。市民病院の夜間救急を受診すると、話を聞いてピンときた当直医は、早速、得意の胃の内視鏡検査を行なった。ちょうど胃の中がカラになるころだった。そして医師は、胃粘膜に頭を突っ込んでいる白く細長い虫を発見(図)。内視鏡によってこの厄介な虫は引き抜かれた。これで診断と治療は終了。

※胃切除された人がアニサキスにであうと、アニサキスは小腸粘膜につき刺さる。これを腸アニサキス症とよぶ。

Photo

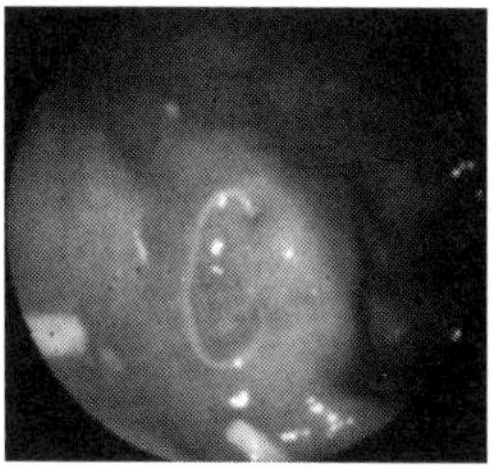

図　胃の内視鏡所見。胃粘膜に刺さった白く細長いC字形の線虫がアニサキス幼虫

Data

- **名前**　アニサキス幼虫
- **寄生場所**
  幼虫:海の魚の腹膜、エラ、生殖器や筋肉
  成虫:イルカやクジラの胃粘膜
- **大きさ**　長さ2センチ(幼虫)
- **寄生された場合の病名**
  急性腹症(胃アニサキス症)
- **症状**　みぞおちの激しい痛み、悪心、嘔吐など
- **殺傷能力(獰猛度)**　なし
- **弱点**　−20度以下の冷凍、60度以上の加熱
- **治療法**　内視鏡によるひき抜き

あらゆる海の魚に寄生するアニサキス幼虫

刺身や寿司を食べるときに要注意なのが「アニサキス」だ。アニサキスは、イルカやクジラの胃の中が大好きなミミズのような細長い寄生虫で、回虫の仲間である。

幼虫のときは白く、大きさは2センチくらい。海に暮らすありとあらゆる魚に寄生し、その魚が大型の哺乳動物に食べられるのを待ち構えている。計画どおりにイルカやクジラに食べられると、胃の中に寄生して生活する。この棲家で20センチほどの雌雄の成虫になると、メスはたくさんの卵を産む。卵から幼虫がかえると、海に出て、新たな寄生場所を探すのである。

幼虫が好むのは、魚の中でもとくに腹膜やエラ、卵巣などの生殖器で、多数寄生する場合は筋肉内にも潜む。この魚が釣りあげられ、調理人が生魚の筋肉（身）に潜むアニサキスに気づかぬまま客に提供すると、客は生の刺身や寿司とともにアニサキスを口にすることになる。運よく、人の胃にたどりついたアニサキスの幼虫は、大喜びで居心地のよい人の胃の粘膜に潜り込む。このとき、急激な腹痛をひきおこすのである。

知らずにアニサキスを口にしてしまった人はたまったものではない。アニサキスが胃の粘膜に潜り込むのが、口に入ってから数時間後のため、夕食で寿司や刺身を口にした人は夜中に痛くなることが多く、夜間救急を受診するはめになる。

医者が、胃の内視鏡を行なうと、胃粘膜に頭を突っ込んでいる白く細長い虫が発見されることとなる。アニサキスにとっては万事休す。内視鏡によって、人にとっては厄介な虫として胃から引き抜かれる。

この病態は「急性腹症《ふくしょう》」と呼ばれる。急激な腹痛をひきおこす病気の総称で、胃潰瘍による穿孔《せんこう》（穴があくこと）、虫垂炎（盲腸）、子宮外妊娠や尿管結石などが原因の場合もある。これが、日本人に多い「アニサキス症」といわれる寄生虫症の一種だ。

太平洋近海産に多く、日本海産に少ない

日本にはアニサキスの研究者が多い。詳細な調査が行なわれ、アニサキスにはいくつか種類があることがわかっている。人の胃粘膜に刺さりやすい種類は、実は太平洋産の

近海魚に多く、日本海産には少ない。というわけで、博多名物の〝ごまサバ〟（サバの刺身のごま醤油あえ）は安全度が高い。

アニサキスはサバ、アジ、サンマ、カツオ、イカなどの魚介類に寄生し、魚介類が死亡すると、寄生している内臓から筋肉（身の部分）に移動する。そのため、新鮮な魚を購入したら、まずは内臓を取り除く。内臓は生では食べないことが重要となる。また、アニサキスは冷凍すると死滅するので、必ず冷凍する遠海もののマグロは安全だ（厚生労働省は、マイナス20℃以下、24時間以上の冷凍を指導している）。

虫は長さが2センチあるので、よくかんで食べれば大丈夫と思うかもしれないが、アニサキス幼虫は、通常の咀嚼《そしゃく》ではかみ切れない。そもそも、寿司や刺身をくしゃくしゃといつまでもかんで味わう人は多くないだろう。また、魚肉を薄い切り身にしても、虫体は切断されない。わさび、しょうがなどの薬味にも殺虫効果はない。そのため、生で食べるときは、魚をさばくときに目視して取り除くのが一番だ。とはいえ、素人にはアニサキスの知識が少ない。そこで、最近ではアジやカツオなどアニサキスの心配のある魚は一度冷凍し、解凍した商品が売られていることが多くなった。家庭でおいしい生魚を食べる機会が減ったのは少し残念であるが、健康には代えられない。

和食の調理人は、この厄介な虫に精通している。筋肉の中にとぐろを巻いて潜むアニサキスの幼虫は、調理の段階でプロの目によって発見され、そっと引き抜かれることが多い。そのため、目の肥えたプロの板前さんのいる寿司屋の安全性は高いが、アニサキスの知識に乏しい調理人のいる場末の寿司屋などでは、アニサキスに当たる確率が高いと筆者は想像している。

最近では、テクノロジーの発達により、アニサキス予防の秘密兵器が登場した。株式会社イシダ（京都市）は、アニサキスの検出装置、「i-Spector」を専門店用に販売している。魚の切り身に紫外線を照射し、専用のブルーフィルムを通すとアニサキスが青く光るため、簡単にみつけることができる。安価な簡易装置を開発して、家庭でも生魚を安心して食べられるようにしてほしいものだ。

No.

7

Name

旋尾《せんび》線虫の幼虫

Classificatioinn

線虫類
②

Case

生のホタルイカはうまいが危険！
虫が皮膚を這う「皮膚爬行《はこう》症」に注意!!

富山市在住の50代の男性は、お腹の皮膚がむずがゆかった。目をやると、皮膚に蛇行する赤い筋がみえた。なにやら一部は水ぶくれになっている。近くの病院を受診すると、皮膚科医がベテランだったのが幸いした。季節はホタルイカが旬の5月。男性が2週間前に、港近くの小料理屋でとれたてのホタルイカを生で食べた食歴を聞きだした。そして、確定診断のため、皮膚の一部を採取（生検）。病理医はその標本を顕微鏡でみて、皮膚に寄生する小さな線虫の断面を確認した（図）。生のホタルイカを食べることのできる、富山県特産の病気だ。

Photo

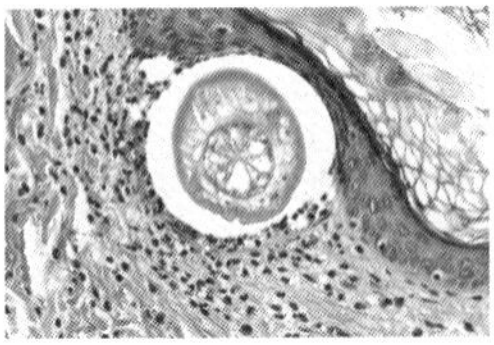

図　旋尾線虫幼虫症の皮膚生検（ヘマトキシリン・エオジン染色）。表皮直下に水ぶくれをつくる小さな線虫の丸い断面がみられる。好酸球（ピンク色に染まる白血球）による炎症反応を伴う

Data

- **名前**　旋尾《せんび》線虫幼虫症
- **成虫の寄生場所**　ツチクジラの腎臓
- **大きさ**　（幼虫の体長）1〜2ミリ、（幅）0.1ミリ
- **棲息場所**　ホタルイカの内臓
- **寄生された場合の病名**　皮膚爬行《はこう》症（旋尾線虫幼虫移行症）
- **症状**　腸閉塞による腹痛（食後2時間〜2日）、皮膚の線状の水ぶくれ（食後2週間）
- **殺傷能力（獰猛度）**
  腸閉塞を起こすと緊急手術が必要となる！
- **弱点**　ホタルイカの冷凍処理あるいは加熱処理で死滅（イカの内臓を取り除くだけでもかなり有効）

幼虫の寄生率は、ホタルイカの２～７％

このムシは「旋尾線虫」の幼虫で、人がホタルイカを生食すると、腸から進入してお腹や手足の皮膚を這うことがある。潜伏期間は2週間程度で、体長わずか1～2ミリ、体の幅は0・1ミリに過ぎないため、ホタルイカに寄生していても、アニサキスのように肉眼で発見することは不可能だ。

旋尾線虫の親虫（成虫）は、日本海に生息するツチクジラの腎臓に寄生し、虫卵が尿中から海へと放出される。その卵からかえった幼虫がどうやってホタルイカにたどり着くのかはまだよくわかっていないが、日本海のホタルイカには、2～7％の割合で幼虫が寄生している。そのため、富山湾でのホタルイカのシーズン（3～8月、ピークは4～5月）になると、幼虫はホタルイカといっしょに人の体内に簡単に入りこむことができる。

ただし、旋尾線虫はヒトになじめないので、幼虫がヒトの体内に入っても成虫までには育たない。幼虫のまま体内を移動して、さまざまな症状をひきおこすのである。ホタルイカは酒の肴《さかな》として食されることが多いため、患者は中年男性に多い。酔っ払って、ホタルイカを食べたこと自体を覚えていない人もいる。

旋尾線虫に寄生されると、ときに、アニサキス症のような「急性腹症」をおこす場合がある。幼虫が小腸の壁に潜り込んでアレルギー反応を誘発するために、腸閉塞（イレウス）をきたすのだ。この急性腹症型の場合、潜伏期間は2時間〜2日で、皮膚爬行症の場合に比べてずっと短い。小腸病変部では、小型の虫を攻撃しようと多数の好酸球（赤く染まる白血球の一種）が集まり、ひどくむくむために、強烈な腹痛をきたすのだ。

幼虫は冷凍処理で死滅する

ツチクジラ（口のとがった、体長が12メートルに及ぶ大型のクジラ）は、日本海のほか北太平洋にも生息している。北太平洋では、旋尾線虫の幼虫はカニ、スケトウダラ、スルメイカ、ハタハタやホッケに寄生する。

でもご安心を。こちら遠海モノは、必ず冷凍処理されて運ばれるので、旋尾線虫が寄生していたとしても死滅してしまうので安全である。

旋尾線虫のこの弱点に目をつけ、国は１９９７年からホタルイカの出荷に際して、冷凍処理（マイナス30℃で、４日以上）を指導するようになった。それ以後、１９９２年をピークにこの寄生虫症は激減している。東京の料亭で出される冷凍ホタルイカはまず安全なので、ご心配なきよう。

幼虫はホタルイカの内臓に寄生するので、内臓をしっかり取り除いたホタルイカは安全性が高くなる。

しかし残念ながら、酢漬けや塩漬けでは幼虫は死なない。地元富山では、「躍り食いがいい」「生がうまい」という食通（痛？）は後を絶たず、ホタルイカのシーズンになると、毎年皮膚科を訪れる人が現われる。

No.	Name	Classificatioinn
8	回虫	線虫類 ③

Case

一匹の回虫は駆除する必要なし！ 腸に寄生した回虫はアレルギー性疾患を予防する

50代の男性は、有機農法で育てた野菜を食べるよう常日頃心がけていた。そしてある日、定期健康診断で胃がんのABC検診を受けた。一つは胃炎の原因菌であるピロリ菌（ヘリコバクター・ピロリ）感染の有無をチェックする抗体検査。もう一つは胃粘膜から産生されるペプシノゲン検査で、胃粘膜の萎縮度を調べる。その組み合わせで胃がんのリスクがA・B・C・Dの4段階で評価されるのだ。結果がB（ピロリ菌抗体陽性、ペプシノゲン正常）だったため、胃の内視鏡検査を受けた。内視鏡医は、胃カメラを十二指腸に入れたとき、あっと驚いた。素早く動く回虫を1匹発見したのだ。動きがあまりに早かったため、一部だけしか撮影に成功していない（図）。ムシは小腸の奥へと消えていった。

Photo

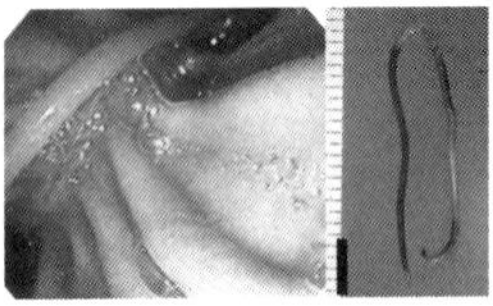

図　内視鏡検査で偶然発見されてしまった不運な回虫。左に十二指腸粘膜を走る回虫の体を、右に駆虫されて便に排出されたメスの成虫を示す。虫は死んでどす黒く変色している

Data

- **名前**　ヒト回虫。学名はアスカリス・ルンブリコイデス（アスカリスは回虫、ルンブリコイデスはミミズのようなを意味する）
- **寄生場所**　人の小腸内
- **大きさ**　（成虫の体長）20～35センチ
- **寄生された場合の病名**　回虫症
- **症状**　普通、症状なし
- **殺傷能力（獰猛度）**　高度の寄生で腸閉塞をきたす（途上国の小児で死亡例あり）
- **弱点**　70度以上の熱、駆虫薬で死滅
- **参考**　回虫には動物の好みがいろいろ。ヒト回虫のほか、イヌ回虫、アライグマ回虫、フェレット回虫など。アニサキスはクジラ・イルカの回虫に属す

成虫は、小腸で２～４年の寿命までひっそり暮らす

回虫は、鉤虫《こうちゅう》、鞭虫《べんちゅう》とともに「土壌媒介寄生虫」とよばれる。回虫の受精卵は湿った土の中で発育し、感染能力のある幼虫保有卵（成熟卵）となる。つまり、感染できるようになるために、土の中での熟成が必要なのだ。有機野菜が育つ土は、そのための絶好の環境が整っている。成熟卵は有機野菜とともに出荷され、しっかり洗浄されないまま生食されると、人の体内への潜入に成功する。胃にたどり着き、胃酸で卵殻が溶けると、幼虫が放出される。こうして孵化《ふか》した幼虫は小腸の壁を通り抜けて血管（静脈）に入り込み、肝臓、横隔膜を通ってさらに肺へと到達する。

１ミリ大にまで成長した幼虫は、気道を上に進み、のどから再び消化管へと戻る。そして、小腸で成虫になる。この体内の冒険旅行には、３～４か月がかかるが、成虫になると寿命が尽きるまでの２～４年をおとなしく小腸で過ごす。回虫はオスメスが別々なので、受精卵をつくるには最低２匹の寄生が必要となる。成虫は20～35センチの長さで、メスがオスより大きい。

この男性は、胃粘膜にピロリ菌が感染していたものの、幸い、胃がんはみつからなかった。回虫を発見した主治医は、駆虫薬《くちゅうやく》のコンバントリン（一般名：ピランテルパモ酸塩）を処方した。1回の服用で、2日後に便から死んだメス成虫が回収された。

アレルギー性疾患の急増と回虫保有率の低下は逆相関

回虫症は世界中で10億人もの人たちがかかり、高度の寄生による腸閉塞によって、年間1万人の子どもたちの命を奪っていると推定されている。とくに、東南アジアでの感染率が高い。日本でも、戦後の一時期は回虫症の全盛期だったが、現在ではほぼ撲滅《ぼくめつ》状態に近い。これは、小中学生の検便の義務化、肥料としての屎尿《しにょう》利用の衰退、駆虫薬の普及による。最近では、有機栽培野菜や輸入韓国産（とくに済州島《チェジュ》産）キムチによる回虫感染がときどき報告される程度である（小中学生の検便はもう行なわれていない）。

すでに定年退官した筆者の子どものころは、回虫がまだ当たり前に寄生していた時代だった。私自身も、小学5年生の昭和37年（1962年）、夏休み前の回虫卵検査で陽性と判明。担任の先生に「虫が虫垂に迷いこむと、虫垂炎（盲腸）の原因になる」と諭され、オレンジ色の駆虫薬、カイニン酸を飲んだ。夏休みに林の中でセミ捕りをしていると、急に便意をもよおしたため、木の根元にそっと排泄した。その便をみて、心臓が破裂するほど驚いた。まるでスパゲッティかうどんのような真っ白な虫の塊が、土の上に鎮座していたのだ。絡みあった虫は動いていなかったように思う（カイニン酸のおかげでムシが死滅し、その塊が便意を誘発したのだろう）。便の色はなく、まさにムシの塊だった！　何匹いたかを数える間もなく、土をかけると「お母さーん」と泣き叫びつつ、自宅に走り戻った。おかげで、今でも花粉症に悩まずに済んでいる。

そのわけを説明しよう。東京医科歯科大学名誉教授の藤田紘一郎《こういちろう》博士は、ヒト回虫の寄生がアトピー性皮膚炎、花粉症、アレルギー性鼻炎や気管支喘息《ぜんそく》などのアレルギー性疾患に防止効果があると説いている（『笑うカイチュウ』講談社、１９９９：『アレルギーの９割は腸で治る！』だいわ文庫、２０１１）。

寄生虫に寄生されると、ヒトは大量の「ＩｇＥ抗体」を産生し、アレルギーのもととなる「抗アレルゲンＩｇＥ抗体」の産生を抑制する（アレルゲンとはアレルギーの原因物質のこと)。IgEは、好酸球(赤く染まる顆粒をもつ白血球)とともにアレルギー反応の主役を果たす、血液中の免疫グロブリンの一つである。近年のアレルギー性疾患の急増と回虫保有率の低下は逆相関している。1960年代の日本の回虫寄生率は都市部で30~40%、農村部では60%に及んだが、最近は0・02%にまで激減し、世界最低のレベルを誇っている。言い換えれば、回虫やサナダムシをおなかに飼えば、喘息や花粉症を防ぐことができるというわけだ。藤田教授は自ら数メートルあるサナダムシと仲よく暮らし、アレルギーと無縁の生活を送っている。

というわけで、ここに紹介した患者さんは駆虫する必要がなかっただけでなく、アレルギーの予防効果もあきらめることになってしまった。回虫たちは子孫を残すために、寄生した宿主を攻撃することなく、ひっそりと暮らすのが戦略である。1匹や2匹いたところで人体には何の害もないことをぜひわかってほしい。1匹では回虫は子孫を残せないのだ。小学生のころの筆者は、てんこ盛りの回虫をおなかの中に飼っていたが、症状があった覚えはまったくない。

No.

9

Name

蟯《ぎょう》虫《ちゅう》

Classificatioinn

線虫類
④

Case

蟯虫《ぎょうちゅう》のメスは、夜中に肛門周辺に産卵
つよいかゆみを感じる子どもの蟯虫症

4歳の女児の外陰部に、昼間うろうろしていたムシに母親が気づき、大学病院を受診した。
ムシの正体は、長さ10ミリの蟯虫《ぎょうちゅう》のメス成虫だった。病理診断用にホルマリン（ホルムアルデヒド水溶液で、強烈な固定・消毒効果がある）で固定された親虫が、筆者のところに回ってきた。そして、固定液の中の死んだ虫を実体顕微鏡で観察してみて驚いた（実体顕微鏡は観察対象をそのままの状態で観察できる）。親虫の子宮内を埋め尽くす受精卵（“幼虫包蔵《ほうぞう》卵”）は、ホルマリンに固定してから2日たっているにもかかわらず生存し続け、卵の中で幼虫が元気に動いていたのである。

Photo

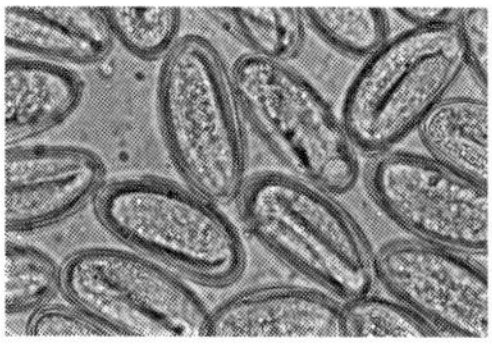

図　ホルマリン固定に耐える蟯虫卵。柿の種のような形の卵の中で幼虫が活発に動き回っていた

Data

- **名前**　蟯虫《ぎょうちゅう》
- **寄生場所**　盲腸（大腸の始まりの部分）
- **大きさ**　長さ1センチ（成虫のメス）
- **寄生された場合の病名**　蟯虫症
- **症状**　肛門周辺のつよいかゆみ（小児がかかりやすく、家庭内感染として、家族全員に広がることが少なくない）
- **殺傷能力（獰猛度）**
  蟯虫症が致死的になることはない
- **弱点**　虫卵は強靱、酸、ホルマリン、乾燥に耐える！
  衣類の洗濯と手洗いが重要

死んでも産卵できる蟯虫

ホルマリン漬けされた蟯虫《ぎょうちゅう》のメスの子宮内で動く幼虫をみたとき、最初は目の錯覚かと思った。きっと、いつになく今日は疲れているに違いない。ところが、しばらく観察していると、顕微鏡の明るい光のせいで、観察のためにカバーガラスの下に垂らしておいた水が少し蒸発して、その圧力で、虫卵が産卵口から外部へと押し出された。そう、蟯虫は死んでも産卵できることを目にした瞬間だった。

こうして虫卵はむきだしになった。卵の殻が分厚く、片側が直線状を示す柿の種のような形が特徴だ。その虫卵の中で、間違いなく、幼虫は活発に動き回っていた〔図〕。私の目の錯覚ではなかったのである。あわてて、寄生虫学の同僚に確認した。すると、「虫卵はホルマリン程度では死にません」とキッパリ。そのあまりの冷静さに、逆にいささか驚いた。

確かに、虫卵は過酷な自然環境の中で生き残らねばならない。なんとかヒトの口から体内に入り込んだ受精卵は、胃酸の環境を生き抜き、腸まで行き着く必要性があるのだ。ホルマリンすらはじき返す強靱《きょうじん》な卵の殻に、拍手を送りたい気持ちになった。

盲腸に寄生した蟯虫は、肛門周囲で産卵

蟯虫症は熱帯よりも温帯に多い病気である。蟯虫の成虫は盲腸（大腸の始まりの部分）に寄生する。夜間、メス虫が長い大腸を下って肛門の外に這いだし、肛門周囲の皮膚に産卵する。その刺激がつよいかゆみをもたらすのである。

産卵後６〜７時間で（朝までには）感染力のある卵へと成熟する。そのため、子どもたちが手指に付着した虫卵を口に入れて経口感染（自家感染）するだけでなく、家族内感染が問題となる。ホルマリンに耐える強靱な虫卵が、子どもたちによって家庭内のあちこちにばらまかれるからだ。

治療には、コンバントリンという薬を家族全員が飲む必要がある。服用は、２週間あけて３回が基本。寝具やタオルについた虫卵を駆除するための洗濯も重要だ。

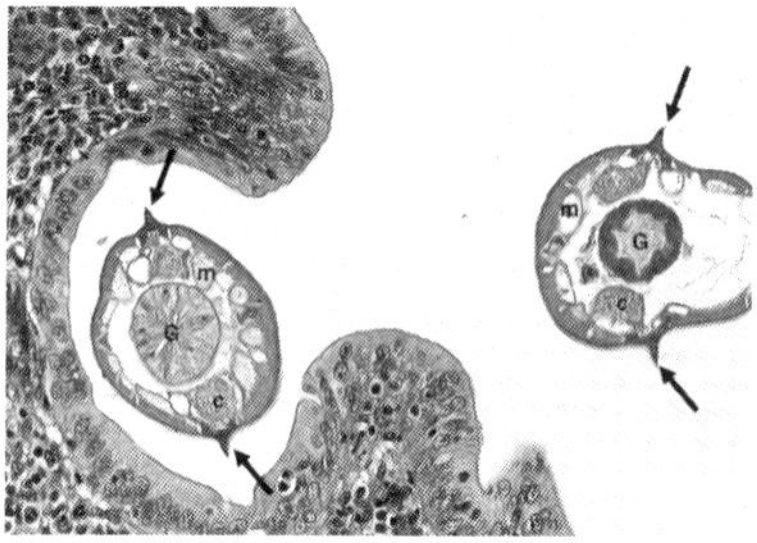

虫垂炎として切除された虫垂にみられた蟯虫の断面（ヘマトキシリン・エオジン染色）。青く染まる三角形の側翼（矢印）が顕微鏡的な特徴である。内部に、筋肉（m）、側索（c）や腸（G）も観察される

現在の子どもの蟯虫保有率は1％以下に

筆者が小学生のころの昭和30年代は、回虫に負けないほど蟯虫が広がっていた。蟯虫卵の有無を調べる検査は、セロファンテープを肛門に押しあてるセロファンテープ法で行なわれ、筆者を含めた子どもたちの多くが陽性だった。お尻の穴のまわりのなんとかゆかったことか！　日本の子どもたちの蟯虫保有率が1％以下になって久しいため、小学3年生以下を対象としたセロファンテープ法による虫卵検査は、平成28（2016）年度に中止された。

最近でも稀に、急性虫垂炎として切除された虫垂の腔内《くうない》に蟯虫が観察されることがある。体壁から外側に、三角形に突出する一対の側翼《そくよく》が顕微鏡的な特徴である［図］。

感染症の病理が専門で、２０００年に「感染症病理アトラス」（文光堂）を発刊した筆者のもとには、日本では稀なこうした事例がたびたび送られてくる。病理診断の確認のためのコンサルテーション（プロの病理医同士間の相談）が目的だ。

病理医といえども、すべての病気に詳しいわけではない。そこで、珍しいあるいは診断の難しいケースは、その道の専門家に相談することになる。感染症の病理が専門の筆者のもとには、珍しい感染症の標本が送られてくるというわけ。筆者自身も、難しいがんの診断は、がんの病理の専門家によくコンサルテーションする。

正しい病理診断にこだわるのは、何といっても、患者さんに適切な治療が行なわれるようにするためだ。患者さんのために、病理医の専門家の間で郵送費は自腹で相談するコンサルテーションというしくみは、長年私たち、まじめな病理医たちがつくりあげてきた善意のシステムである。（一般社団法人）日本病理学会は長年にわたって、コンサルテーションシステムを稼働している。拍手！（してほしい。）

No.

10

Name

糞線虫

Classificatioinn

線虫類
⑤

Case

幼虫が腸内で感染を繰り返す「自家感染」で重症化
診断には居住地の確認が重要

神奈川県在住の60代の男性が、長期間続く下痢、体重減少、ふらつき感を訴えて近くの病院に来院した。検査では、低栄養状態を示す低タンパク血症と貧血が高度だった。

胃の緊急内視鏡検査が行なわれ、胃粘膜が数か所生検された。担当したその病院の病理医は、胃粘膜に小さな線虫を発見した（図）。

病理医の診断は単に寄生虫感染だった。間違いではないが、適切とはいえない診断だった。はっきり、糞線虫症と診断してほしかった。

この状況はちょっとヤバい。そのわけは？

Photo

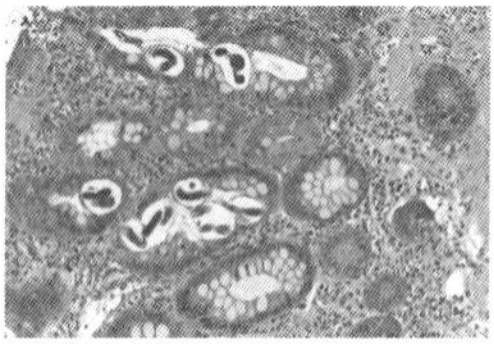

図　糞線虫症の胃生検（ヘマトキシリン・エオジン染色）。本来小腸に寄生する糞線虫が胃粘膜に多数観察される。これだけで重症寄生が示唆される

Data

- **名前**　糞線虫
- **寄生場所**　人の小腸
- **大きさ**
  成虫：体長2～3ミリ、体幅0.03～0.04ミリ
  幼虫：体長0.3～0.8ミリ
- **寄生された場合の病名**　糞線虫症
- **感染経路**　経皮感染
- **地域性**　熱帯・亜熱帯地方に分布（日本では九州、沖縄、奄美地方）
- **症状**　下痢、体重減少、ふらつき感（貧血）
- **殺傷能力（獰猛度）**　高度の感染やエイズなどの免疫不全状態では死に至る。蠕虫の中で唯一、日和見感染を生じる。
- **弱点**　低温

糞線虫症、亜熱帯〜熱帯にのみ分布

糞線虫症は、糞線虫が小腸に寄生する寄生虫症である。糞線虫が成長する過程には、「寄生世代」と「自由世代」がある。

寄生世代は腸の中でメス虫だけで子孫を残す（〝単為《たんい》生殖〟という）。メス成虫は、体長2〜3ミリの微小な線虫で、子宮に幼虫の入った卵を数個もっている。卵が人の腸の中で孵化《ふか》すると、体長0・3〜0・8ミリの幼虫になる。便といっしょに外界に排泄された幼虫は、1ミリ程度のオスとメスの成虫に分かれて土の中で自由生活を送り、オスとメスが仲よく有性生殖する（これが「自由世代」）。

土の中で生まれた幼虫が人に接触すると、傷のない皮膚を通して感染する（経皮感染）。土の温度が低くなり過ぎると成虫が生き延びられないため、糞線虫は亜熱帯〜熱帯にだけ分布する。日本では、九州、奄美・沖縄地方に限ってみられる。

自家感染を繰り返して重症化

このケースで寄生虫症との報告を受けた臨床医は、糞便の虫卵検査をオーダーしたが、判定は陰性だった。糞線虫症の場合、虫卵ではなく幼虫が排出されるので、虫卵検査は陰性となる。その結果、神奈川県在住の男性は何の治療もされずに帰宅。治療の開始が遅れ、命に関わるほどの重症化を招いてしまった。担当医と病理医の間の、残念でたいへん危険なミスコミュニケーションだった。

男性の患者さんは2週間後、症状が悪化し、衰弱状態で再来院した。主治医がよく聞いてみると、患者さんは沖縄県生まれで、長く沖縄で暮らしていた。

そもそも、今回のような小型の線虫による消化管感染は糞線虫以外ではまずみられない。糞線虫は通常、小腸粘膜に寄生するのだが、このケースでは胃粘膜に糞線虫がみつかった。そうなると、間違いなく糞線虫の重症感染を意味するため、適切かつ迅速な病理診断が求められた。しかし、糞線虫症は神奈川県にはみられない病気なので、病理医・

臨床医ともに糞線虫症の経験がなく、沖縄の医療者には常識である正確な知識が欠けていたというわけだ。

幸い、2度目の来院時に原因が明らかとなり、患者さんは特効薬イベルメクチンで回復・治癒した。

すべての幼虫が便とともに体外に排出されれば、自然治癒するはずである。このケースでは、腸管粘膜から体内へと幼虫が侵入して再び感染する〝自家感染〟を繰り返していたと考えられる。男性は沖縄から神奈川県に移り住んでからも、長くゆっくりとした感染が続いていたのだろう。何らかのきっかけで自家感染が重症化したために、ついに衰弱状態となってしまったというわけだ。

抵抗力が低下する白血病やエイズ感染者は、要注意

糞線虫症は、九州地方に多い成人T細胞白血病（とくに、くすぶり型）に合併しやすい。成人T細胞白血病は、花びらの形をした核をもつ白血病細胞が特徴で、日本人の研究者が

初めて記載した九州地方に多い血液がんである。

白血病によって免疫機能を担うTリンパ球の機能が落ちると、糞線虫に感染しやすくなる。とくに、白血病を治療すると抵抗力がさらに落ちるために重症化しやすい。

エイズ（後天性免疫不全症候群）が蔓延《まんえん》するタイやケニアといった熱帯地方では、糞線虫症はしばしばエイズ患者の死因となる。幼虫が全身に広がる播種《はしゅ》性糞線虫症に進展するためだ。原虫以外の寄生虫の中で唯一、エイズなどの細胞性免疫不全症に伴って〝日和《ひより》見《み》感染〟を生じるのが糞線虫症の特徴である。

もう一つ重要な注意点がある。糞線虫症を疑った場合、決して腹腔鏡《ふくくうきょう》検査を行なってはならない。検査による気腹（検査のために、お腹にガスを入れること）が腸管内の幼虫を刺激して、高度の自家感染と全身への播種を誘発する可能性が高い。幼虫が空気のある自然界と間違えて、活発に動き回るからである。

コラム

糞線虫症の特効薬

　2015年のノーベル医学・生理学賞を受賞した北里研究所の大村智《さとし》教授は、土の中に棲む〝放線菌《ほうせんきん》〟という糸のように細長い細菌がつくりだす画期的な薬を発見した。線虫や昆虫・ダニ（節足動物）の神経を麻痺させる抗生物質、イベルメクチンである。

　この経口治療薬は、現在は人や動物に寄生する線虫やダニ（疥癬《かいせん》）を退治する駆虫《くちゅう》薬として広く使用されている。日本では、糞線虫症と疥癬が診療報酬の適応になっている。世界的には、フィラリア症（糸状虫症：蚊に刺されて感染し、下肢が象の皮膚のように硬く腫れる）、回旋《かいせん》糸状虫症（オンコセルカ症＝河川盲目症：ブユに刺されて目がつぶれる）の特効薬として高く評価されている。大手製薬会社のメルク社は、アフリカ諸国にイベルメクチンを無償提供し、回旋糸状虫症（オンコセルカ症）による失明を毎年数万人単位で救っている（P046参照）。

　1928年にロンドンでフレミングが発見した青カビ由来のペニシリンを筆頭に、化学者たちは土の中に暮らす真菌（カビ）や放線菌から抗生物質と呼ばれる化学物質を次々と発見し、薬として開発してきた。細菌を標的とした抗生物質の医療への貢献は計り知れない。

　真菌や放線菌が抗生物質をつくりだす理由は、栄養分を取りあう競争相手を減らすためだ。土の中での生存競争に勝ち残るという「合目的性」がある。そうだとすれば、より大型（菌にとっては超巨大）で強力な競争相手である土の中の住民、昆虫の幼虫や線虫を攻撃する物質をこれら微生物がつくりだすのは必然である。そこに目をつけた大村智教授はさすが！　イベルメクチンは土の中にいない寄生虫である吸虫（ジストマ）や条虫（サナダムシ）には無効である。

No.

11

Name

非病原性線虫の幼虫

Classificatioinn

線虫類
⑥

Case

吸い込まれたほこりの中の卵が孵化！
痰の中に発見された子虫が糞線虫なら命の危険に

神奈川県在住の40代の女性が、人間ドックの健康診断で痰の細胞診検査を受けた。その結果、標本にとぐろを巻く小線虫が一匹観察された。

長さ0.3ミリのその子虫は、顕微鏡的には糞線虫の幼虫との区別ができなかった（図）。糞線虫については、前項で詳しく述べたので、参照してほしい。

もしこの女性が糞線虫症なら、免疫不全状態に伴う播種《はしゅ》性糞線虫症（全身に広がるタチのよくない病態）を意味する。ムシをみつけた筆者が緊急事態を想定したため、大騒ぎ状態とあいなった。

Photo

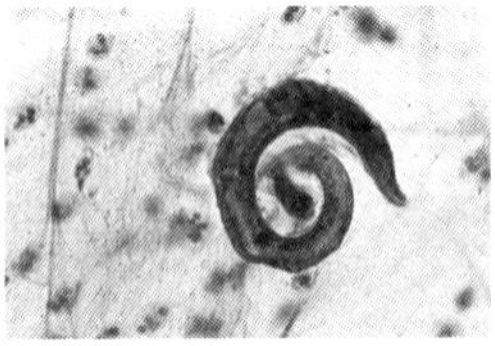

図　痰の中に発見された小線虫の幼虫（喀痰細胞診標本、パパニコロウ染色）。とぐろを巻く線虫の幼虫が1匹発見された。すわ、一大事

Data

- **名前**　非病原性線虫の幼虫
- **生息場所**　土の中（人に寄生することはない。土の中では線虫の仲間が多数くらしている）
- **大きさ**
  子虫の長さは0.5ミリ以下（目にみえない）
- **寄生された場合の病名**　病気でない
- **症状**　無症状
- **殺傷能力（獰猛度）**　なし
- **弱点**　怖い糞線虫の幼虫にそっくりな小さな子虫だが、害はない

ほこりと一緒に吸い込まれた卵は、気道内で孵化することがある

痰の中にとぐろを巻く一匹の線虫が発見されたために大騒ぎとなった一件の顛末《てんまつ》をお話ししよう。

筆者はすぐに担当医に電話をして、命にかかわる緊急事態の可能性をチェックしてもらった。そして、直ちに、免疫不全状態をもたらす成人T細胞白血病やエイズの可能性が血液検査でチェックされた。幸い、いずれも陰性だった。

念のため、女性の痰の細胞診の再検査を行なったが、ムシは二度とみられなかった。もちろん、特別な症状はなかった。筆者を中心とする医療者たちの大騒ぎを尻目に、患者さんはけろっとしていたのである！

最終的に、土の中に棲む非病原性の小線虫の幼虫が、たまたま標本に迷い込んだものと判断された。

土の中には自由生活性の線虫類が多数生息している。〝エレガンス線虫〟と名づけられ

た体長1ミリのエレガントなムシは、よく研究に利用される。受精卵をほこりとともにたまたま吸引すると、気道内で虫卵が孵化《ふか》してこのような所見が得られる。臨床的にまったく意味のない偶発所見である。同じような小線虫の偶発的な混入は、土遊びする子どもからとられた尿でもときどき経験される。

細胞診断を担当した筆者は、専門家であるがゆえに深読みし、大騒ぎしてしまった点を大いに反省している。冷静になって考えれば、もし免疫不全症に伴う糞線虫症なら、虫は一匹だけのはずはない。とくに、患者さんには余分な心配（と検査費用の3割負担）をおかけしてしまった。ごめんなさい。

エレガンス線虫ががん細胞の匂いをかぎ分ける能力を利用した尿検査が話題になっている。早期がんを含むがん患者の尿一滴に嗅覚鋭いエレガンス線虫が寄ってくる。「n-nose」と名づけられたこの診断法の開発者は、九州大学の廣津崇亮《たかあき》氏だ。

No. **12**

Name

広東《カントン》住血線虫

Classificatioinn

線虫類 ⑦

Case

広東住血線虫を媒介する「死のカタツムリ」、エスカルゴとして食べると美味!

平成30（2018）年6月3日、日本テレビの人気番組『ザ！鉄腕！DASH!!』で、沖縄や奄美群島に棲みつく「死のカタツムリ」、アフリカマイマイが紹介された。

番組では、TOKIOのメンバーの城島茂さんと長瀬智也さんが、触ると病気がうつるこの巨大カタツムリを捕獲した。茶色い殻が7～9センチ、全長20センチにもなる。このカタツムリを茹で、都内の一流懐石料理店に持ち込んで、数種の和食料理に仕上げてもらって、おいしそうに食べていた。この日の放送内容は、子どものころから絶対に触るなと教えられてきた沖縄県民にとって、衝撃の展開だったようだ。

Photo

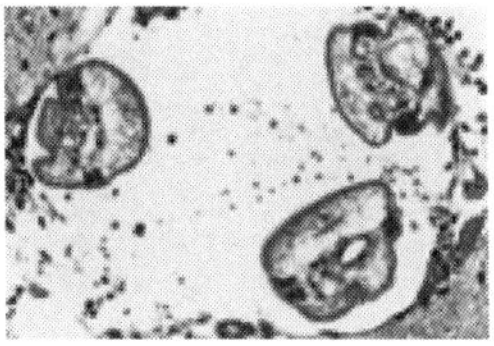

図　広東住血線虫の幼虫による好酸球性髄膜炎（マウスへの実験的感染後15日目、ヘマトキシリン・エオジン染色）。髄膜腔に幼線虫の断面が観察される

Data

- **名前**　広東《かんとん》住血線虫
- **寄生場所**　ネズミの血液の中。中間宿主は、アフリカマイマイ 、ナメクジ、カタツムリ
- **大きさ**　体長2センチ
- **寄生された場合の病名**　広東住血線虫症（好酸球性髄膜炎）
- **症状**　発熱、激しい頭痛、悪心、嘔吐、脳神経麻痺、筋力の著しい低下、知覚異常
- **殺傷能力（獰猛度）**　髄膜炎をきたし、ときに致死的となる
- **弱点**　加熱と冷凍

アフリカマイマイとの接触や生食で感染

死のカタツムリが原因となる病気は「広東《カントン》住血線虫症」という。ネズミの血液（肺動脈）の中に棲む糸状に細長い、体長2センチの広東住血線虫による寄生虫症である。

幼虫が野ネズミやドブネズミに寄生すると、肺動脈の中で成虫となって多数産卵する。孵化した幼虫はネズミの肺の毛細血管から気道に移動し、消化管に入って糞といっしょに排泄される。

糞の中の幼虫は、〝中間宿主《しゅくしゅ》〟（寄生虫の幼虫が育つ動物）となるアフリカマイマイやナメクジ、カタツムリなどに糞とともに食べられるか接触することで、中間宿主の体内に寄生する。それをカエルやオオトカゲが食べ、さらにその捕食者をネズミが食べることによって、幼虫はようやくネズミに寄生できるわけだ。この場合、ネズミは〝終宿主《しゅうしゅくしゅ》〟とよばれる。カエルやオオトカゲの介在は必須ではなく、〝待期宿主〟とよばれる。

広東住血線虫が子孫を残すためには、幼虫がネズミに寄生しなければならないのだが、たまたま人が、中間宿主のアフリカマイマイ、ナメクジやカタツムリを生で食べると、人への感染が成立する。

場合によっては、触っただけでも発症する可能性がある。この寄生虫は人に寄生しても成虫にはなれないが、幼虫が脊髄や脳の髄液《ずいえき》の中に寄生すると「広東住血線虫症」になる。

感染後2週間ほどの潜伏期間をおいて、髄膜炎特有の発熱、激しい頭痛、悪心《おしん》、嘔吐、髄膜刺激症状（首が硬くなる）がみられ、髄液の中に好酸球《こうさんきゅう》とよばれる赤く染まる顆粒をもつ白血球が増加するのが特徴である。「好酸球性髄膜炎」（髄液中に好酸球が増える急性髄膜炎）とよばれる。運が悪くなければ、2〜4週間で治る。なお、好酸球は喘息《ぜんそく》、花粉症やアトピー性皮膚炎などのアレルギー疾患と寄生虫病のときに増える特徴がある。免疫グロブリンのIgEと同じ挙動を示す。

2000年、沖縄で日本初の死亡例が

この病気は、台湾、タイ、タヒチ・サモアなどの太平洋諸国に多い。日本からも60例

以上が報告され、その半数以上が沖縄の症例である。

寄生の原因は食用のアフリカマイマイの場合が多いが、ナメクジ、ジャンボタニシ（リンゴ貝）、陸生のプラナリア（コウガイビル）、淡水産のエビ、陸生のカニやヒキガエルが媒介することもある。沖縄旅行中に食べた生野菜が原因と推測された事例もある。野菜についたナメクジに気づかず、ミキサーで砕いた野菜ジュースを飲んで感染したのだろう。

平成12年（2000年）6月、沖縄県の嘉手納《かでな》基地内に住む7歳の女の子が、日本で初めて、広東住血線虫症による「好酸球性髄膜炎」で死亡した。

「死のカタツムリ」が沖縄に棲みついたのは終戦の年の1945年。戦争で荒れ果てた沖縄に、食用として導入されたのがきっかけだった。アフリカマイマイは、フランス料理の「エスカルゴ」として世界中で食されている。日本でもサイゼリヤをはじめとするレストランで提供されている。

その後、この大型カタツムリは沖縄の温暖で湿気の多い気候のおかげで大繁殖した。その数は今や数百万匹といわれる。野菜を食べ荒らす有害動物として、植物防疫法によって分布地からの生体（生きているもの）の持ち出しが禁止されている（テレビ番組『ザ！鉄腕！DASH!!』で持ち出していたが、茹でたあとに持ち出していたので違法ではない）。

広東住血線虫による好酸球性髄膜炎で亡くなった人体例を紹介しよう（台湾行政院衛生署、陳瑩霖《ちんえいりん》 Chen, Eng-Rin 博士による）。

患者は台湾に住む5歳の女児である。病理解剖によって、脳の髄膜腔に幼線虫の断面が観察された。どうやら、家族の留守中に、家の冷蔵庫に生で保存されていたアフリカマイマイを食べて感染したらしい。図［P215］に、マウスで実験的に作製した広東住血線虫性髄膜炎の顕微鏡写真を示した。

20年以上前のこと。埼玉県で、ナメクジを触った男の子にこの病気が発生したことを報じる新聞記事をみて、ナメクジを調べてみる気になった。医学生が地元の埼玉県で集めてくれたナメクジ１００匹あまりを顕微鏡標本にして検討した。このときは、残念ながら、いや幸いなことに、線虫の幼虫はナメクジの体内に1匹も発見できなかった。ひやひや。それにしても、ナメクジには砂粒のような石灰分が多く、何と標本がつくりにくかったこと。

No.	Name	Classificatioinn
13	顎口虫《がっこう》	線虫類 ⑧

Case

ドジョウの躍り食いに注意!
顎口虫の幼虫は皮膚の下をさまよいながら生き続ける

40代の男性が酔っ払った勢いで、友人とともに、ドジョウの躍り食いに挑戦した。香港からの輸入ドジョウが水槽に飼われている日本料理店だった。

1か月後、右胸部の皮膚のむずがゆさに気づき、目をやると、赤い線状の皮疹があり、しかも日によって動いていた(図)。

驚いて、彼は近くの皮膚科を受診した。医師による食歴の聞きとりと皮膚生検の結果、顎口虫症《がっこうちゅう》の診断が下された。顎口虫という寄生虫(線虫)の幼虫による「皮膚爬行《はこう》症」である。

まさに、むしず(虫唾)が走る状態かもしれない。虫唾(虫酸)は胸がムカムカしたときに胃から口に出る酸っぱい液体のこと。その昔、胃の中にいる寄生虫が出す唾液と考えられていた。

Photo

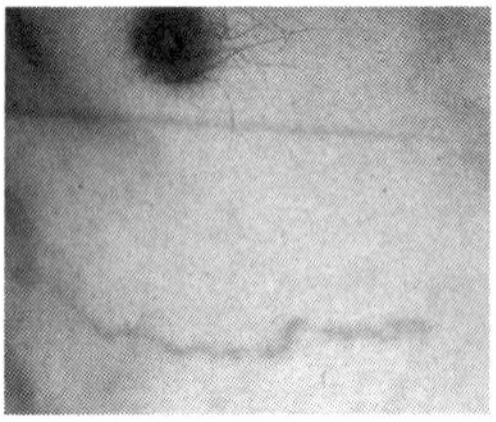

図　顎口虫による皮膚爬行症。右胸部の皮膚に蛇行する赤い線状の皮疹を認める。「旋尾線虫症」(P192)で紹介した旋尾線虫幼虫症によく似た病態である

Data

- **名前**　顎口虫
- **寄生場所**
  淡水魚を食べる哺乳類(イタチ、イヌ、ブタ)の腸。
  人では成虫になれず、皮下をさまよう。
  第一中間宿主はケンミジンコ
  第二中間宿主は淡水魚
- **大きさ**　幼虫の体長2～4ミリ
- **寄生された場合の病名**　顎口虫症
- **症状**　赤い線状の皮疹、皮膚のむずがゆさ
- **殺傷能力(獰猛度)**
  まれに顔の皮下、眼や脳に迷入すると厄介
- **弱点**　加熱や冷凍に弱い(他の線虫と同じ)
- **予防法**　淡水魚を生で食べない

顎口虫は4種類、宿主《しゅくしゅ》が異なる

日本では古来、ドジョウを食べる文化があった。ドジョウは水田に多く棲み、簡単に手に入る食材だった。江戸時代、庶民は仕事の合間にドジョウ料理屋に立ち寄り、「ドジョウ汁」を食べてから午後の仕事にとりかかった。

ドジョウ汁や鍋料理など加熱すれば安全なのだが、躍り食いには覚悟が必要だ。躍り食いとは、魚介類を生きたまま食べることである。よく躍り食いされるのはシロウオとドジョウだ。うろこが気にならず、細長く小型なので、躍り食いに向いている。

線虫の仲間である顎口虫の卵は、水中に暮らす〝第一中間宿主〟のケンミジンコにとり込まれる。〝第二中間宿主〟はケンミジンコを食べる淡水魚。〝終宿主〟である哺乳動物が魚を食べると、顎口虫は哺乳動物の腸の中で成虫になって産卵する。

顎口虫は4種類存在し、それぞれ、第二中間宿主と終宿主が異なる。ちょっと複雑だが説明しよう。有棘《ゆうきょく》顎口虫の第二中間宿主はライギョ(雷魚)、終宿主はイヌ・ネコ、剛棘《ごうきょく》顎口虫とドロレス顎口虫の第二中間宿主はそれぞれ輸入ドジョウとヤマメ、終宿主はともにブタ・イノシシ、日本顎口虫の第二中間宿主は日本ドジョウ、終宿主はイタチである。

幼虫が皮膚の下を移動した跡が、赤く腫れ、かゆみが出る

人には、第二中間宿主の淡水魚を食べることで感染する。淡水魚を生で食べてから3〜4週間たつと、幼虫が皮膚を蛇行・迷走する。皮膚が赤くなり、かゆみと痛みを伴う。そして、皮膚病変が時間とともに移動するのである。これを医学用語で「皮膚爬行症《はこう》」とよぶ。

人は終宿主でないため、感染した虫は腸で成虫になれず、皮膚の下をさまようことになる。「幼虫移行症」であるため、駆虫剤は使わない。駆虫剤を使うと体内のどこかで虫が死んでしまい、死んだ虫に対する炎症反応が起こるために、かえって病状が悪化する可能性があるからだ。

幼虫の皮下の移動速度が1時間あたり5センチと速いため、診断と治療を兼ねた「生検」をどこからするかが問題となる（標本の中にムシがいないと診断はできない）。線状の皮疹

先端部を切除しても、もうそこにムシはいない。ムシが移動したあと、アレルギー反応である皮疹が現われるまでに一定時間を必要とするためだ。手慣れた皮膚科医は皮膚の超音波（エコー）検査をして、ムシの位置を確認するが、その部位にはまだ赤みはない。

爬行疹の出現部位は、腹部、胸部、背部などに多いが、四肢や顔面に出現することもある。まれながら、顎口虫の眼球や脳への「内臓移行症」も報告されている。

寄生した幼虫は体内を移動しながら、数年にわたって生き続ける。ムシの立場からすると、人が終宿主である動物（イヌやイノシシやイタチ）に食べられるのをじっと待っているのだ。ウーム。

幼虫は、酢漬けでは死なないので要注意！

この顎口虫症の原因食は、時代とともに変化している。１９６０年代までの日本ではライギョによる有棘顎口虫が多かった。食糧難の時代にライギョを刺身で食べたことが原因だった。ライギョは空気呼吸をする大型の淡水魚で、鋭い歯を持っている。

タイ料理のソム・ファック（som fuk：淡水魚の酢漬け加工食品）は、現在でも有棘顎口虫症の原因である。最近では、中国、台湾、香港、韓国産の輸入ドジョウに媒介される剛棘顎口虫が多い。

ドロレス顎口虫や日本顎口虫による皮膚爬行症は、それぞれ、ヤマメおよび日本産ドジョウの生食による。スッポン、ヘビやカエルを生食して発症するドロレス顎口虫症もある。

最近、外来種のブラックバスの刺身を食べて日本顎口虫症を発症した事例が報告されている。ブラックバス被害に対する「釣って、食べて、駆逐しよう」運動はとても貴重な活動だが、決して生で食べないこと！

メキシコでも、名物料理セビチェ（養殖した川魚の酢漬け・マリネ料理）による顎口虫症の多発が問題になっている。幼虫は酢漬けでは死なないことを肝に銘じておいてほしい。

No.	Name	Classificatioinn
14	動物性回旋《かいせん》糸状虫 （オンコセルカ）	線虫類 ⑨

Case

ブユに刺されて皮膚にシコリが 人に寄生する回旋糸状虫は失明のリスク大！

ある年の８月、広島県府中市を流れる芦田川沿いに住む70代の女性が、ひじの皮膚に硬いシコリを自覚して来院した。２か月ほど前、農作業中にブユに繰り返し刺されたという。かゆみや赤みはない。診断確定の目的で、８ミリ大の皮膚のシコリが切りとられ、病理診断に提出された。

病理診断のコンサルテーション（相談）を受けた筆者は、動物性回旋糸状虫症（オンコセルカ症）をつよく疑った（図）。知り合いの大分大学の寄生虫学者に相談したところ、遺伝子診断を踏まえて、イノシシに感染する動物性回旋糸状虫（オンコセルカ）のメス成虫であることがみごと確定した。ただし、ムシは未成熟で、虫卵はつくられていなかった。

Photo

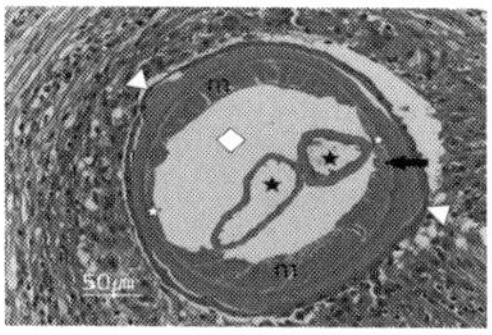

図　動物性回旋糸状虫症の皮膚生検（ヘマトキシリン・エオジン染色）。虫の断面が観察される。M：筋肉、矢印：腸管、★：子宮、☆：側索、△：体壁の突起、◇：体腔

Data

- **名前**　動物性回旋糸状虫（オンコセルカ）
- **寄生場所**　イノシシの皮下
  まれに人にも寄生するが成熟できない！
  ブユが媒介する
- **大きさ**　とぐろを巻く成虫は長さ20～50センチに及ぶ。体幅は0.2～0.4ミリと細い
- **寄生された場合の病名**
  動物性回旋糸状虫症（オンコセルカ症）
- **症状**　皮膚のシコリ
- **殺傷能力（獰猛度）**　人には悪さをしない
- **予防法**　ブユに刺されないこと
- **治療**　外科的切除

動物性の回旋糸状虫は、人の体内では生き長らえない

病理診断がついてしばらくして、筆者は大分大学の専門家と医学生2人といっしょに現地に足を運び、患者さんにお会いするとともに、ブユの調査を行なった。すてきな高齢女性の患者さんは、イノシシによる畑の被害を嘆いていた。

早朝、川沿いの道でたくさんのブユを採取し、川に棲む幼生も調べた。ブユはきれいな水が速いスピードで流れる場所でないと棲息《せいそく》できない。つまり、朝、ブユが舞うということは、美しい自然が残されている証拠である。高校生時代、軟式テニス部の合宿で長野県の菅平高原《すがだいら》を訪れたとき、朝露が冷たい高原で何か所も刺されたブユのことを思い出した。小さいブユに刺されると、蚊と違って、何日もかゆみがおさまらなかった。

動物を終宿主《しゅうしゅくしゅ》とする回旋糸状虫が人へ寄生する病態は、動物性回旋糸状虫症とよばれる。このケースのように、日本にはイノシシを終宿主とするタイプが分布している。

もう少し説明しよう。イノシシがブユに刺されると、回旋糸状虫の子虫（ミクロフィラリア）が皮膚に注入され、しばらくすると子虫が成虫へと発育するとともに、皮膚にシコ

リができる。シコリの中で雌雄の成虫が出会うとメスはたくさんのミクロフィラリアを血液中へと放出する。ミクロフィラリア入りの血液をブユが吸って次のイノシシが感染する。この途中で人がブユに刺されると皮膚にシコリができるというわけ。ただし、成虫は人の体内では成熟できないため、血液中にミクロフィラリアがお出ましになることはない。つまり、全身的な症状が出ることはない。

人に寄生する回旋糸状虫は、熱帯アフリカ、アラビア半島、中米に蔓延

動物性回旋糸状虫と異なり、人を本来の宿主とする回旋糸状虫（オンコセルカ）がいる。これに感染すると、多くの人が失明する厄介な寄生虫である。熱帯アフリカ、アラビア半島や中米の海抜５００〜１０００メートルの高度帯の地域に分布する。河川流域に棲むブユによって媒介されるため、〝河川盲目症〟とよばれている。

この回旋糸状虫は人の皮下組織に寄生し、数匹の雌雄の成虫（長さが20〜50センチに達するが、幅は０・２〜０・４ミリと糸のように細長い）と無数のミクロフィラリア（０・３ミリ長の幼虫）を含む炎症性のシコリ（オンコセルカ腫瘤）をつくる。

ミクロフィラリアが真皮へと移動すると、かゆみのつよい皮膚炎になる。血中に入り込んだミクロフィラリアが眼球の中に侵入すると、失明する可能性が高い。現在、世界中で4000万人もの〝河川盲目症〟の患者がいると推定されている［P077］。

回旋糸状虫症には特効薬がある。2015年のノーベル医学・生理学賞受賞者の大村智博士が発見した抗生物質、イベルメクチン［P211］だ。この薬が、多くの人を失明から救っている。また、イベルメクチンはイヌフィラリア症［次項］にもとても効果的で、飼い犬だけでなく、野犬のフィラリア感染率は激減している。

ここに紹介した動物性回旋糸状虫症の場合は、失明の恐れはなく、症状は皮膚のシコリだけのため、イベルメクチンは使わない。虫が死んでもいったんできたシコリは消えないし、この特効薬を気楽に使うことで環境への悪影響が懸念されるためである。

現在、畜産関係では特効薬、イベルメクチンが安易に多用されるきらいがある。牛の寄生虫症や疥癬によく効くからだ。体内に取り込まれたイベルメクチンは活性を保ったまま、尿ではなく便の中へと排出される。すると、牛糞を利用して子孫を残し、牛糞の栄養分を自然に返す重要な働きを果たしているフンコロガシ（コガネムシ科の昆虫）が死に絶えてしまうのだ。伝家の宝刀は、本当に必要なときにだけ使ってほしいと切に願う。

No.

15

Name

イヌ糸状虫（イヌフィラリア）

Classificatioinn

線虫類 ⑩

Case

蚊を媒介して人にも感染するイヌフィラリアは肺に肺がんもどきの影をつくる

40代の男性が、検診で胸部エックス線撮影の異常を指摘されて来院した。異常陰影以外に特別な症状はなかった。ＣＴ検査では、右肺の中葉にがんと紛らわしい円形の結節性病変がみられた。肺がんを否定できないため、治療と診断確定を兼ねて、胸腔鏡《きょうくうきょう》下で肺の部分切除が行なわれた。胸腔鏡下手術では、胸に３か所ほど穴を開けて、そこから内視鏡と手術道具を挿入して手術が行なわれる。

病理診断はイヌ糸状虫症（イヌフィラリア症）だった。壊死《えし》性の結節性病変の真ん中に、肺動脈の中に詰まった線虫の断面が観察された。血管の中に幼虫が侵入するこのような顕微鏡所見はイヌ糸状虫症に特徴的であり、診断価値が高い。

Photo

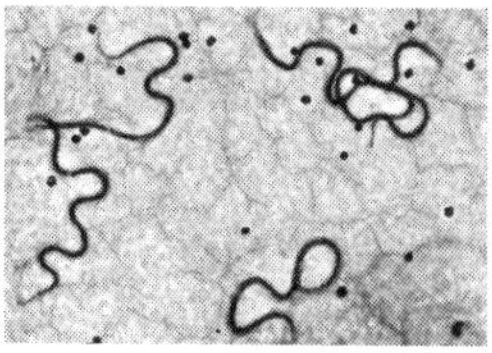

図　犬の血液中にみられるイヌ糸状虫のミクロフィラリア（ギムザ染色）。とぐろを巻くような幼虫が血液の中に多数観察される

Data

- **名前**　イヌ糸状虫（イヌフィラリア）
- **寄生場所**　犬の右心室、大静脈、肺動脈
  蚊が媒介する
- **大きさ**　成虫：フィラリア：15～20センチ
  幼虫：ミクロフィラリア：0.3ミリ
- **寄生された場合の病名**
  イヌ糸状虫症（イヌフィラリア症）
- **症状**　無症状。健康診断でたまたまみつかることが多い。皮膚にシコリをきたすこともある
- **殺傷能力（獰猛度）**
  イヌ糸状虫症が致死的になることはない
- **予防法**　蚊に刺されないようにする
- **治療法**　外科的切除

フィラリア症に感染した犬には死の危険性も

イヌ糸状虫（イヌフィラリア）は、犬の右心室、大静脈、肺動脈の中に寄生する15～20センチ大のそうめん様の住血性線虫である（血液の中に棲むムシ）。犬の体内でメスのフィラリアが0・3ミリほどの長さのミクロフィラリア（幼虫）を産むと、多数のミクロフィラリアが犬の血液中を流れる［図］。

この犬を蚊が刺すと、血液とともにミクロフィラリアが蚊の体内に入り、その蚊が別の犬を感染させる。犬の血液に侵入したミクロフィラリアは、血液を通って肺動脈や心臓に寄生する。イヌ糸状虫症は慢性的に経過するため、循環障害による症状（散歩中に疲れやすくなり、乾いた咳をするようになる）が現われるまでに数年ほどかかる。症状が現われたころには、心臓や肺の機能が低下しているため、犬は死に至る危険性が高い。

以前は、日本の野犬の20～50％がイヌ糸状虫に感染していたが、特効薬イベルメクチン［P211］が使用されるようになってから、この数字は激減している。

とくに沖縄地方では蚊に注意！　人に感染する可能性も

イヌ糸状虫のミクロフィラリア（幼虫）をもつ蚊が人を刺すと、まれに人に寄生することがある。命を脅かすほど重症化することはないが、血液中に移行したミクロフィラリアが肺を流れる肺動脈にひっかかって、炎症性のシコリがつくられる。蚊に刺された部位（皮下組織）にシコリができることもある。

肺病変の多くは無症状で、このケースのように、胸部エックス線やＣＴ検査で偶然発見される。肺に、肺がんに似た結節ができるのが特徴である。胸腔鏡を使った手術で病変が摘出されると、血管内の幼虫を中心とする壊死性病変が確認されることは先に述べたとおりである。

暖かい気候で蚊が元気なせいか、あるいはのら犬が多いせいか、人のイヌ糸状虫症は沖縄地方に多い。

No.

16

Name

肝蛭《かんてつ》

Classificatioinn

吸虫類
①

Case

牛のまわりに潜む肝蛭の子虫 牧場の近くに自生したセリを食べるのは要注意!

酪農農家の50代の女性が、発熱と腹部の違和感を訴えて来院した。肝臓に異常陰影を認めたため、肝臓がんが否定できない。肝臓の一部が手術で切りとられた。切除標本では、肝臓の被膜の下に不規則な形の6センチ大の膿瘍《のうよう》(膿の塊)がみられた。顕微鏡でみてみると、病変内に大型の吸虫の断面が観察された(図)。吸虫は未熟で、虫卵はつくられていなかった。肝蛭《かんてつ》とよばれる吸虫の未成熟個体が、肝臓表面から胆管へと移動中にたまたまみつかってしまったケースである。

肝臓には、虫体に対するつよい炎症反応がみられ、それが症状発現につながった。この肝蛭くんは肝臓の中での移動にもたついてしまったために、炎症反応を誘発してしまい、ますます身動きがとれなくなってしまったのかもしれない。

Photo

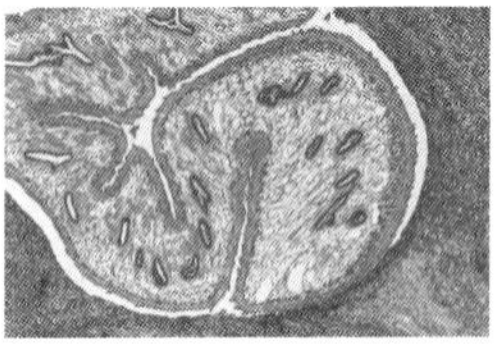

図　肝蛭症の肝臓病変(ヘマトキシリン・エオジン染色)。体壁に短い棘の生えた虫が肝臓にトンネルを掘っている。つよい炎症反応を伴っている

Data

- **名前**　肝蛭
- **寄生場所**　羊、山羊、牛の肝臓や胆嚢・胆管
  幼虫は水辺の草に付着する
- **大きさ**　2～3センチ大(扁平で葉っぱ形)
- **寄生された場合の病名**　肝蛭症
- **症状**　ないことが多い
  ときどき、発熱、腹部の違和感など
- **殺傷能力(獰猛度)**
  じっと寄生している分には影響はない
- **弱点**　加熱に弱い。牛と仲のよい生活をしない限り、感染することはない
- **診断**　糞便の虫卵検査、抗体検査
- **治療法**　駆虫薬(プラジカンテルなど)

牛、羊や人の肝臓と胆嚢に寄生する肝蛭

肝蛭は世界中の牛、羊、山羊に広く寄生しており、人にも寄生する「人獣共通《じんじゅう》寄生虫症」である。2〜3センチ大の扁平で葉っぱ形の吸虫で、条虫（サナダムシ）と同じ、〝扁形動物門〟に属している。肝臓や胆管、胆嚢に寄生する。雌雄同体（オスメスの区別がない）で、腸はあるが、肛門がない。消化と生殖のための吸盤が2個並んであり、2つの口（ストーマ）をもつという意味でジストマ＝二口虫ともよばれる。

肝臓に寄生する吸虫として、肝蛭のほか、肝吸虫と日本住血吸虫が有名である。あとの2つは肝硬変症の原因として、戦前の日本で恐れられていた。肝蛭は幸い、肝硬変症をつくらない。中間宿主《しゅくしゅ》は淡水産巻き貝のモノアラガイで、貝から遊走（移動）した子虫は、稲やセリ、ミョウガ、クレソンなどの水辺の草にくっついて感染型幼虫「メタセルカリア」へと発育する。この感染型幼虫は、刈りとられた稲ワラで3〜4か月間生存し続ける。そのため、感染牛の敷きワラを堆肥に利用している水田は、感染の場を提供する。牛を飼う農場の近くでとったセリやクレソンなどをおひたしにして食べると、肝蛭

に感染する危険性が少なくない。

感染型幼虫は牛や人の小腸で孵化《ふか》し、いったん腹腔《ふくくう》へ移行してから、肝臓表面の被膜を食い破って、最終的に総胆管に棲みつく。総胆管に生着するまでの期間は2〜3か月である。胆嚢炎を併発することもある。こうした〝体内移行性〟のため、未熟な肝蛭が腹腔、肺、脳や皮下組織に迷い込むことがある。

サッとゆでるくらいでは生き残る

ここに紹介した患者さんの生活歴をよく聞いてみると、自宅の敷地内に多くの牛を飼育しており、2か月ほど前の春先に、近くを流れる小川に自生するセリをとって、おひたしにして何度も食べていたそうだ。ということは、家族全員の検診が必要になる。

加熱しておひたしにするのだから、肝蛭の幼虫は死んでいるのではないかと思うかもしれないが、セリがしんなりするまでの時間は短いため、幼虫を完全に死滅させられるとは限らない。また、調理するときに生きた幼虫がまな板の上や包丁あるいは手について、最終的に調理されたおひたしに混入する可能性もある。

No.

17

Name

横川吸虫《よこがわ》

Classificatioinn

吸虫類
②

Case

シラウオやアユの生食で感染する横川吸虫 少数なら症状はなく、ゆる〜い予防対策でOK

60代の社長さんは、接待でよく江戸前寿司を食べる。とくに、ネタの寸法に切った笹の上に行儀よく筏《いかだ》に並べて握るシラウオの握り寿司が好物で、彼は接待のたびに注文した。

太り気味だったため、ある日人間ドックを受けた。その結果、糞便検査で横川吸虫卵が陽性といわれた（図）。下痢や腹痛といった症状はまったくなかったが、感染源は大好物のシラウオの握りと推測された。

プラジカンテルという駆虫剤を飲んだ結果、３か月後の再検査で便の中の虫卵は陰性化した。

Photo

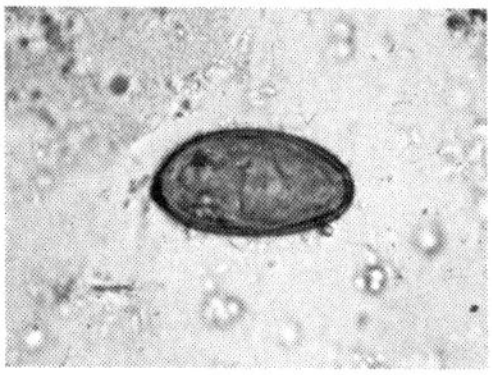

図　便中の横川吸虫卵。黄色みを帯びた小型の虫卵である。数ある寄生虫の卵の中でいちばん小さい

Data

- **名前**　横川吸虫
- **寄生場所**　人、犬、猫、豚、ネズミ、サギ、カワウなど、淡水魚を食べる哺乳類と鳥類の腸の粘膜。中間宿主はシラウオやアユ
- **大きさ**　成虫：1〜2ミリ大　虫卵：長径30ミクロン
- **寄生された場合の病名**　横川吸虫症
- **症状**　多数寄生した場合に限って下痢や腰痛
- **殺傷能力（獰猛度）**　横川吸虫症で死亡した例はない！
- **弱点**　加熱
- **診断**　糞便の虫卵検査
- **治療法**　駆虫薬（プラジカンテル）

白ゴマとそっくりな横川吸虫の成虫

シラウオは江戸っ子になじみ深い魚で、徳川家康がこの魚をたいへん好んだ記録が残っている。シラウオは春になると産卵のために隅田川に姿をみせる、江戸の春の風物詩だった。佃島《つくだじま》でのシラウオ漁が、築地魚河岸《うおがし》のルーツだ。頭部の紋様が葵《あおい》のご紋に似ていることからトノサマウオともよばれている。

シラウオの鮮魚は半透明だが、塩をまぶしたり、加熱したり、冷凍したりすると白くなる。生は傷みやすいため、産地で釜揚げにされることが多い。横川吸虫は加熱に弱いため、釜揚げされたシラウオは安全だ。

横川吸虫はヒトの消化管に寄生する吸虫の代表である。発見者の横川定《さだむ》博士（1883〜1956年）にちなんで〝ヨコガワ〟と読む。成虫はゴマ粒大で洋梨形をしている。便の中に混じる白ゴマは、横川吸虫の成虫と似ていて紛らわしい。

〝第一中間宿主《しゅくしゅ》〟は淡水産巻き貝のカワニナ、〝第二中間宿主〟はアユ、シラウオ、ウグイなどの淡水魚である。日本各地の河口で捕れ、春先に躍り食いされるシロウオ（シラウオとは別種）に寄生することもある。終宿主は、人のほか、犬、猫、豚、ネズミ、サギ、カワウなど、淡水魚を食べる哺乳類と鳥類で、腸の粘膜に寄生する。グルメブームのため、寄生率がなかなか減少せず、むしろ増加傾向にある。

日本人の寄生虫症の中では、アニサキス症についで第2位の発生頻度を誇っている。成虫の寿命が1年と短いこともあって、少数寄生の場合、無症状である。人間ドック受診者の糞便検査で検出される虫卵のうち最も頻度の高いのが横川吸虫卵（56％）で、次いでランブル鞭毛虫《べんもう》（23％）、肝吸虫（13％）の順である（回虫は1％）。

予防には、第二中間宿主のアユやシラウオを生食しないことが重要である。とはいえ、非加熱のアユやシラウオを食べないように心がけていても、リスクはゼロにならない。焼き過ぎて味を損なわないように調理されたアユの塩焼きに幼虫が生き残っていたり、アユを調理したまな板に幼虫が残り、他の食材に付着して感染源になる場合もあるからだ。

もし感染しても特別な症状はなく自然治癒しやすいことから、比較的安全な寄生虫といえる。それでもあなたは、グルメ食の代表ともいえるシラウオの握り寿司を注文したり、春の風物詩であるシロウオの踊り食いをしたりしますか？　もっとも、たとえ感染しても大きな健康被害はないので心配はいらないのですが……。

No.

18

Name

ビルハルツ住血吸虫

Classificatioinn

吸虫類
③

Case

アフリカ大陸の川で水浴びして経皮感染
4年後に血尿が出て、尿中にたくさんの虫卵が!

25歳の日本人男性が大学病院に来院した。血尿が出たためだ。痛みや発熱の症状はない。思い当たる原因について、男性から話を聞いた担当医は仰天した。

4年前、大学生のときに、3か月間にわたる「アフリカ大陸縦断サバイバルツアー」に単独で参加したという。世界中の強者30人ほどがパリに集合し、空路モロッコへ移動後、アフリカ大陸を自分たちの足だけで南下。アフリカ大陸の西海岸から赤道直下のジャングルを通過して、いったんケニアに至り、一路南アフリカへ。そこで折り返して東海岸に沿って北上、ゴールはケニア海岸線の町モンバサだった。

インド洋に臨むモンバサ海岸のサンゴ礁の美しさは一見の価値ありです!(独り言です)

Photo

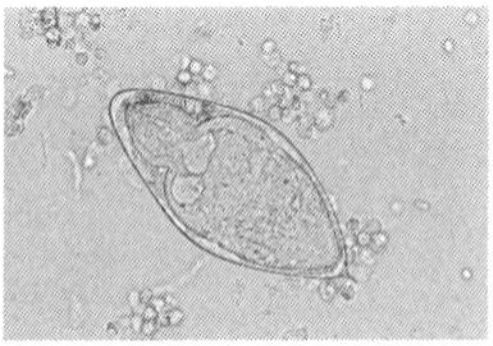

図1　血尿中の虫卵。中に子虫(ミラシジウム)を容れる。右下に小さいトゲがみえる。大きさが100ミクロンを超える大型虫卵である。虫卵のまわりの小さい粒子は赤血球

Data

- **名前**　ビルハルツ住血吸虫
  (ビルハルツは発見者のドイツ人医師の名)
- **寄生場所**　子虫は淡水に棲む巻き貝(中間宿主)、成虫は人の静脈内(終宿主)
- **大きさ**　虫卵:長径110～170ミクロン
  子虫(セルカリア):長さ0.3ミリ
  成虫:1～1.5センチ
- **寄生された場合の病名**　ビルハルツ住血吸虫症
- **症状**　血尿(痛みや熱はない)
- **殺傷能力(獰猛度)**
  長期にわたる寄生で、水腎症や膀胱がんがおきる
- **予防法**　巻き貝の駆除
- **治療法**　駆虫薬

日本にはないビルハルツ住血吸虫症

男性は、「アフリカ大陸縦断サバイバルツアー」の3か月間、野宿を繰り返し、川や水たまりで水浴びをした。ホテルに宿泊したのは、マラリアにかかって発熱が止まらなかった3日間だけだったらしい。

図2　サバイバルツアーの経路とビルハルツ住血吸虫の分布

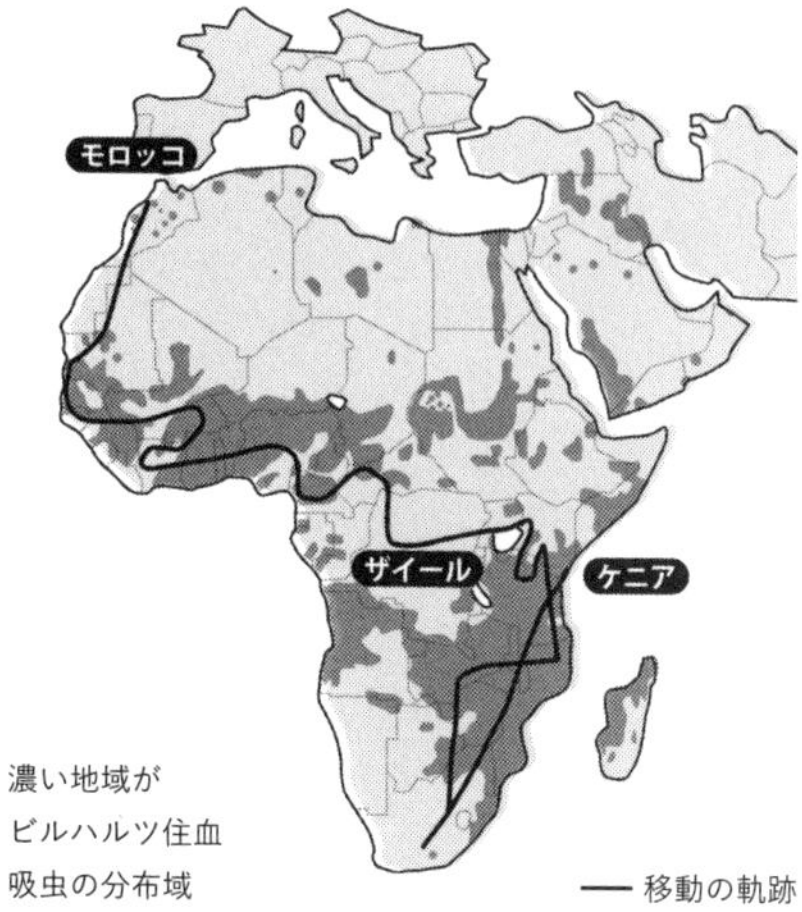

サバイバルツアーのコースを図2に示そう。若き強者が歩いたルートは、まさにビルハルツ住血吸虫症の汚染地域と一致していた。世の中には、なんともとんでもないツアーがあるものだ。

病院ではすぐに尿検査が行なわれた。尿を顕微鏡でみると、赤血球に混じって、多数のビルハルツ住血吸虫の虫卵が認められた。端っこに短いトゲのある大きな虫卵で、内部で子虫（ミラシジウム）がせわしなく動いていた［図］。このビルハルツ住血吸虫症は日本にはない病気で、「輸入感染症」とよばれる。病院はこの初体験に大騒ぎとなった。すぐに、全身の検査が行なわれた。

大腸内視鏡検査で、下部大腸の壁に異常がみつかったために生検が行なわれた。まもなく、病理診断により虫卵結節といわれる寄生虫卵による病変であることが判明。駆虫薬プラジカンテルの経口投与が行なわれ、血尿はなくなり、虫卵も尿から消えた。

わずか10分の水浴びで感染

感染経路をみてみよう。患者の尿が排泄されると、尿内の虫卵から生まれでた幼生（ミラシジウム）が泳ぎだし、川の中に棲む巻き貝に到達する。ミラシジウムには無数の線毛があり、泳ぎが得意だ。貝の中でミラシジウムから無数の子虫（セルカリア）が生まれ、この目にみえないこの子虫たち（長さ0・3ミリほど）が川の中に散ってゆく。そして、その水を使って水浴びをした人は、わずか10分ほどの間に、傷のない正常の皮膚から感染する（経皮感染）。

皮膚に入ったビルハルツ住血吸虫の子虫は、血液の中に移動して、血流に乗って膀胱のまわりの静脈に寄生する。血管の中に寄生するので、〝住血〟吸虫の名がつけられている。

子虫は人の「骨盤静脈」の中で1～1・5センチ大の成虫に成長。オスメスが仲よく抱き合って暮らして、メスはどんどん卵を産む。産卵された無数の虫卵が詰まって静脈の流れが悪くなると、膀胱の壁に肉眼的な大きさの潰瘍《かいよう》ができて、血液とともに尿中へどっと虫卵が排出されるのである。

経皮感染後3か月もたつと、尿の中に虫卵が認められるようになるが、肉眼で確認できる血尿をもたらす膀胱潰瘍が形成されるまでには、ふつう数年を要する。この青年の場合も4年かかっている。

成虫の寿命は10～15年ととても長生きだ。時間がたつと、膀胱だけでなく、尿管、子宮頸部、下部大腸といった骨盤臓器や外陰部にも虫卵による病変（虫卵結節）がつくられる。この青年では、下部大腸に虫卵結節が確認された。

女性の場合、子宮頸部の病変は、子宮頸がんと紛らわしい潰瘍性病変になることがある。尿管がおかされると、虫卵結節によって尿管が狭くなり、水腎症（尿の流れが滞って腎臓が水ぶくれする状態）による腎臓障害をきたす。エジプトでは、膀胱にがんができることも知られている。

しかし、ビルハルツ住血吸虫の分布地域であるケニアでは、住血吸虫症による発がんはほとんど問題とならない。なぜなら、この地の人々の平均寿命は40歳代。多くの人ががん発生以前に亡くなってしまうからだ。

筆者は、ケニア東部のサバンナ地帯にあるビルハルツ住血吸虫症の多発地域における膀胱がんの発生状況を知るために、現地で活動する日本人医師と共同調査を行なった。300人ほどの成人村民に水をたくさん飲んでもらい、膀胱の超音波検査と排尿後の尿細胞診を検討した。超音波でわかる膀胱がんは一例もなかった。尿の細胞診標本は現地の検査技師がつくってくれた。しばしば虫卵はみつかったものの、がん細胞はみられなかった。寝ている間に、暴れゾウに家を踏みつぶされて亡くなる人がいる、そんな土地での調査だった。住民の多くは掘っ建て小屋のような家に住み、電気やトイレはない。住民台帳はなく、どこに誰が住んでいるかもわからない。言葉の壁がある中、暗くなってから帰宅した人に検査の協力をお願いした。実際に調査を実践した日本人医師の苦労をわかってあげてほしい。

コラム

住血吸虫対策の裏表

1994年の1月中旬、筆者はケニアにいた。国際協力機構（JICA）の感染症対策プロジェクトのお手伝いに、専門家派遣されたのである。

最初のフィールドは、かつてイギリス領ケニアの首都だった海岸線の町、モンバサから車で一時間ちょっと内陸に入ったサバンナ地帯の村だった。猛烈に揺れるジープの前につづく緑の間を貫く真っ赤な道がとても印象的だった。

ここは、JICAプロジェクトのひとつ、ビルハルツ住血吸虫対策の対象地域。ケニア医学中央研究所（KEMRI）の病理技師に、細胞診のイロハを伝授するのが筆者の役目だった。

この山間の村には電気も水道もない。小学校には土でできた壁と椰子《やし》の葉の屋根はあるが、ドアも窓ガラスも床も、そして椅子も机もない。教室の中には石ころが敷いてあり、唯一学校らしい黒板には、算数の勉強のあとが残っていた。

ここで、調査と練習をかねて小学生のおしっこを集めた。義務教育8年制の小学校の生徒の中から、2年生と7年生の30人ずつが選ばれた。検尿コップをはじめ、すべての器具は日本から持参した。検尿コップを渡すと、制服を着た裸足の生徒たちは校庭の隅々に散っていった。この小学校にトイレはないからだ。

近くの町の地区病院（ここには電気がある）まで検体を運んで遠心分離してみると、とにかく沈渣《ちんさ》の量に驚かされた。実に、3分の2以上の小学生たちにビルハルツ住血吸虫の虫卵が陽性だった。泥水に浸かって遊ぶため、住血吸虫症の子虫（セルカリア）がいとも簡単に経皮感染するのだ。でも、彼らはみた目にはいたって健康だ。

教室に生徒たちを集めて記念写真を撮ったときの大歓声は忘れられない。フラッシュつきのカメラで写真撮影されたのは初めてだったのだろう。彼らの輝く目、白い歯、そして人懐っこい仕草が懐かしい。

小学校の校長先生に質問した。2年生の生徒数に比べて、7年生の生徒数が明らかに少ないのを不思議に思ったからだ。答えは全く意外だった。7年生になると、血尿を出す頻度が増す。低学年のときに寄生した住血吸虫が成熟して、血尿の原因となる膀胱潰瘍をつくるようになるためだ。血尿を出した子は家で成人のお祝いを受け、その後学校に来なくなる。なぜなら、大人になったら彼らは、畑での貴重な働き手となるからだ。

この地方では、子どもが血尿を出すのはあたりまえで、大きくなれば自然に治る。痛くもかゆくもない。熱が出るわけではないし、貧血で倒れることもない。お父さんもお母さんも、おじいちゃんもおばあちゃんも同じように血尿を出してきたこの地方の人々にとって、日常生活にほとんど影響のない〝住血吸虫症〟は、病気のうちに入らないのだ。病気とは、生命に危険の及ぶマラリア（このあたりはハマダラ蚊が飛び交う）、肺炎や下痢症（この3つの疾病がこの国の三大死因）を意味する。

手元の国語辞典によると、「正常」とは、「みなと同じ、まわりと変わらないこと」である。みんなが血尿となるこの地方では、血尿は「正常」のうちなのだろう。いったい、正常や健康って何だろう。日本住血吸虫症を撲滅したノウハウを伝授するのがこのJICAプロジェクトのねらいだったが、先進国の価値観をアフリカに押しつけることの傲慢さ、無意味さを実感した、そんな貴重な体験だった。

この地域を歩いてみた。赤道直下の太陽が焼けつくように暑い。サバンナの畑に植えたとうもろこしが立ち枯れしている。土に植えた稲（おかぼ）は収穫の時期を迎えているが、まるでイネ科の雑草のようだ。穂のついている株は数えるくらい。そのうち、実のついているのは半分以下だった。

1月は乾季だ。小川の流れが止まり、水たまりができていた。水たまりには、マラリアやフィラリア(糸状虫)を媒介する蚊のボウフラや住血吸虫症を媒介する巻き貝がたくさん棲んでいる。人々はこの泥水をシュロの葉で濾過して飲み、炊事・洗濯に使い、水浴びをする。ここは、子どもたちの遊び場でもある。向こう側で、子どもたちがおいしそうにマンゴーやカシューナッツの実を食べながら手を振っている。

水たまりの横に径50cmほどの大きな穴があいていた。ゾウの足跡。ここは、シンバ国立公園に接しており、野生のゾウが多い。そう、野生動物たちにとっても貴重な水源なのだ。

住血吸虫症対策としてJICAは小川の整備を進めていた。巻き貝が棲みにくくなるように、小川に生える雑草を手でひき抜き、小川の底をスコップで掘り下げ、流れを直線化して流速を早めるのである。炎天下で、丸一日働いてたったの80ケニアシリング(Ksh)(1Kshは1・6円)。それが彼らにとって貴重な現金収入となる。

住民たちがこの仕事をひき受ける理由は、住血吸虫症を減らしたいからでないことは明白だった。この地方の人々は現金収入が少ないために、100円程度の抗マラリア薬のクロロキンが買えない。地区病院を訪れるマラリア患者のヘモグロビン簡易検査(ザーリ法)の値をみると、5g/dlはあたりまえで、3g/dlも稀でない(ちなみに、正常値は13〜15g/dl)。マラリアによる高度の溶血性貧血の結果だ。

ああ、この土地の人たちに必要なのは、いったい何だろう。社会のインフラストラクチャー(基盤)がまったく整っていないこの村で、私たちは彼らに何をしてあげるべきなのだろうか。

No.

19

Name

トリ住血吸虫の幼虫
（セルカリア）

Classificatioinn

吸虫類
④

Case

鳥の住血吸虫の幼虫が皮膚に入り込む
人に寄生する住血吸虫が内臓に寄生すると危険

コメ農家の跡継ぎである30代の男性は、6年前から毎年、田植えを手伝っている。今年も田植えのため、毎日素足で水田に入っていた。2日前から、下肢が水田の水面に触れるあたりに、かゆみのつよい水ぶくれがたくさんでき、一部は出血を伴っていた（図）。いっしょに田植えをした家族にも足に赤いぽつぽつができてかゆがっていた。近くの皮膚科を受診すると、水田皮膚炎がつよく疑われた。研究志向のつよい担当皮膚科医は、自ら水田まで出かけ、田んぼに棲む巻き貝、ヒラマキモドキを多数採集。丹念に貝を解剖して、ついにヒラマキモドキから住血吸虫の幼虫（セルカリア）が分離された。その結果、この男性は住血吸虫性皮膚炎（トリ住血吸虫症）と最終診断された。

Photo

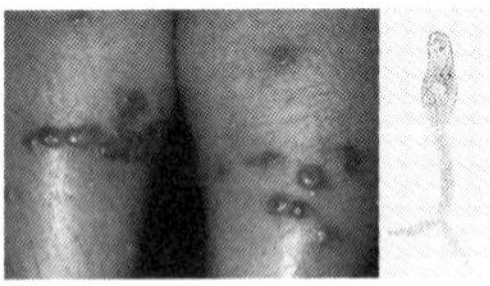

図　水田皮膚炎（左：肉眼像、右：セルカリアの顕微鏡写真）。両方の下肢が田んぼの水面に触れるあたりに、かゆみのつよい水ぶくれが多発している。一部は出血性である。顕微鏡でみつかったセルカリア（幼虫）には、二股に分かれた尾がみられる

Data

- **名前**　トリ住血吸虫の幼虫（セルカリア）
- **寄生場所**　鳥類の腸壁静脈
  中間宿主は淡水性巻き貝
- **大きさ**　セルカリア（子虫）：長さ0.3ミリ
- **寄生された場合の病名**　住血吸虫性皮膚炎
  （別名：水田皮膚炎、トリ住血吸虫症）
- **症状**　足のかゆみ、水疱（みずぶくれ）、発疹
- **殺傷能力（獰猛度）**
  水鳥を殺すが、ヒトはかゆいだけ
- **注意点**　水田に素足で入らないこと
- **治療法**　ステロイド外用薬の塗布

皮膚炎をもたらす原因は、鳥に寄生する住血吸虫の幼虫

住血吸虫性皮膚炎は、別名水田皮膚炎とよばれている。鳥類の腸壁静脈に寄生する住血吸虫の幼虫であるセルカリアが、人の皮膚に侵入（経皮感染）することが原因で発症する。そのため、トリ住血吸虫症ともよばれる。

〝中間宿主《しゅくしゅ》〟となるのは小さい巻き貝で、ヒラマキモドキはムクドリ住血吸虫を、ヒメモノアラガイはカモ住血吸虫を仲介する。巻き貝は、田んぼに水が張られた田植えの時期に多い。農作業中に水に触れる水面に近い皮膚、つまり足首の上あたりに小さな丘疹や小水疱《しょうすいほう》（みずぶくれ）が多発する。手に発疹《ほっしん》ができることもある。河川での作業のあとに発症することもある。発症までの時間は数時間で、軽症なら1～2日でおさまる。

このケースのように、つよいかゆみを伴う発疹が数日以上続く場合もあるが、ステロイド外用薬を塗ることで1～2週間で完治する。水疱を伴って炎症反応がつよい場合は、反復感染例が疑われる。アレルギー反応による病変であるため、毎年田植えをするたびにひどくなる可能性がある。

予防のためには、可能なら水田に入らないこと。それが無理なら、作業が終わったらすぐに手足をよく洗い流すことが大切だ。

多くの人命を奪ってきた、人に寄生する住血吸虫症

一方、人に重篤な病害をもたらす住血吸虫症は、吸虫の成虫が人の静脈内に寄生する（血の中に棲む）。門脈（消化管から肝臓に栄養分を運ぶ静脈）に寄生することで肝硬変症をきたす日本住血吸虫症とマンソン住血吸虫症、骨盤静脈に寄生して血尿をきたすビルハルツ住血吸虫症［P238］が恐るべき住血吸虫症の代表である。

中間宿主となる淡水性の巻き貝の棲む川、沼、湖に人が入ると、子虫であるセルカリアが経皮感染する。流行地が限定される点が特徴で、多くの人命を奪うことから、世界保健機関（WHO）が重点的な対策を講じる、世界的に重要な寄生虫病だ［P077］。

日本住血吸虫症は、山梨県の甲府盆地や静岡県の三島・沼津地方、広島県福山市（片山地方）、利根川下流域、筑後川流域などの日本の一部地域にみられ、多くの患者の命を奪ってきた。しかし、中間宿主となるミヤイリガイ（カタヤマガイともよばれる）を撲滅する

対策が行なわれ、１９７８年を最後に、みごと根絶された。日本は、住血吸虫症を根絶やしにできた世界で唯一の国である。

１９５０年代初頭、四川盆地をふくむ揚子江《ようすこう》（長江）流域で日本住血吸虫症の大流行が顕在化した中華人民共和国では、中国共産党の指導者、毛沢東《マオツォートン》の指令のもと、大々的な感染防止対策が行なわれた。しかし、対策は不成功に終わり、今でも揚子江流域（とフィリピン）は日本住血吸虫症の濃厚汚染地帯のままである。

ここで紹介したトリ住血吸虫症は、鳥類に寄生する住血吸虫症のため、人には皮膚炎をつくるが、子虫が静脈内で成虫になることはない。かゆみに対するがまんが必要だが、幸い、命に関わることはない。

一般に、寄生虫には成虫になるのに適した宿主（動物）が決まっている（宿主特異性とよばれる）。鳥の住血吸虫は人で成虫になれないし、人が大好きな日本住血吸虫が鳥に感染することもない。日本住血吸虫症の場合も、セルカリアが人に経皮感染するときに皮膚炎をおこすことがある。ただし、幼虫は皮膚からすぐに体内へと入り込むので、トリ住血吸虫症のような〝迷えるセルカリア〟による皮膚炎になることは少ない。

No.	Name	Classificatioinn
20	宮崎肺吸虫	吸虫類 ⑤

Case

どんなに酔っ払っても、刺身を飾るサワガニを食べるな!

30代の男性が、急激に進行する意識障害とけいれんのため、病院に緊急搬送された。すぐさま頭部をエックス線撮影すると、前頭葉に石灰化を伴う境界がはっきりした泡沫《ほうまつ》状陰影が観察され、原因病変と判断された。症状の原因となったつよい脳浮腫を軽減して救命する目的で、病変の手術的な切除が行なわれた。

顕微鏡所見では、脳組織に壊死《えし》を伴う炎症があり、少数の虫卵が観察された（図）。成虫は確認できなかった。宮崎肺吸虫の異所性寄生による脳病変と推定された。主治医が回復した男性から話を聞くと、3か月ほど前にレストランで生のサワガニを食べたことがわかった。

Photo

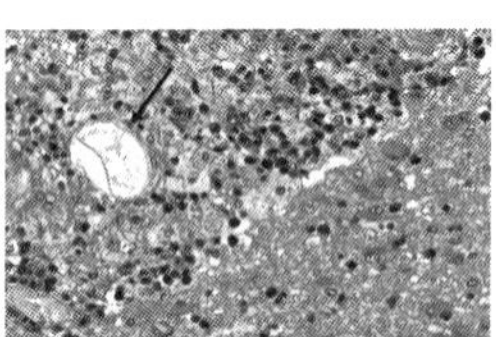

図　宮崎肺吸虫による脳病変（ヘマトキシリン・エオジン染色）。壊死を伴う強い炎症反応がみられ、壊死性病変の中に虫卵が少数確認される（矢印）

Data

- **名前**　宮崎肺吸虫
- **寄生場所**　野生動物の肺の末梢気管支、人の胸膜や脳。中間宿主はサワガニ
- **大きさ**　成虫：体長7～16ミリ
  虫卵：70～100ミクロン
- **寄生された場合の病名**　宮崎肺吸虫症
- **症状**　肺寄生の場合は胸痛や咳、脳寄生の場合は意識障害やけいれん
- **殺傷能力（獰猛度）**
  脳に寄生すると命を脅かすことがある
- **弱点**　加熱
- **治療法**　外科的切除、駆虫薬

寄生先の肺にうまくたどりつけなかった成虫が脳に侵入

患者の男性は、横浜の本格的な中華料理店で、舟に乗った豪華な刺身を提供された。刺身を囲むようにサワガニが飾られていた（本格中華料理でよくみかける習慣らしい）。本来、サワガニは飾りであって、食べることを前提にしていない。しかし、彼は深酔いした状態で、生のサワガニを分別なくいただいてしまった。それを目撃した仲間がそう証言し、感染の原因がサワガニだったことが判明したのである。

この若き男性はその後、軽い半身麻痺を残しながらもみごと回復。今も元気で働いている。主治医だった脳外科医いわく、もしあのとき緊急手術していなかったら、たぶん彼の命はなかっただろう。

肺吸虫は、ウェステルマン肺吸虫と宮崎肺吸虫の2種が日本国内に分布する。いずれも第一中間宿主《しゅくしゅ》はカワニナ（淡水産の細長い巻き貝）で、第二中間宿主はそれぞれ、モクズガニとサワガニである。これらの淡水産のカニを生食することで感染が成立する。また、幼虫が寄生したイノシシやシカの生肉を食べて感染した例もある。野生動物の肉を使うジビエ料理は、しっかり火を通すことが感染予防につながる。

ウェステルマン肺吸虫の〝終宿主《しゅうしゅくしゅ》〟は人である。人に摂取された感染型幼虫は、小腸で孵化して腸の壁を破り、横隔膜、胸膜を通って肺へと侵入する。この過程で、幼虫が肝臓、胸膜、胸壁の皮下などへ迷入して、腫瘍（がん）と紛らわしい所見を示すことがある。こうした〝異所性寄生〟でも成虫は多数の虫卵をつくるのが、ウェステルマン肺吸虫の特徴である。脳に迷入すると、けいれんなどの重篤な症状を呈する。

ウェステルマン肺吸虫の成虫は、体長7～16ミリのレモン形である。人の肺の末梢気管支に虫嚢《ちゅうのう》（虫結節）とよばれる空洞性病変（まん中に穴が開いた病変）をつくって寄生し、虫卵は痰の中へ排出される。そして、痰の細胞診でオレンジ色に輝く虫卵が発見される。

感染してから成虫に成長するまでに2～3か月を要する。肺がんや肺結核と紛らわしい肺の異常陰影をつくって、咳と血痰をもたらす。成虫は長生きで、無治療だと20年以上生きるとされている。ウェステルマン肺吸虫症は、モクズガニを食べる習慣のある南九州に比較的多い。

一方、今回のケースの原因となった宮崎肺吸虫は、本来はネズミ、イタチ、イノシシなどの野生動物やイヌの肺に寄生して虫卵を産む。宮崎肺吸虫の幼虫が本来の終宿主でない人に感染した場合、肺の中には入れず、胸膜にとどまるため、気胸（空気が胸腔《きょうくう》に漏れだして呼吸困難となる病態）と胸水貯留をきたすことが多い。肺に虫嚢はつくられず、虫卵が血痰や喀痰中へ排出されることもない。

宮崎肺吸虫が人に寄生した場合、虫卵の産生は少数にとどまる。人の体内では十分に成熟できないためである。まれに、ウェステルマン肺吸虫と同じような〝異所性寄生〟による脳病変がみられる。ウェステルマン肺吸虫症による脳病変と違って、組織内に虫卵はみいだせないか、あっても、このケースのように少数である。サワガニは都会の料亭やレストランで出されることが多いので、宮崎肺吸虫症は都市部に散発する。宮崎肺吸虫は宮崎県に多いわけではない。発見者、九州大学の宮崎一郎教授にちなんだ命名である。

No.

21

Name

日本海裂《れっ》頭《とう》条《じょう》虫《ちゅう》
（俗名：サナダムシ）

Classificatioinn

条虫類
①

Case

肛門から顔を出すひも状のサナダムシ 飼っておくと花粉症やメタボ予防に効果あり!?

11歳の小学生の女の子のおしりの穴から、ひものようなものが顔をだした。驚いた母親がすぐに娘を病院に連れてきた。

女の子には、サナダムシを飼っていた精神的ショック以外に、特別な症状はなかった。よく聞くと、３か月前に家族でサーモンの刺身を食べたそうだ。駆虫目的で、注腸造影剤であるガストログラフィン100ミリリットルが十二指腸に直接注入された。ほどなくして排泄された〝日本海裂頭条虫《れっとうじょうちゅう》〟全長の肉眼所見を図に示す。うすっぺらい横幅の広い片節が、果てしなくつながっている。

Photo

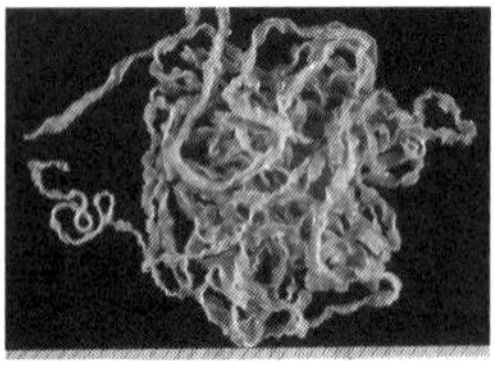

図　日本海裂頭条虫の全体像。一つひとつの片節は横長である。ムシをちぎらずに大便を取り除く（身支度を調える）までの担当の臨床検査技師の苦労をしのんでほしい

Data

- **名前**　日本海裂頭条虫
- **寄生場所**　ケンミジンコ（第一中間宿主）
  マス（第二中間宿主）
  人、犬、猫、キツネなどの哺乳類（終宿主）
- **大きさ**　体長2～9メートル、幅10～15ミリ（成虫）
- **寄生された場合の病名**　日本海裂頭条虫症
- **症状**　通常、無症状。腹痛、下痢、腹部膨満感などを訴えることも
- **殺傷能力（獰猛度）**
  みた目派手だが、命に関わらない
- **弱点**　加熱、－20度以下での冷凍
- **治療法**　プラジカンテル（駆虫薬）の内服（最近、ガストログラフィンは使われない）

日本産のサナダムシと北欧産のサナダムシ

日本人に寄生するサナダムシの多くは、日本海裂頭条虫である。「条虫」の俗称がサナダムシ。長さ2〜9メートルもあるサナダムシの親虫が「真田紐《さなだひも》」に似ることが由来である。真田紐は、木綿や絹で織った幅の狭い縞模様《しまもよう》のある平織りまたは袋織りの平らな紐をさす。関ヶ原の合戦のあと和歌山県の九度山《くどやま》に蟄居《ちっきょ》していた真田幸村《ゆきむら》（信繁《のぶしげ》）が、父の昌幸《まさゆき》とともに発明し、収入を得るために売っていたという。

筆者が医学生のころ、日本人にみられるサナダムシ寄生の代表は、広節裂頭条虫《こうせつれっとう》と習った。ところが今では、日本海裂頭条虫として広節裂頭条虫と区別されるようになった。そのわけを説明しよう。

１９８６年、島根医大環境保健医学の山根洋右《ようすけ》教授は、北欧産のマス（淡水産）から取りだした広節裂頭条虫の5ミリ大の幼虫、プレロセルコイド（嚢尾虫《のうび》）を自ら飲んで、日本産のマス（サクラマスなどの川を遡上《そじょう》する海洋回遊魚）に寄生する幼虫の場合と比較した結果を報告した。北欧産の幼虫ではひどい下痢と貧血に苦しんだが、日本産では無症状だった。そのため、両者は異なる種として認められ、日本産マスに寄生する条虫は、日本海裂頭条虫と再分類された。

ベストセラー「笑うカイチュウ」（講談社文庫、1999年）の著者で、東京医科歯科大学の寄生虫学教授だった藤田紘一郎博士は、この日本海裂頭条虫を長くお腹に飼っていた。断続的に計6匹も！

藤田先生いわく、「実際に自分のお腹のなかで飼ってみたら、花粉症にもならず、中性脂肪が落ちてメタボが解消され、いたって健康な体になりました」。このように、寄生虫学者は果敢にも、自らを実験台にすることが多い。拍手！

西欧では、広節裂頭条虫の幼虫（嚢尾虫）がやせ薬として使われてきた歴史がある。恋多きギリシャ系ソプラノ歌手、マリア・カラス（1923〜1977年）が90キロの巨体から解放されたのは、北欧産マス由来の幼虫を意図的に飲み込んだおかげだった。半年後には長いサナダムシをお腹に抱えつつ、60キロまで減量できたそうだ。1900〜1920年ごろ、ヨーロッパではサナダムシのカプセルが販売されていた。幼虫を飲み込み、体重が望むところまで減ったら、寄生虫を薬で退治したらしい。

感染予防には、加熱または冷凍保存を

広節裂頭条虫と日本海裂頭条虫はあわせて淡水産裂頭条虫とよばれ、両者は肉眼的に区別できない。第一中間宿主はケンミジンコで、第二中間宿主はサクラマスやベニマスなどのマス類である。それを、終宿主の人やクマなどの哺乳類が、生で食べると感染する。体内に入った幼虫は、小腸の粘膜に頭節を吸着させて成長する。

条虫は、頭節、頸部および片節《へんせつ》（体節）からなる。頭節は宿主の腸粘膜に食らいつく器官である。頸部は頭節直下の成長中心で、新たな片節をつくり続ける。片節は数個～数千個に及ぶ。片節の幅は10～15ミリで、〝広節〟の名のとおり横幅が広い。腸はなく、栄養分はからだの表面から吸収する。オスメスの区別はない。十分成長するまでには３か月ほどの時間を要する。成長すると糞便中に虫卵を排出するようになる。

いずれの条虫の幼虫も、加熱またはマイナス20度以下で24時間以上冷凍すると死滅する。日本海裂頭条虫よりちょっと怖い広節裂頭条虫は、もっぱらカナダや北欧からの輸

入マスの生食で寄生するが、9割は冷凍ものなので安全である。生鮮冷蔵ものはアトランティックサーモンが多く、おもにノルウェーから空輸されているので要注意だ。ちなみに、回転寿司で人気のネタ、トロサーモンは寄生虫のいない環境で養殖されており、安全性が高い。どうかご安心を。症状のなかったこの女の子が食べたサーモンは、きっと日本産のサクラマスだったのだろう。

最後に、図〔P254〕のようなわかりやすい肉眼写真を一枚撮影するために、外来検査を担当する臨床検査技師がどれほど苦労するか、想像してみてほしい。片節がちぎれないように気遣いつつ、便をていねいに取り除く必要があるのだ。ホルマリンは刺激がきつくてとても使えないので、アルコールの中での作業となる。

技師さんいわく、〝く○まみれのつらい半日仕事〟だ。ぜひこの作品を堪能し，褒めてあげてほしい。

No.

22

Name

マンソン孤虫《こちゅう》

Classificatioinn

条虫類
②

Case

ゲテモノ食いにご注意を！
皮膚の下を子虫がゆっくりうごめいてシコリをつくる

忘年会のシーズン。とある都内の大学病院の医局員の一団が、忘年会の二次会でマムシ料理店に立ち寄った。そして、男性陣全員が、精力のもととなるマムシの生血のワイン割りを飲んだ。きつい臭いがワインの香りに隠されていた。生きたマムシの頭をはさみで切り離し、尾のほうからしごいて生血を搾りだす実演つきだった。

年を越したころ、医局員に次々と異変がおこった。大腿部や腹部の皮膚にシコリができて、少しずつ移動するかと思うと、つぎの日には消えていた。彼らは各自こっそり皮膚科を受診した。シコリが切開され、そこに潜む寄生虫が切除された。診断はいずれもマンソン孤虫《こちゅう》症だった。ムシはマムシの血液中にはいないが、血液を搾りとるときに皮下にたくさん寄生する子虫が血液に人工的に混入したと考えられる。

Photo

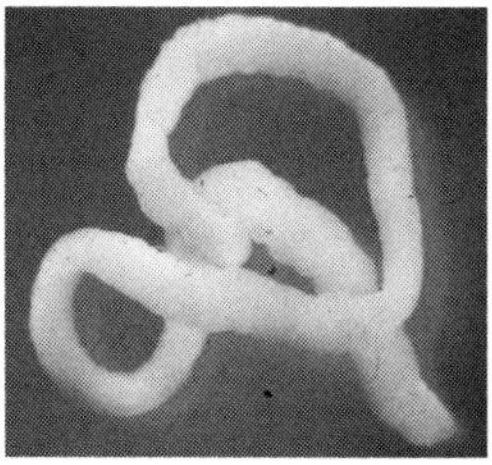

図　マンソン孤虫。白いヒモ状の虫が皮下から摘出された。動きがゆっくりののんびりした寄生虫である

Data

- **名前**　マンソン孤虫（マンソン裂頭条虫の幼虫）
- **寄生場所**　ケンミジンコ（第一中間宿主）
  ヘビ、カエル、イノシシ、人など（第二中間宿主）
  イヌ、ネコ（終宿主）
- **大きさ**　体長５ミリから60センチ（幼虫）
- **寄生された場合の病名**　マンソン孤虫症
- **症状**　皮膚の下をゆっくり動くシコリ
- **殺傷能力（獰猛度）**
  顔の皮下、眼や脳に入り込むと困りもの
- **弱点**　加熱、－20度以下での冷凍
- **予防法**　ゲテモノ食いをしない
- **治療法**　外科的切除

最良の治療法は、虫を取りだすこと

マンソン裂頭条虫の幼虫〔マンソン孤虫〕がヒトの皮膚に迷入・迷走する病態は、マンソン孤虫症とよばれる。大腿部、腹部、胸部、鼠径《そけい》部や乳房など、皮下脂肪の多い皮膚にみられることが多い。

マンソン孤虫症では、既に紹介した旋尾線虫症［P192］や顎口虫症［P220］による皮膚爬行《はこう》症と違って、ゆっくりと移動し、皮下に痛みのないシコリをつくる。麻酔して切開すると、動きの遅いゆったり型の白く光沢のある幼虫〔擬尾虫《ぎびちゅう》〕がみつかる。大きさは、発育の程度によって5ミリから60センチにわたる。マンソン孤虫はヒモ状で、伸縮性が高く［図］、数年間は生存し続ける。最良の治療は外科的に虫を取り去ることだ。

もう一例紹介しよう。ときどき自宅で飼育する地鶏《じどり》のささ身を食べていた45歳の農家の女性は、3週間前に腹部の皮膚にシコリを自覚した。

軽い発赤を伴うが、かゆみや痛みはない。シコリの位置が少しずつ移動していることが気になって来院した。そして、生検によってマンソン孤虫症の病理診断が確定した。

幼虫は、顔の皮下や眼、脳へ迷入することも

マンソン裂頭条虫（体長1〜2メートル）の終宿主は犬や猫、第一中間宿主はケンミジンコである。第二中間宿主は両生類から人まで幅広い。幼虫が人に感染しても成虫にはなれないので、人は第二中間宿主に位置づけられる。人は犬や猫に食われないので、寄生虫の立場からすると、いつまでたっても成虫になれない寄生失敗例といえる。

人への感染経路はヘビ、カエル、ニワトリ（とくに地鶏）やイノシシの生食だが、ときに、ケンミジンコを水とともに飲んで感染することもある。マムシを含むヘビは、とくに濃厚感染している。飼育中に感染する機会のない市販の鶏肉は安全である。

先の45歳女性が食べた地鶏のほか、ヘビ、カエル、イノシシなどの妙なものを生で食べたり、マムシの生血を飲んで1週間以上が経過すると、ゆっくりとした皮膚症状が現われる。皮膚を這うだけならかわいいものだが、肺、尿道、腹腔《ふくくう》、顔の皮下、眼や脳への迷入例もある。くれぐれも「ゲテモノ食い」にはご用心！

タイや中国では、カエルの肉を眼病治療の目的でまぶたに貼る民間療法があるそうだ。その結果、マンソン孤虫が眼球や脳へ迷入することがある。本末転倒といえる。

寄生虫は、寄生した宿主に対して臓器障害や発育障害をもたらすことが多いが、ときに、宿主に発育促進作用を示す場合がある。鳥取大学医学部の平井和光《かずみつ》教授のグループは、マンソン孤虫（擬尾虫）の分泌する成長促進因子に関するユニークな研究を発表している。

マンソン孤虫の頭部を皮下に移植されたマウスの体重は、対照群に比べて明らかに増加した。その因子（成長ホルモン様物質）、は、肝細胞、筋肉、脾臓の重量増加や骨端部の細胞分裂を刺激するが、体脂肪に変化はない。成長補助薬や筋肉増強薬としての開発はこれからの課題だ。でも、マンソン孤虫症の患者さんの体重が増加したとする報告は乏しい。十分な効果がでる前に治療されてしまうためかもしれない。

No.

23

Name

有《ゆう》鈎《こう》嚢《のう》虫《ちゅう》
（有鈎条虫の幼虫）

Classificatioinn

条虫類 ③

Case

韓国産キムチを食べてけいれん!
脳に寄生するととても厄介なサナダムシ

日本人学生の20代の女性は、韓国済州島産のキムチが好物で、頻繁に食べていた。5日前から突然右腕に力が入らなくなったため来院した。CT検査で、結節性病変が大脳半球に多発していた。右腕の異常は、多発性脳病変が運動神経を傷害したためと考えられた。末梢血白血球数は正常で、寄生虫症で増加することが多い好酸球も増えていなかった。本人の了承のもと、診断確定のために、頭蓋骨の一部を切り取って、脳組織の生検が行なわれた。

標本を顕微鏡で覗いてみると、ブドウの房状の胞嚢《ほうのう》壁を認め、ブドウ状嚢尾《のうび》虫《ちゅう》症に一致する所見がみられた（図）。脳有鈎嚢虫《ゆうこうのうちゅう》症にみられる独特の病変である。虫体が生きている限り、炎症反応はおこらない。厄介なことに、この患者さんのように脳病変はしばしば多発するので、残念ながら、1か所を取り除いても治療効果はない。

Photo

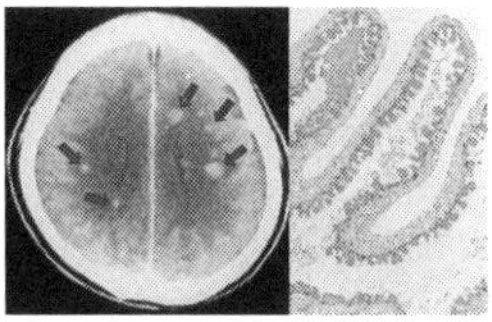

図　脳有鈎嚢虫症（左：脳の造影CT写真、右：脳生検標本のヘマトキシリン・エオジン染色）。大脳に結節性病変を多数認める（矢印）。顕微鏡的に、ブドウの房状の胞嚢壁が観察される

Data

- **名前**　有鈎嚢虫（有鈎条虫の幼虫）
- **寄生場所**
  成虫（有鈎条虫）は小腸、幼虫は皮下や脳
  中間宿主は豚、人も中間宿主となる（本文参照）
- **大きさ**　腸の成虫は2～4メートル、脳の幼虫は
  1～2センチほど
- **寄生された場合の病名**　脳有鈎嚢虫症
- **症状**　脳に寄生するとしびれ感やけいれん
- **殺傷能力（獰猛度）**
  寄生する脳の部位によっては致死的となる
- **弱点**　加熱
- **予防法**　豚肉は十分加熱して食べる

韓国産キムチによる右腕の脱力

有鉤条虫は豚を中間宿主、人を終宿主とするサナダムシである。全長2～4メートルの成虫は、人が豚肉の中に潜む幼虫、有鉤嚢虫（嚢尾虫《のうびちゅう》）を食べることで、小腸に寄生する。日本海裂頭条虫［P254］に比べて、分厚い体壁と細長い片節《へんせつ》が特徴である。現代日本では、この成虫の寄生はほとんどみられない。

一方、豚の便中に排泄された虫卵が野菜などに付着し、それを人が摂取すると、体内で卵からかえった第二期幼虫の有鉤嚢虫が、脳、眼筋、骨格筋、心筋、皮下組織、肝、肺に移動する。脳と皮下組織に移動すると、症状が現われる頻度が高い。

言い換えれば、人は終宿主《しゅうしゅくしゅ》だけでなく、中間宿主にもなる。有鉤嚢虫の発育はゆっくりなため、症状はほとんど現れない。有鉤嚢虫が皮下組織にみいだされる場合は、ふつう病変は1か所だけで、皮膚爬行《はこう》症の形をとる。その名のとおり、袋状に嚢胞化した幼虫が特徴である。病変を切除すれば治療完了である。

脳有鉤嚢虫症は、けいれん、意識障害、麻痺をきたす。有鉤嚢虫は大豆大〜えんどう豆大の胞嚢内に透明な液体を入れる。脳では、このケースのように病変が多発し、有鉤嚢虫はブドウ状を示す（ブドウ状嚢尾虫症ともよばれる）。

多数の虫卵に汚染された韓国産キムチが原因食となることがある。韓国の医師によると、「ソウルのキムチは大丈夫だが、南部、とくに済州島《チェジュ》産のキムチが危ない。白菜の栽培に、豚の屎尿を肥やしにする習慣があるからだ」とのこと。

生きた有鉤嚢虫は通常、炎症反応をおこさないでじっと潜んでいるが、治療で虫体が死亡すると、異物反応（炎症）が誘導される。有鉤嚢虫がいつまで生きるかって？ 有鉤嚢虫の立場からすると、その患者さんが豚に食べられるのをじっと、何年でも待ち続ける。待つのが生存戦略なので、きっと患者さんが死ぬまで彼らは生き続けることでしょう。

脳有鉤嚢虫症は病変が多発するために、手術的切除は困難である。脳有鉤嚢虫症では、治療が炎症をひきおこすために、逆効果になる場合がある。この点を十分考慮した対応が求められる。この患者さんはまだ20代。説明も今後の対応もたいへん難しい。

みなさんならどうしますか？

No.

24

Name

エキノコックス（多《た》包《ほう》条《じょう》虫《ちゅう》）

Classificatioinn

条虫類 ④

Case

かわいいキタキツネがもつこわい寄生虫 死に至ることもあるエキノコックス症

北海道では、キタキツネの繁殖による農場近辺のエキノコックス虫卵の汚染が問題となっている。かわいいキタキツネは観光客に好評で、集客力があるため、農場主が餌づけする。それがエキノコックス虫卵の汚染が広がる要因となっているのだ。

北海道におけるエキノコックス症の患者数は、毎年20～30人である。肝臓の中をゆっくりと広がり、最終的にがんと同じように、肺や脳に転移性病変をつくる恐ろしい寄生虫病である。ゆめゆめ、北海道の農場周辺の小川の水を飲んだり、野イチゴの実を食べないように！

※北海道の医師（病理医）はこの病気に詳しいが、他の地域ではなじみが少ない。

Photo

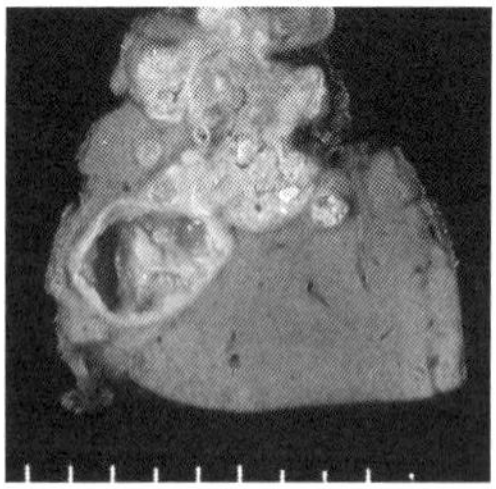

図　肝臓のエキノコックス症（手術切除例）。境界不明瞭なスポンジ状に穴の開いた病変が肝臓に形成されている。1目盛＝5ミリ

Data

- **名前**　エキノコックス（多《た》包《ほう》条《じょう》虫《ちゅう》）
- **寄生場所**　野ネズミ（中間宿主）
  キツネ、イヌ（終宿主）
- **大きさ**　虫卵：径30ミクロン（0.03ミリ）
  成虫：体長2ミリ
- **寄生された場合の病名**
  エキノコックス症（多包条虫症）
- **症状**　腹痛、発熱、黄疸
- **殺傷能力（獰猛度）**
  進行すると、がんと同様の経過をたどる
- **弱点**　加熱、乾燥
- **予防法**　北海道の農場周辺の小川の水を飲まない、野イチゴを食べない
- **治療法**　外科的切除

キタキツネが生息する地域での野イチゴの生食は厳禁

現在、エキノコックスの感染率は、キツネが40％、イヌが１％と見積もられている。エキノコックスの虫卵はキタキツネの便の中に混じるため、人がキタキツネの集まる農場周辺の小川で清水を飲んだり、小川に自生する野イチゴの実をそのまま食べたりすると感染する可能性がある。

虫卵は抵抗性が高く、マイナス10～20度では死なず、水中で４か月生存する。ただし、熱には弱く、加熱すると死滅する。

エキノコックスは、野ネズミを中間宿主《しゅくしゅ》、キツネおよびイヌを終宿主とする体長２ミリほどの小型のサナダムシ（条虫）である。野ネズミに感染すると、肝臓に多数の子虫（原頭節）がつくられ、キツネ、犬やオオカミに捕食されるのを待つ。

人への感染は、キツネが分布する寒冷地帯を中心に世界の一部の地域にみられるが、日本では北海道全域に分布する。キツネの糞の中に含まれる虫卵を人が摂取すると、肝臓にスポンジ状の小さな嚢胞（胞嚢）が多数つくられる［図］。嚢胞は、ゼリー状の内容物で満たされている。これが、正式には多包条虫《たほうじょうちゅう》とよばれる理由である。

エキノコックスにとって、人は本来の中間宿主ではないため、感染すると肝臓に嚢胞はできるが、野ネズミと違って子虫はほとんどつくられない。しかしエキノコックス症(多包条虫症)は悪性で、子虫のいない嚢胞が肝臓の中をまるでがんのように広がり、ときに、肺や脳に遠隔転移をきたすことがある。この病気の症状がでるまでには10年以上の年月がかかるが、その間に肝臓の嚢胞はゆっくり大きくなり、上腹部の不快感、腹痛、貧血、発熱などの症状が現われる。放置すると、末期には肝不全となって死に至る。

北海道保健福祉部作成のパンフレットから、「感染予防」のための注意点を紹介しよう。

①外から帰ったら必ず手を洗う。
②キツネに餌づけしたり、触ったりしない。
③キツネが近寄らないよう、生ゴミを適切に処理する。
④飼い犬が野ネズミを食べないよう、放し飼いにしたり野原や公園で放さない。
⑤山菜や野の果実は、十分に加熱もしくはよく水洗いしてから食べる。
⑥沢の水は生で飲まない。飲む場合は煮沸する。

コラム
礼文島から撲滅されたエキノコックス症

北海道最北端の日本海に浮かぶ礼文《れぶん》島でおこった悲劇の歴史を紹介しよう。

大正時代、礼文島では野ネズミが大量発生して困り果てていた。そのため、大正13年（１９２４年）、野ネズミの駆除と毛皮生産を目的に、千島列島中部のシムシル島から12頭のベニギツネが礼文島に導入された。

エキノコックスに感染したキツネは放し飼いにされ、繁殖のため10年間禁猟とされた。昭和５～６年頃がキツネの繁殖のピークで（その後は捕獲により減少）、家の床下に巣をつくり、餌を求めて家の中に入り込むこともあった。また、キツネの水飲み場は住民と共通だった。その結果、キツネと野ネズミにとどまらず、飼い犬、飼い猫や島民自身にもエキノコックス症が蔓延《まんえん》していった。そして昭和12年（１９３７年）、島民に最初の感染者がみつかった。

昭和38年（１９６３年）までに、礼文島のエキノコックス症患者は認定されただけで１３１名、死亡者は実に１０３名にのぼった。昭和23年（１９４８年）、行政は住民検診を開始すると同時に、キツネや野犬を駆除した。飼い犬・飼い猫にも徹底した殺処分を断行した。「犬を連れて行かないで！」と泣き叫ぶ飼い主、縁の下に犬を隠そうとする飼い主を尻目に、計２５０頭もの飼い犬が殺処分された。

寄生が完全に収束する昭和45年（１９７０年）まで、礼文島では犬や猫を飼うことは禁止された。その結果、現在、エキノコックス症は北海道全域に蔓延しているが、あれほどはやった礼文島にはみられない。

一方、エキノコックス症は長年、本州にはないとされてきた。１９９９年（平成11年）10月、秋田県でエキノコックス症の発生が新聞報道され、北海道外に広がった第一例として全国的に話題となった。臨床的にエキノコックス症が疑われ、某研究所で行なわれた血清診断で陽性と判断されたのだ。肝臓病変が手術切除され、担当病理医から筆者に相談があった。病理診断はエキノコックス症ではなく、肝蛭症《かんてつしょう》だった（Ｐ２３２参照）。秋田大学の吉村堅太朗教授が血清反応を再検した結果も肝蛭症であった。エキノコックスに対する弱い交差反応性が誤認の原因だった。

平成26年（２０１４年）４月、愛知県知多半島の阿久比《あぐい》町で捕獲された野犬の糞からエキノコックスの遺伝子が検出された。詳細な遺伝子検査で、ムシは北海道産と判明した。北海道から運ばれてきたイヌが媒介したらしい。

阿久比町は新美南吉《にいみなんきち》の童話『ごんぎつね』（昭和7年＝１９３２年）の舞台で、町は「ごんぎつねがくらしていた里山」を観光資源にしようとしていた矢先のこと。阿久比町周辺はかつてキツネの生息地だったが、昭和30年代に姿を消した。そして最近、キツネが半世紀ぶりに確認されたことが話題になったばかりだった。

さらに平成30年（２０１８年）３月、知多半島で捕獲された野犬56匹中３匹の糞からエキノコックス遺伝子が検出された。同時に、愛知県保健局は愛知県内で４例のエキノコックス症の人体例の届け出があったことを発表した（２０１４年1例、２０１８年3例）。エキノコックス症は北海道から本州へと拡大しつつあるといえる。感染経路は不明のようだが、何とも不気味な状況である。

No.

25

Name

ゾエア（エビやカニの幼生）

Classificatioinn

節足動物
①

Case

海水浴では、やわらかなお尻や胸を狙うエロい虫に注意！

30代の女性が、古典的な毛織物製のワンピースの水着を身に着け、夏の湘南海岸で海水浴を楽しんだ。その日、海水は濁っていた。海から上がってしばらくすると、水着をつけている部分がチクチクと痛み始めた。海水浴場近くの開業医を訪れると、ベテラン医師は直ちに“海水浴皮膚炎”の診断を下した。

夏の海岸（ことに湘南海岸）で、水着に覆われた皮膚に一致してチクチクするかゆみや軽い痛みを示す“小丘疹《きゅうしん》”が多発する皮膚病がみられる。一つひとつの皮疹の大きさはよくそろっている。これが海水浴皮膚炎である。

Photo

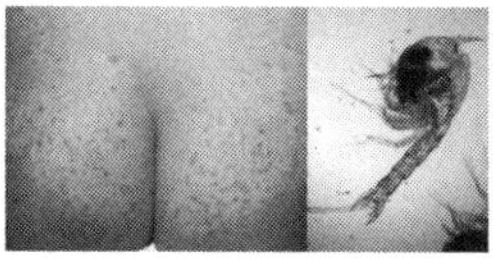

図1　海水浴皮膚炎とゾエア。トゲをもつゾエアはカニの幼生で、動物性プランクトンの代表である。シラスの中に混じっているので、注意深いみなさんは気づいているでしょう。大きな目と長いトゲが特徴

Data

- **名前**　ゾエア（エビやカニの幼生）（動物性プランクトン）
- **感染場所**　皮膚のやわらかい場所
- **大きさ**　2ミリ前後
- **病名**　海水浴皮膚炎（プランクトン皮膚炎）
- **症状**　ちくちくしたかゆみや痛み
- **殺傷能力（獰猛度）**　刺されて死んだ人はいない
- **予防法**　濁った海水の水浴びは避ける。布製の水着を避ける
- **治療法**　軟膏塗布

ゾエアは海藻が多いときや赤潮のときに多く登場

原因は、「ゾエア」とよばれるエビやカニの幼生（動物性プランクトン）のトゲに刺されたことによる〝トゲ刺し反応〟で、プランクトン皮膚炎とよばれることもある。海水浴中より、水から上がったあとに発症することが多い。水分が蒸発すると塩分濃度が高まり、苦しくなった幼生たちが暴れだすのだ。

ゾエアは、海水が濁って海藻が多いときや赤潮のときに多く登場する。毛織物製水着にはゾエアが付着しやすいため被害が多く、滑らかな化繊の水着では被害が少ない。陰部を刺されることもあり、エロ虫、キン食い、チンチン虫の俗称もある。とくに、皮膚が柔らかく、水着の面積が大きい女性のほうが刺されやすい。

刺されたら、すぐに温水と石けんで洗い流すとよい。症状が出てしまった場合は、病院に行くと、医師が軟膏を処方してくれる。

図1は、典型的な肉眼所見とゾエア（カニ幼生）の顕微鏡写真である。おしりとゾエアの写真は、湘南海岸で開業するこだわりの皮膚科医、故中野政男先生からいただいた。こ

のベテラン医師は、間違いなく、海水浴皮膚炎の日本一の専門家だった。

海ではクラゲ皮膚炎とオニヒトデ刺症にもご用心

参考までに、クラゲ皮膚炎とオニヒトデ刺症にも触れておこう。クラゲ皮膚炎では、先に紹介した海水浴皮膚炎のときにみられるトゲ刺し反応に加えて、生物毒（刺胞毒《しほうどく》）による強い炎症反応がみられる。とくに、鮮やかな青色をした浮き袋を持つカツオノエボシは電気クラゲと俗称され、症状が激しい。カツオノエボシは春から夏にかけて、各地の海岸に流れ着く。死んでいても刺胞が発射されるので触れないように。クラゲ皮膚炎では線状に水ぶくれを伴う皮疹が特徴で、刺される回数が重なると皮疹は重症化する［図2］。

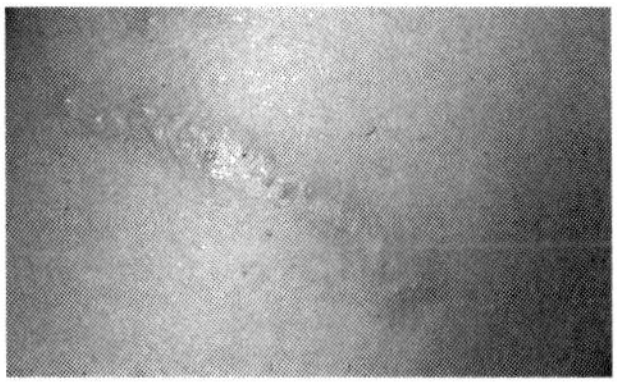

図2　クラゲ皮膚炎
クラゲ皮膚炎（クラゲ刺症）では、刺された部位の皮膚に線状の水ぶくれができる

オニヒトデ刺症は、沖縄の海で珊瑚礁《さんごしょう》を食害することで悪名高いオニヒトデに刺されると発症する。皮膚の広い範囲に中毒性紅斑がみられる。体長30センチで10～20本の腕をもち、トゲの先が赤い。

コラム

サーファーやダイバーに多い納豆アレルギー

納豆アレルギーは、サーファーやダイバーに多い。なぜだろう。

納豆アレルギーは日本人独特の食物アレルギーで、納豆をよく食べる東日本に多い。納豆を食べたあと8〜12時間で、じんま疹、呼吸器症状（せき、くしゃみ）、粘膜症状（口・唇・舌の違和感、まぶたの腫れ、のどのかゆみ）、消化器症状（嘔吐、下痢）といった症状が現われる。

納豆アレルギーの原因は、納豆菌（枯草《こそう》菌）が大量につくるねばねばした物質、ガンマポリグルタミン酸（γ-PGA）である。納豆菌のγ-PGAは、腸の中で分解されにくく、吸収されるまでに時間がかかる。だから、症状が発症するまでに時間がかかるのだ。

サーファーやダイバーは海でよくクラゲに刺される。クラゲの触手には納豆菌と同じγ-PGAが含まれている。サーファーやダイバーはこうして頻回にγ-PGAに曝されているので、納豆アレルギーが発症しやすい。

γ-PGAは、食品添加物として、健康飲料、プリン、カップ麺、人工甘味料、ダイエット食品などに含まれる。保湿効果の高いγ-PGAは、化粧品、石けん、ヘアケア用品にも添加される。幸い、これらが納豆アレルギーを誘発するという報告はまだない。

タキソールという抗がん剤にγ-PGAを結合させたオパキシオは、副作用軽減のため米国で開発された。納豆を食べない米国では、この薬が卵巣がんや肺がんの治療に利用されているが、日本ではまだ認可されていない。

γ-PGAは、水中の不純物を凝集する作用が強いため、汚水処理にも利用されだしている。今後、汚水処理業者に納豆アレルギーが増える可能性がある。

No.

26

Name

ニキビダニ（毛包虫）

Classificatioinn

節足動物
②

Case

大人の寄生率は100%!?
皮脂の多い毛穴に棲む小さな小さなニキビダニ

ニキビに悩む10代後半の女性が、ニキビ治療を得意とする皮膚科医を訪れた。皮膚科医は、ニキビ病変部に増えるニキビダニ（毛包虫）を顕微鏡でみつけだした。

ニキビは、思春期から青年期の顔（とくに、おでこ、ほお、口のまわり、下あご）にできる吹き出物で、皮脂（アブラ分）の多い皮膚の毛穴に炎症がおこる病気である。ひどくなるとニキビ跡が残ってしまうので、若い女性の悩みとなる。原因は性ホルモン分泌による皮脂分泌の増加とアクネ菌（アクネは医学用語でニキビのこと）といわれる細菌の異常増殖である。実は、病変部の毛穴では、ニキビダニ（毛包虫）と称される小さなダニも増えている。ニキビダニが増えるのは、彼らが大好きな皮脂がたっぷりと供給されるからで、ダニがニキビの原因ではない。

Photo

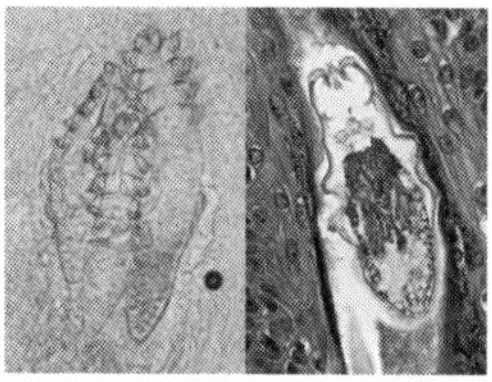

ニキビダニの顕微鏡写真（左：毛穴から押し出されたダニ3匹、右：顔の毛嚢に寄生するダニのヘマトキシリン・エオジン染色）。短い4対の脚をもつ目にみえないダニである

Data

- ▶名前　ニキビダニ（毛包虫）
- ▶感染場所　皮脂腺が豊富な毛穴（とくに顔面）
- ▶大きさ　体長:0.2～0.3ミリ
- ▶病名　尋常性ざ瘡＝ニキビ（毛包虫症）
- ▶症状　吹き出物
- ▶殺傷能力（獰猛度）
  じっと棲みついているのでふつうは無害
- ▶予防法
  だれでももっているので、予防する必要はない
- ▶治療法　ニキビの治療

ニキビダニの感染経路

ニキビダニ（毛包虫）は、体長が0・2〜0・3ミリの小型のダニで、ウジ虫様で細長く、短い脚が4対（8本）ある。鼻、まぶた、耳の穴などの皮脂腺《ひしせん》の豊富な毛穴にそっと寄生する。

ニキビダニは、毛穴（毛包《もうほう》）の中で卵を産み、幼虫、第1若虫、第2若虫を経て成虫になり、一生を過ごす。生まれてから死ぬまでは2週間程度である。皮脂分泌が増加した毛穴に、細菌（アクネ菌＝ニキビ菌）の二次感染がおこるとニキビになる。大人のダニ寄生率は100％といわれている。ニキビには必ずニキビダニがいるが、ニキビのない毛穴にもニキビダニがしばしば棲みついている。ニキビダニはニキビの原因ではない。

鼻の毛穴を押さえると、白っぽい皮脂が出てくるのを体験した人もいるだろう。これを顕微鏡でみると、虫体が観察できる。こうして押しだされたニキビダニと顔の毛嚢に寄生する顕微鏡写真を図に示す。

ダニがいても、普段は何の悪さもしないのでご安心を。つまり、ニキビダニは人の常在性微生物なのだ。人以外にも、犬や猫などさまざまな動物に固有のニキビダニの寄生が知られているが、動物のニキビダニは人には寄生しない。

アトピー性皮膚炎などに使われるステロイド軟膏を顔に塗ると、虫体数がどっと増える。ステロイドが皮膚の免疫力を低下させるからである。そもそも、ステロイド軟膏を顔の皮膚に塗りつづけると、皮膚が萎縮して赤ら顔になってしまうおそれがあるので、作用の強いステロイド軟膏を顔に塗ることはご法度だ。ステロイドを顔に塗ったあとできる〝酒《しゅ》さ〟という鼻の頭が赤くなる皮膚病では、ニキビダニが悪さをしている。

生まれたばかりの赤ちゃんにニキビダニはいない。親やまわりの大人が接触し、皮膚同士が触れあったときに感染する。毛穴の外にでて周囲をうろつく第2若虫が、素早く赤ちゃんに接触感染する。ダニが接触感染する可能性のいちばん高い行為は、おそらく、おとうさんやおじいちゃんが脂ぎった顔を赤ちゃんにスリスリするときだろう。赤ちゃんを本当にかわいいと思うなら、将来ニキビで悩ませないよう、むやみにスリスリするのは少し慎んだほうがいいかもしれない。

No. 27

Name

チリダニ

Classificatioinn

節足動物③

Case

身のまわりに棲みつく目にみえないダニ 粉製品の中で増えて、アレルギー発症も

手術で切除された60代男性調理師の肺に、小さなダニが付着していた。肺切除の目的は肺がんだった。チリダニ類による寄生、肺ダニ症の合併が疑われ、筆者は担当の病理医から相談を受けた。肺ダニ症はサルで有名だが、人ではほとんど報告がない。もし本物なら、世界で第2例目の貴重な症例となる。

貴重な症例の標本をみるため、急いで顕微鏡をのぞいた。すると、0.2～0.4ミリ大と超小型のダニたちは、肺の表面と肺を覆う胸膜（肋膜）のすぐ内側の肺組織の一部に限って観察された。一部、ダニの短い脚の断面も観察された。

Photo

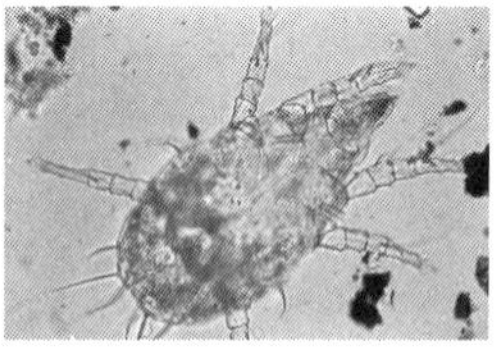

図　チリダニの幼生。0.2ミリ大で、脚が3対みられる。ダニの成虫は脚が4対ある

Data

▶**名前**　チリダニ

▶**存在場所**　ハウスダスト（ほこり）、絨毯、布団など家庭内のいたるところ

▶**大きさ**　0.2～0.4ミリ

▶**病名**　偽肺ダニ症（人工産物であり、病気でない）つまり、本物の病気ではない！

▶**症状**　なし（そもそもチリダニは人に寄生しない）

▶**殺傷能力（獰猛度）**　皆無

▶**予防法**　不要

▶**注意点**　ふつうの掃除機はチリダニを部屋にまき散らす。布団類の日光消毒は有効

ほこりの中には小さなダニがいっぱい

このケースでは、手術で切除した肺を誤って床に落としてしまったことが想定された。病院に問い合わせたが、肺を落下させてはいないとのこと。それなら、ほこりっぽいタオルの上に不用意に肺を置いてしまったのだろう。チリダニはハウスダストが大好きで、部屋のどこにでもいる厄介者。その名のとおり、チリ（ほこり）の中は微小なダニだらけなのだ。

以前、こんな経験をした。ホルマリン固定された胃粘膜の2ミリ大の生検組織を、検体処理しようとした臨床検査技師が誤って病理診断部門にある引き出しのほこりのまっただ中へと落としてしまった。どうしたらよいか相談を受けたので、検体を水で十分に洗ってから標本をつくってほしいとお願いした。できあがった標本を顕微鏡でのぞいてみると、いるわいるわ。いったん組織表面に付着したダニはそう簡単に洗い流せるものでないことを、この経験から学んだ。

チリダニ類は卵からかえると1か月ほどで成虫となり、毎日1〜2個産卵する。成虫の寿命は100日程度。卵は成虫の体長の1／3〜1／2と相当に大きいのが特徴だ。

病院の糞便検査でチリダニ卵が観察された場合、古いお好み焼き粉でつくったお好み焼きを食べた可能性が高い。パンケーキミックスでも同様のリスクがある。

こうした粉類は、賞味期限を無視して長期間常温保存している間に、家庭内で畳や絨毯に棲みついているコナヒョウヒダニ（チリダニ属）やケナガコナダニ（コナダニ属）が、粉の中で恐ろしい数までに仲間を増やす。これらお好み焼きやパンケーキの素は、小麦粉にさまざまな栄養分が添加されており、ダニにとってとても居心地がいい環境なのだ。そして、これがお好み焼きアレルギー、すなわちダニアレルギーの原因になる。〝パンケーキ・シンドローム（症候群）〟の別名がある。

ダニを口にしないためには、いったん封を切ったお好み焼き粉やパンケーキミックスはなるべく早く使い切ること。もし保存するなら、再びしっかりと封をして冷蔵保存してほしい。ゆめゆめ、常温保存して、大量のダニを味わうことになりませんように！

No.
28

Name
疥癬虫（ヒゼンダニ）
角化型疥癬

Classificatioinn
節足動物
④

Case
吉田松陰がペリー艦隊に乗船拒否されたのは、疥癬が原因!?

脱水状態で動けなくなった農家の70代女性が大学病院に担ぎ込まれた。全身の皮膚が発赤し、頭部、四肢、腹部の皮膚はひび割れしたかさかさの状態で、灰色っぽい角化物で分厚く覆われていた。女性は意識がもうろう状態だったため、かゆみを訴えなかった。「角《かく》化《か》型疥癬」と診断が確定するのに数日を要した。角化型疥癬に対する経験値が乏しかったためだ。その間に患者を診察し看護したスタッフの多くに院内感染が生じた。入院1週間後には40名を超える看護師と研修医に疥癬が伝播した。生検された皮膚には、表皮の角質層に多数の疥癬虫（ヒゼンダニ）がみいだされた。角化型疥癬（ノルウェーで初めてみつかったため、ノルウェー疥癬ともよばれる）では無数の疥癬虫が増殖するため、院内感染の元凶となる厄介な病態である。

Photo

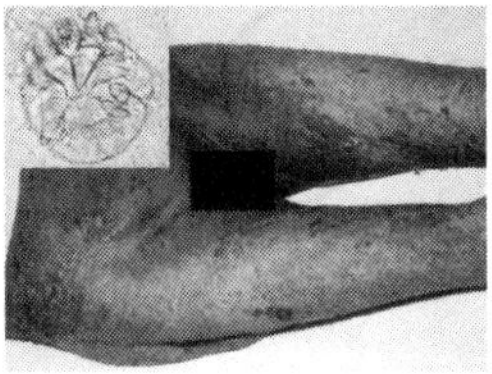

図　角化型疥癬の肉眼所見と疥癬虫（メス成虫）の顕微鏡写真（左上の囲み）。下肢と下腹部は灰白色の角化物でべったりと覆われ、角質層には無数の疥癬虫が感染している

Data

- **名前**　疥癬虫（ヒゼンダニ）＊肥前の国（佐賀県）からきたダニということではない！
- **感染場所**　全身の皮膚（とくに柔らかい部分）
- **大きさ**　0.2～0.4ミリ
- **病名**　角化型疥癬（ノルウェー疥癬）
- **症状**　強いかゆみ、皮疹（角化型疥癬では全身皮膚が分厚く、灰色を呈する）
- **殺傷能力（獰猛度）**
  角化型疥癬（ノルウェー疥癬）では重症化する
- **予防法**　皮膚の清浄（温泉は治療効果なし）、接触感染予防が重要
- **治療法**　イオウ外用薬、スミスリン外用、イベルメクチン内服

人から人へ、寝具から寝具へ、性行為でも感染する

まず、ふつうの疥癬から説明しよう。疥癬では、ヒゼンダニのメス成虫が指の間、腋の下、乳房の下部、下腹部や陰部などの軟らかい皮膚の表皮の角質層に棲みついて、卵を産み続ける。かゆみは夜間にとくにつよい。メス成虫の体長は0・2ミリ〜0・4ミリと小型で、短い四対の脚をもっている［図］。オスは交尾後すぐに死んでしまう。

卵は2〜3日で幼虫となり、幼虫は若虫を経て2週間ほどで成虫になる。感染から症状が出るまでに、通常4〜6週間かかる。かゆみのつよい皮疹（発疹）が多発し、水ぶくれが生じ、「疥癬トンネル」（ダニの巣穴）が肉眼で確認できることもある。このように、疥癬は接触感染で人から人へ、そして寝具から人へと広がってゆく。潜伏期間が長いために、この感染症はなかなか撲滅されない。性行為で皮膚が長時間密着すると感染しやすくなるため、疥癬は性感染症としても広がる［第5章、P357］。

治療には、まず衣類や寝具の適切な管理・洗濯・熱湯消毒が必要となる。ヒゼンダニは熱と乾燥に弱いため、寝具類は50℃以上のお湯に10分以上つけるか、乾燥機に20〜30

分かければ、ダニを死滅させることができる。合宿所などでは、畳の部屋で雑魚寝したり添い寝したりすると感染リスクが高いが、ベッドだと、感染者のベッドに寝ない限りは、ほとんど感染しない。いっしょに入浴しただけでは感染しない。

そして、事例で紹介した「角化《かくか》型疥癬（ノルウェー疥癬）」を説明しよう。これは重症型疥癬で、エイズなどで免疫能が低下した人やステロイド剤や免疫抑制剤を使っている人、全身衰弱者におこりやすい。１００万匹以上の疥癬虫が感染しており、しかもダニが棲みつく角質層が剥がれ落ちやすいために、非常に強い感染力を示す。患者との短時間の接触や寝具処理でも容易に感染が生じる。そのため、1～2週間程度、患者を個室に隔離する必要がある。通常の疥癬では寄生しない頭部や耳たぶにも病変が生じる。寄生するダニの数があまりに多いため、接触後の潜伏期間は数日と短い。このケースのように、かゆみを訴えないことがある。

院内感染は、ここで紹介した病院の中より、高齢者介護施設のほうがおこりやすい。かゆみを訴えない患者の多い脳外科病棟や幼児保育施設での集団発生も報告されている。多くの場合、感染源は角化型疥癬の患者である。

コラム　**歴史を変えた疥癬の話**

ちっぽけなダニが歴史を変えた話を紹介しよう。

「明治維新の父」吉田松陰《しょういん》と一番弟子の金子重輔《しげのすけ》は、嘉永7（1854）年3月18日、蒸気船2隻《せき》、帆船4艘《そう》を率いるペリー艦隊を追って伊豆半島先端の町、下田に到着した。このとき2人は、瓜中万二《かのうちまんじ》、市木公太《いちぎこうた》という偽名を使っていた。

彼らは横浜での乗船に失敗したため、下田で再挑戦を試みた。3月27日夜半、柿崎弁天島の船着場から漁船を漕ぎ出した。船に櫓杭《ろぐい》がなかったため、フンドシで櫓を縛って漕ぎ、帯まで解いてようやく蒸気船ミシシッピ号に到着。ペリー提督のいる旗艦ポーハタン号に連れて行かれた。

通訳で宣教師のサミュエル・ウィリアムズと必死の筆談交渉を行ない、ペリーに直接会って米国への渡航を懇願しようとしたが、就寝中で許されなかった。

松陰と重輔があえなく柿崎海岸にボートで送り返された理由は、「3月3日に日米和親条約を結んだばかりなのに、相手国の法律を破るのはまずい」とウィリアムズが判断したためと言われている。しかし実は、もう一つ理由があった。

このとき、松陰と重輔はともに疥癬《かいせん》を患っていた。かゆみのつよいこの感染症は、船乗りにはとても悪名高かった。とくに重輔は角化型疥癬（ノルウェー疥癬）だった可能性がある。角化型疥癬は重症の疥癬で、非常に多くのダニが感染しているため、感染力が半端でない。そんな伝染性皮膚疾患をもった輩《やから》に乗船されては困る、というのが本音だったようだ。

2人は、裁着袴《たっつけばかま》（旅行袴）をつけていたものの、帯なし状態だったので、皮膚病変がおそらくむき出しだったのだろう。

　松陰は、恩師佐久間象山《しょうざん》から伝授されたイオウ散を治療薬として携えていたらしい。また、下田に潜んで乗船の機会をうかがう10日の間に4回、松陰は下田近くの蓮台寺《れんだいじ》温泉を訪ねて湯治している。しかし、弱アルカリ泉のお湯は疥癬には治療効果がなかった。

　歴史的に、疥癬は30年周期で大流行を繰り返してきた。1854年は不運にも、ちょうど流行年だった。疥癬が歴史を変えた、物語の一コマといえる。

　ちなみに、60年後の1915年には「大正瘡」、90年後の1945年には終戦後の大流行が記録されている。1975年以降は、こうした周期性はなくなったが、かゆみを訴えない高齢者が多く入所する介護療養型施設を中心に流行はおさまらない。

No. 29

Name

アタマジラミ（虱）

Classificatioinn

節足動物 ⑤

Case

髪の長い女の子に寄生しやすい 清潔にしていてもシラミのリスクあり

小学校一年生の６歳の女の子が、母親といっしょに行った美容院で、耳の後ろあたりの髪の毛に、アタマジラミの卵が付着しているのを指摘された。驚いた母親は娘を連れて、すぐに皮膚科を受診した。女の子にかゆみなどの症状はなかった。診断はすぐについた。皮膚科医が顕微鏡で確認した卵を図に示す。どうやら、マット運動が大好きな活発な子で、体育の授業以外にも放課後に友だちといっしょに体育館で楽しんでいたという。皮膚科医は、家庭内での対処法のほか、学校への指導を行なうことになった。

Photo

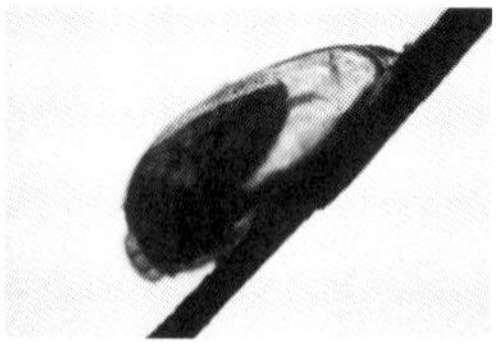

図　アタマジラミの卵の顕微鏡所見。0.8ミリ大の楕円形の卵が髪の毛に固着している

Data

- ▶**名前**　シラミ（アタマジラミ）
- ▶**感染場所**　髪の毛
- ▶**大きさ**　0.5～0.8ミリ（卵）
  2～4ミリ（成虫）
- ▶**病名**　アタマジラミ症
- ▶**症状**　ときにかゆみ
- ▶**殺傷能力（獰猛度）**　なし
- ▶**予防法**　60度以上の加熱
- ▶**治療**　スミスリン・シャンプー

人に害を及ぼすシラミは3種類

シラミは〝種特異性〟が高いため、人のシラミは人にだけ寄生し、動物のシラミが人に寄生することはない。幼虫から成虫までが吸血する。

人にシラミ症をもたらすシラミは3種知られている。頭髪に寄生するアタマ（頭）ジラミ、衣服に潜んで吸血するコロモ（衣）ジラミと陰毛に寄生するケ（毛）ジラミである。

前の2つは形態的によく似ており、体長は2〜4ミリで腹部が細長い。ちなみに、ケジラミはカニに似たずんぐり型で、1ミリ程度の大きさである。アタマジラミは、現在でも、頭をくっつけて遊ぶことが多い保育園、幼稚園、小学校の低学年に認められる。髪の毛の長い女児に多く、学校でのマット運動が原因となる場合がある。保育園のお昼寝タイムにうつることもある。

アタマジラミは衛生状態のよい国でも、保育園や学校で集団発生することがある。つまり、不潔だから感染するわけではないので、無用な差別はやめていただきたい。通常は、このケースのように、毛髪に虫卵が固着している状態で気づかれる。症状は軽いが、ときにかゆみを訴える。卵があることは成虫がいる何よりの証拠なのだが、実際に成虫をみつけることはなかなか難しい。

アタマジラミがいても、通園・通学に対する規制はない。また、アタマジラミ（とケジラミ）が他の感染症を媒介することはないので、その点はご心配なきよう。

アタマジラミの性質と対処法

髪の毛に産みつけられた卵は7～10日で孵化し、幼虫は3回脱皮して1～2週間で成虫になる。成虫の寿命は約1か月で、1日に3～4個の卵を産みつづける。

繁殖力が高いので、早期発見が重要である。アタマジラミの卵は0・5～0・8ミリ大の楕円形で白っぽいセメント状物質で髪の毛にしっかり固着するため、クシで取り去ることはできない。おもに髪の毛の根元近くにみられ、耳の後ろあたり（側頭部～後頭部）に多い傾向がある。

アタマジラミへの対処法としては、毎日髪の毛を洗い、細かいクシで丁寧にすくのが原則。スミスリン・シャンプーも有効だ。使ったタオルや寝具は他の洗濯物と分けて、60

度以上のお湯に5分以上浸けてから洗濯する。シラミは熱に弱いためである。人形やカーペットなど洗えないものは、ポリ袋に密封して2週間放置する。幼虫や成虫は吸血できないと2〜3日で死滅するが、卵の孵化までの期間を含めると2週間が必要となる。

コロモジラミについて一言

コロモジラミは毛の衣服を用いる寒冷地方に多く、かゆみのつよい皮疹をきたす。ただし、卵はマイナス22℃以下では孵化しない。コロモジラミは発疹《ほっしん》チフス、塹壕《ざんごう》熱や回帰熱といった怖い感染症を媒介するので悪名高い。戦前や戦中には厄介なムシだったが、幸い、今日の日本にはみられない。

実は40年ほど前、ある行き倒れ患者さんの病理解剖させていただいたことがあった。死因は脳出血だった。解剖を始める前に体中にたかるコロモジラミを看護師さんが取り除いていた。あのとき、シラミを収集しておけばよかったと、病原体収集家である筆者はあとになって後悔した。

性感染症であるケジラミ症については、第5章［P359］を参照してほしい。

No.

30

Name

ウジ虫（ハエの幼虫）

Classificatioinn

節足動物
⑥

Case

便の中からウジ虫が見つかった!
でも、いったいなぜ……?

とある注意深い40代の男性患者さんが、自分の大便の中にいた2センチほどの“ムシ”を病院に持参した。

病理診断の結果、ハエの幼虫、つまりウジ虫と判明した。顕微鏡的に、昆虫類の幼虫の特徴であるトゲを有する厚い角皮、横紋筋、脂肪体、腸管、気管・気門（呼吸孔）が確認されたからだ。

いったいどうして、おなかの中でウジがわいたのだろう。「偶発的ハエウジ症」について説明しよう。

ウジはふつう、腐肉などの生ゴミ、動物の糞、死体に発生しやすい。２回脱皮して３齢（終齢）幼虫となり、３齢幼虫がそのまま（脱皮せずに）サナギとなる。

Photo

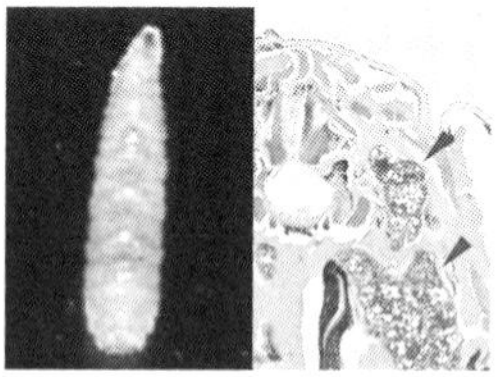

図　ウジ虫の肉眼写真（左）と顕微鏡所見（ヘマトキシリン・エオジン染色、右）。体節の明瞭な細長いウジ虫の頭部はとがり、後部に気門が開く。顕微鏡的には、筋肉の間に「脂肪体」とよばれる栄養物質を貯める臓器が認められる（矢印）

Data

- **名前**　ウジ虫（蛆、マゴット）
- **感染場所**　普通、人に寄生しない。例外的に皮膚（海外）
- **大きさ**　２ミリ～３センチ
- **病名**　蝿《よう》蛆《そ》症（ハエウジ症）
- **症状**　なし
- **殺傷能力（獰猛度）**　なし
- **予防法**　不要
- **治療法**　不要

海外では、健康な皮膚でもハエウジ症の危険が！

このケースのように大便の中にウジがみつかった場合、可能性は2つある。ハエに卵を産みつけられた肉をたまたま食べて、腸の中で卵がかえってウジになった可能性がひとつ。もうひとつは、ニクバエ科のハエは〝卵胎生（メスの胎内で卵を孵化させてから産む）〟の形で幼虫を産むため、排便直後の大便に産みつけられたニクバエ幼虫がみつかった可能性である。ニクバエが産んだ直後のウジのサイズは2ミリ程度なので、この男性の場合、おなかの中でウジが2回脱皮して、徐々に2センチサイズまで育ったとみなされる。ウジの数は一匹だけだったとは思えない（ヒヤヒヤ）。

こうした状況は「偶発的ハエウジ症」とよばれ、病的な意味はない。でも、本物のハエウジ症との区別が問題となる。

実は、人体にみられる本物のハエウジ症には2つの形がある。ひとつは、皮膚露出部に産みつけられた卵から孵化したウジが空洞性病変（皮膚に膿のたまる空洞ができた状態）をつくる真性寄生（本物の寄生）だ。つまり、人の健康な皮膚に卵を産みつけるとんでもないハエがいるということだ。アフリカや中南米にみられるが、幸いなことに、日本での症例はない（そんな怖いハエは日本列島にいない）。

もうひとつは、意識障害や認知症のある患者さんの手術創、褥創《じょくそう》（床ずれ）やがんの壊死《えし》組織にキンバエやニクバエが卵を産みつけるケースだ。悪臭とともに、病変の中に卵からかえったウジ虫が多数みいだされる。夏季の腐乱《ふらん》死体にウジ虫を認めることは決してまれでない。ハエは目に卵を産みつけやすいのでタチが悪い。

参考までに、昆虫食について関連するエピソードをお伝えしよう。「昆虫食」はアジアでとくに好まれ、タイの市場に行くと驚くほどさまざまな昆虫たちがザルの上に並べて売られている。また、インドネシアではコオロギが人気らしい。なんと、食用ウジ虫養殖キット「Farm 432」なるものも市販されている。開発したのはオーストリア人である。

昆虫類には、グリコーゲン（糖原）と脂肪に富む栄養分を貯蔵する臓器、「脂肪体」が豊富である［図参照］。哺乳類など脊椎動物の肝細胞と脂肪細胞の性格をあわせもつ「脂肪体」は、とくに幼虫に多い。日本の伝統的な昆虫食であるハチの子が、栄養豊富でおいしい理由であり、イナゴの佃煮《つくだに》にコレステロール含量が特別に多い理由でもある。

No.

31

Name

オオチョウバエの幼虫

Classificatioinn

節足動物 ⑦

Case

口の中からオオチョウバエの幼虫が！ 人の口の中に産卵か!?

70代の男性が、夕方に口をすすぐと、毎回数匹の“ムシ”が出てくる、と病院を訪れた。朝方には出ないという。それ以外に、熱や痛みなど特別な症状はない。

その病院に勤める病理医から相談を受け、ムシを筆者まで宅配してもらった。黒っぽい5ミリほどのボウフラのような幼虫が、水の中で3匹、活発に動いていた。体中を細く鋭い毛のような突起で覆われた黒い幼虫だった（図）。国立感染症研究所にムシを送って相談したところ、このムシはオオチョウバエの第3期幼虫と同定された。

チョウバエはガに似た「コバエ」の仲間である。日本のチョウバエは吸血しないが、熱帯地方に分布するサシチョウバエ（大きさ2〜3ミリ）は吸血性で、リーシュマニア症（P174、177）を媒介する。

Photo

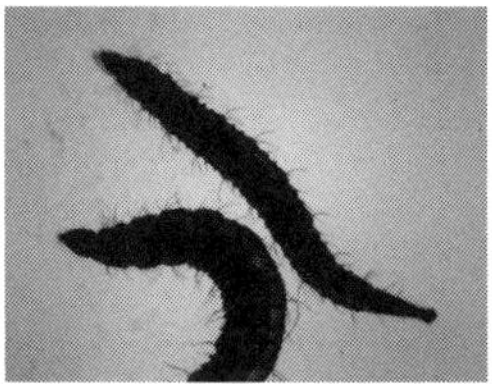

図　水の中で活発に泳ぐ黒く毛の生えた幼虫。オオチョウバエの第3期幼虫（体調5ミリ）だった

Data

- **名前**　オオチョウバエの幼虫
- **棲息場所**　便所や下水
- **大きさ**　4〜5ミリ（成虫）
幼虫も5ミリ程度
- **病名**　病気ではない
- **症状**　なし
- **殺傷能力（獰猛度）**　なし
- **予防法**　不要
- **治療法**　不要（イソジンガーグル？）

※コバエの仲間にはチョウバエのほか、目が赤くアルコールが大好きなショウジョウバエがいる。ショウジョウバエは生物学の実験に欠かせない

一度に200個を産卵するオオチョウバエ

オオチョウバエの成虫は4〜5ミリ大で、灰黒色の翅《はね》がハート型をしている。産卵数は200個といわれ、卵からかえると約2週間の幼虫期間を経て蛹《さなぎ》になる。蛹の期間は3〜4日で、蛹から成虫になる。卵から成虫になるまでに20日ほどを要し、成虫になってからの寿命は1〜2週間である。

成虫は、風呂場、トイレや下水のヘドロなど、湿って汚れのある場所に産卵することが多いため、〝便所バエ〟ともよばれる。ゴキブリさえも寄りつかなくなった場所に発生するので、「最後の害虫」の名もある。

このケースでは、患者さんが口を開けて眠っている隙に、オオチョウバエに卵を産みつけられ、口の中のどこかで、すでに2回脱皮を繰り返していたことが判明した。

口の中にそれほど汚れた場所があるとは、私はてっきり、この患者さんは認知症を患っていると思いこんで担当病理医に確認した。答えはまったく意外だった。実は、この患者さんはその病院の元院長で、今でも外来診療を続けているという。もちろん認知症はなく、本人は口腔内病変を否定した。

しかし、大きな虫歯のポケットや口腔内のへこみなど、オオチョウバエが好む湿った環境が口の中のどこかにあったに違いない。歯科や耳鼻科で精査してほしかったが、うがい薬のイソジンガーグル（褐色の効きそうな味のある液体）でうがいを続け、首尾よく治ったそうだ。連日の排出で、さすがに子だくさんの幼虫たちも、自然枯渇した可能性もある。どうやら、幼虫が蛹を経て成虫になることはなかったようだ。

相手が元病院長だっただけに、医療スタッフは検査をかなり遠慮したようで、結局、幼虫が口の中のどこで育っていたのかわからずじまい。こうした事例の調査探偵団長である筆者としては、大いに残念だった。

コラム

尿にみつかったヒルガタワムシの謎

早期膀胱がんを治療中の60代男性から尿の細胞診断が行なわれた。なんと、動物性プランクトンとおぼしき、長さ0・1～0・2ミリの見慣れない生き物が顕微鏡下に多数観察された（図）。淡水産のヒルガタワムシだった。いったい、どうして尿からワムシがでてきたのだろう。

結論はこうだ。この動物性プランクトンたちは膀胱に感染していたわけでなく、外部から尿に加えられたことが想定された。おそらく、採尿室で十分な尿がでなかったので、患者さんが花びんや水槽の水を尿につけ足したのだろう。

ワムシは輪形動物の一種。ヒルガタワムシは、その名の通り、ヒルのように体を伸張・収縮させて運動する。水草などが繁茂した少水量の水たまりに好んで生息する。花びんや水槽にも棲みついている。乾燥にさらされると、「乾眠」（クリプトビオーシス）といわれる無代謝状態になる点やオスが存在しない点（絶対的単為生殖）もヒルガタワムシの大きな特徴である。メスのみで数千万年を生き延びてきた、生物学者をわくわくさせる神秘に満ちたこの小さな生物が、ときに病理医を悩ませることになる。

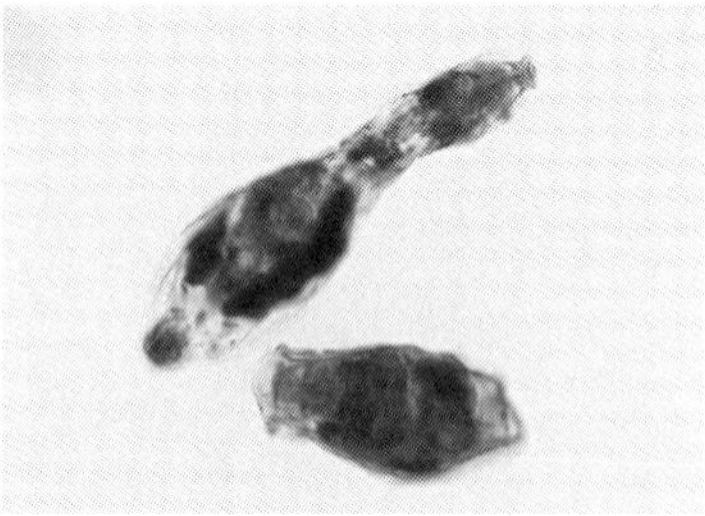

図　尿中にみつかったヒルガタワムシ（パパニコロウ染色像）。ワムシは小さい頭部、左右対称性の壷型の胴部と、後方に伸びる尾部をもっている

第5章

驚きの性感染症の巻

最後は性感染症です。人の日常と密接に関係している行為による感染症のエピソードは、本書の中でもいちばん教訓的なのではないかと思います。

ここでは、ウイルス、クラミジア、真菌（カビ）、原虫、節足動物といったさまざまな病原体が登場します。性感染症の多様性を知ってください。

No.

1

Name

子宮腟部の細胞診標本

Classificatioinn

性感染症①

Case

細胞診標本に発見された精子
70代、80代にも精子の泳ぐ姿が!

70代の農家の主婦が、子宮がん検診を受けた。子宮腟部から綿棒でこすりとられた子宮腟部擦過細胞診標本には、閉経後であることを示す萎縮性（老人性）腟炎の所見がみられた。そして、その中に精虫が混じっていた。

精虫の数はそれほど多くない。前夜に交わされた、高齢者同士の性行為が想像された。萎縮性腟炎では腟内が乾燥するため、ふつう、性行為を潤滑にする分泌液の量が激減している。

細胞診標本はウソをつかない。究極のプライバシーもお見通し。まず、感染症でない事例の紹介です。

※感染症の本なので、ここでは精子の代わりに、「精虫」の語を使わせてもらった。

Photo

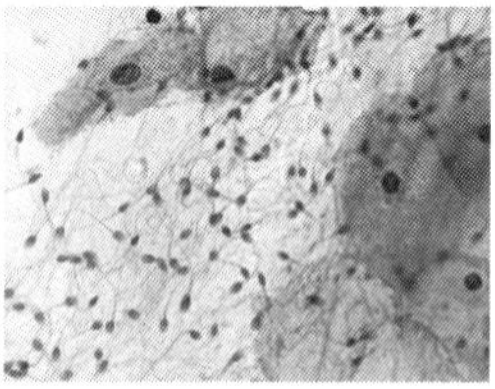

図　子宮頸部擦過細胞診にみられた精子（パパニコロウ染色、楕円形の頭部と細長い尾部が確認される)。この標本は若い女性のものだが、オレンジに染まる大きな細胞（扁平上皮細胞）はホルモン分泌が盛んな証拠

Data

受精・妊娠のしくみ

1. セックスすると、女性の腟に精液が射精される
   - 精子の数は1回あたり1～4億個
   - 細長い精子の長さは60ミクロン(0.06ミリ)
   - 卵子の大きさは100ミクロン(0.1ミリ)
2. 精子は子宮の中を上行して卵管に入り込む
   - 卵管の中に到達する精子は数百個だけ
3. 卵管の中でいちばん早かった精子と卵子が結合する（受精）
   - 受精卵はバリアをつくり、次の精子を受けつけない
   - 生存期間は卵子が排卵日から1日、精子が3日
4. 受精卵は核分裂しながら卵管から子宮へと移動する
   - 受精卵は卵管上皮の線毛運動によって運ばれる
5. 受精卵が子宮内膜に着床すると妊娠が成立する
   - 着床までに要する期間は約1週間

子宮膣部の細胞標本

あるとき、子宮がん検診を受けた80代女性の細胞診標本に、多数の精子（精虫）を発見した。年齢の間違い？　あるいは標本の取り違えだと大変だと思い、すぐに担当医に電話して確認した。

「年齢？　正しいですよ。元気なおばあちゃんでした」

検診では、健康な人が一度にたくさん訪れるため、流れ作業のようになりがちな仕事である。そんな中で特定の女性を覚えていること自体が奇跡的といえる。よほど印象的な若々しい80代だったに違いない。

婦人科検診用の細胞診標本は、提示した70代女性のケースのように、子宮膣部の粘膜表面から細胞を綿棒やヘラなどでこすりとってくる。いうまでもなく、細胞診はがんや前がん病変のスクリーニング（予備調査）の目的で行なわれる。標本の中には、その患者さん自身の細胞（扁平上皮細胞や白血球）だけでなく、常在菌であるデーデルライン桿菌（乳酸桿菌）や性感染症をひきおこす病原体のほか、精子がみられることも少なくない。前夜の性生活が如実に標本の上に現われる。

精子は、その特徴的な形態（丸い頭と細長いしっぽ）から、顕微鏡下で容易に認識できる［図］。生きのいい精子だけでなく、だいぶ傷んでいる姿をみかけることもある。その場合は前夜でなく、もう少し前の性行為を反映していると考えられる（性行為からの時間と精子形態の保存との関連性を研究した論文はあるのだろうか。たぶん、ない）。

精子発見率がいちばん高いのは40～50代

閉経後女性の子宮頸部擦過細胞診標本に精子がみられる頻度は、決して少なくない。避妊のためにコンドームを使う必要がないからだろう。そのため、前夜の性生活の実態が正確に反映される。60代女性の膣内にみられる精子は日常的だし、右に紹介したケースのように、70代や80代でもときどきみかける。

いうまでもなく、子宮頸部擦過細胞診を利用した子宮頸がん検診は、病理診断部門に課された重要な業務である。細胞検査士の資格をもつ臨床検査技師が下見（スクリーニング）をして、異常があれば細胞診専門医が最終チェックをするしくみである。日本人の検診受診率は欧米に比べてまだまだ低い。一般に、検診の要精査率（精密検査が必要とされる割合）は1・1％、がん発見率は0・14％とされている。つまり圧倒的大部分は正常であり、日常業務としては単調な作業といえる。スクリーニング業務に際して、その単調さゆえに〝見逃し率〟が上がるかもしれない。そこで、細胞検査士のモチベーションを保つために、とある農協病院で、検診の細胞標本の中に精子がみつかる割合の統計をとってみた。

対象者の多くは健康な農家の主婦である。２年間継続したデータをまとめてみると、精子発見率が最も高かったのは40〜50代。検査前日でもコンドームなしの性生活が営まれている何よりの証拠だった。より若い年代は検診率が低いのだが、精子発見率も低い。検査前日は性行為を控えるか、きちんとコンドームを使用しているのだろう。

以上、どこにも公表していない秘密のデータでした。そして、感染症でない話でした（精子は病原体ではない。女性の味方になることもあるけれど、でも、女性の敵になることもある？）。

No. 2

Name

ガードナー菌

Classificatioinn

性感染症②

Case

腟内は適度な酸性維持が大切、アルカリ性に傾くと細菌性腟炎の感染リスクが増す

頻度の高い腟感染症の話を紹介しよう。ここでの主役はガードナー菌（腟ガルドネレラ）である。

成熟期（性熟期）の女性の腟内には、粘膜細胞（重層扁平上皮）に含まれるグリコーゲンを原料として乳酸をつくるデーデルライン桿菌《かんきん》とよばれる乳酸桿菌が常在して、腟内を適度な酸性（pH 3.5 ～ 4.5）に維持している。桿菌とは、細長い形をした細菌のこと。この常在性桿菌の働きが腟内を健康に保ち、病原菌の増殖を防いでいる。

このデーデルライン桿菌の数が激減し、他種の細菌が腟内に増加することで発症するのが「細菌性腟炎」だ。細菌性腟症とよばれることもある。モビルンカスやアトポビウムといった嫌気性菌が原因となることもある。臭いのするおりものが増えるのが特徴で、女性にとって切実な問題となる。

Photo

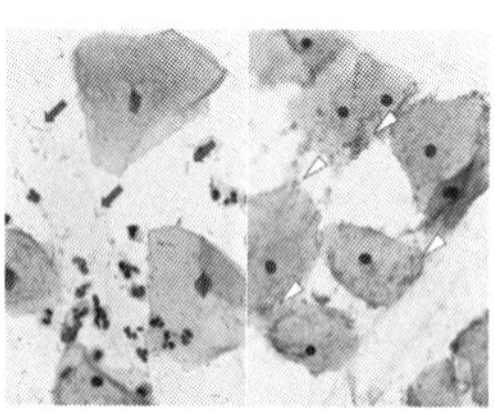

図　子宮頸部細胞診にみられる細菌（パパニコロウ染色）。左は正常のデーデルライン桿菌（大型の乳酸桿菌：矢印）、右は細菌性腟炎にみられるガードナー菌（小型の桿菌が扁平上皮細胞の上に密集：矢頭）

Data

- **名前**　ガードナー菌（腟ガルドネレラ）
- **原因**　性交渉
- **大きさ**　1 ～ 1.5ミクロン（小型の桿菌）
- **棲息場所**　腟内
- **感染した場合の病名**　細菌性腟炎
- **症状**　外陰部の刺激、かゆみ、痛み、生臭くて酸っぱい臭いのするおりもの。ただし、感染者の7割は無症状
- **殺傷能力（獰猛度）**　なし
- **弱点**　酸素
- **治療法**　抗菌剤（経口、腟内クリーム）

おりものが増え、生臭く酸っぱい臭いがしたら婦人科へ

細菌性腟炎（細菌性腟症）のおもな原因菌となるのが、ガードナー菌（腟ガルドネレラ）だ。酸素を嫌う小さな桿菌で、その動きは鈍い。

ガードナー菌が感染すると、おりものが増え、白色あるいは黄色を帯びて濁り、生臭くて酸っぱい臭いを発する。臭いは月経後に増す。外陰部の刺激症状、性行為後のおりもの量の増加、かゆみやヒリヒリする痛みを伴うこともある。セックスパートナーに、腟分泌物の酸っぱい味や臭いを指摘されたことが、来院のきっかけとなることもある。

感染性腟炎では、酸性であるべき腟内がアルカリ性方向に傾き、pH4・5を超える。ただし、感染者の7割は無症状である。細菌性腟炎は妊婦の2割ほどにみられ、早産の原因の一つにあげられている。妊娠16週以前に細菌性腟炎に感染している妊婦の早産率は、非感染者の5倍にのぼるという。

腟粘膜の酸性度を低下させる要因があると、ガードナー菌に感染しやすくなる。月経直前・月経中あるいは妊娠中には、ホルモン状況の変化によって酸性度が低下し

やすい。頻繁な膣洗浄や殺精子剤の使用、さらに精液自体も酸性度を低下させる。そのため、月経中に性交渉をすると、細菌性膣炎にかかりやすい傾向がある。頻繁に性交渉をしている場合、弱アルカリ性（pH7・2〜7・8）の精液によって膣内が中和され細菌性膣炎をおこしやすくなる傾向があるという論文もあるが、本当だろうか。

ガードナー菌の感染経路はまだはっきりしない

細菌性膣炎は、他種の性感染症にかかっている人や、複数のセックスパートナーがいる人、子宮内避妊具（IUD）を挿入している人に多い傾向があるものの、それ自体は性感染症ではなく、一種の「菌交代現象」である［P062参照］。でも、性行為がなければ細菌性膣炎は生じない。生理用タンポンを膣内に入れっぱなしにする人に感染症が多いのは、ある意味当然である。一般に、異物があると病原菌が定着しやすく、感染症がおこりやすいからだ。

一方、レズビアンの人、セックスパートナーが一人だけの人にも細菌性膣炎は生じる。ガードナー菌の感染経路はまだ不明な点が少なくない。

No.

3

Name

カンジダ・アルビカンス

Classificatioinn

性感染症 ③

Case

普段おとなしいカンジダ菌は、免疫力が衰えると増殖して膣炎を発症

カンジダ性膣炎（膣カンジダ症）は、カンジダ・アルビカンスとよばれるカビ（真菌）の感染症である。

カンジダ・アルビカンスは皮膚の表面や口の中、大腸の常在菌だが、膣に感染すると、カッテージチーズのような白いかたまり状のおりものと強いかゆみや灼熱感がもたらされる。外陰部が赤く腫れることもある。

性行為によって感染することが多いので、性感染症の一つにあげられる。膣の常在菌であるデーデルライン桿菌（乳酸桿菌）は消失する。

カンジダにはいろいろな種類が知られているが、カンジダ・アルビカンスがいちばん頻度が高く、病原性が強い。

Photo

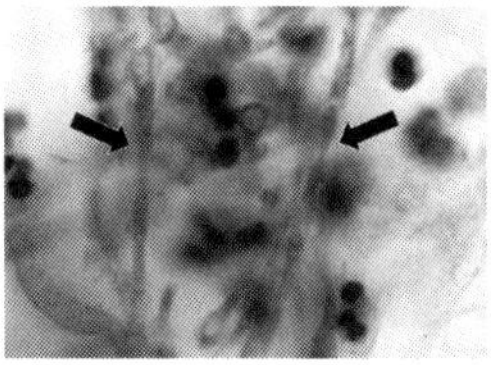

図　カンジダ性膣炎の細胞像（竹の節のように長くのびるカンジダ・アルビカンスの菌糸を矢印で示す）。正常のデーデルライン桿菌は消失している

Data

- **名前**　カンジダ・アルビカンス
- **原因**　性交渉（糖尿病、肥満、妊娠、抗生物質投与）
- **大きさ**　10～100ミクロン（酵母型と偽菌糸型）
- **棲息場所**　皮膚の表面、口の中、大腸（常在菌）
- **感染した場合の病名**
  カンジダ性膣炎（膣カンジダ症）
- **症状**　外陰部の刺激、かゆみ、カッテージチーズのような白いおりもの
- **殺傷能力（獰猛度）**　膣炎では死ねない。全身に感染すると死亡率が高い
- **予防法**　難しい
- **治療法**　抗真菌薬（膣錠）を1～2週間投与

抗生物質の乱用は、カンジダ性膣炎の原因に

カンジダ性膣炎は免疫力が低下していると発症しやすいだけでなく、妊娠、肥満、糖尿病に合併しやすい。薬剤（ステロイド薬、抗がん剤）や病気（エイズやステロイド剤投与）によって免疫系の働きが抑えられている人にはとくに発症しやすい。

抗生物質の乱用は、カビの増殖を抑えている常在菌（デーデルライン桿菌）を減少させてしまうため、膣炎が発症しやすくなる。

カンジダなどの病原体が、普段おとなしくしているのは、体に備わった防御系システムが、病原体の過剰な増殖を抑えてくれているからだ。防御系システムが弱まると、普段おとなしい菌が増殖し始める。こういう病態は「日和見《ひよりみ》感染」とよばれる。

男性のペニス（亀頭部）にカンジダ感染がおきることもある。この場合、パートナーがそろって治療しないと完治は難しい。お互いが感染源となる「ピンポン感染」（ピンポンのように男女間でうつしあうことから命名された）が生じるからだ。

カンジダはあちこちに潜んでいるので予防は困難

カンジダ性腟炎の細胞診標本では、グリーンを背景に、赤みがかった細長い菌糸をのばすカビの姿が確認される［図］。細胞診に用いられるパパニコロウ染色はグリーンを基調とした美しい染色である。標本には、カビにさかんに反応する白血球もみられる。常在菌のデーデルライン桿菌は消え、全体に炎症が目立つ。この、異常に増えたカビとそれに反応する白血球が、おりものとして腟から排出される。

人体のあちこちに常在するカビなので、日常生活をカンジダフリーにすることはできない。たとえば、赤ちゃんのおむつかぶれの原因はカンジダだ。カンジダによる日和見感染は、腟だけでなく、唇、舌、口の中、食道粘膜や皮膚・爪にもよくみられる。発症すると、口の中に白い苔状のものが付着したり、病変部がひりひり痛かったりする。

カンジダ症を予防することはなかなか難しい。もし運悪く感染してしまったら、しっかり治療を受けることをお勧めする。その際は、日和見感染の原因となった病気の治療やコントロールもお忘れなきように。

No.

4

Name

腟トリコモナス
（トリコモナス原虫）

Classificatioinn

性感染症
④

Case

子宮切除術を前にした女性が感染
感染予防に医師ができることの限界

あるとき、婦人科病棟の入院患者から採取された子宮腟部の擦過細胞診標本を顕微鏡で何気なく覗いた。子宮筋腫の診断で、翌日に子宮切除術が予定されている48歳の既婚女性から採取された標本だった。そこには、腟トリコモナス（トリコモナス原虫）がうじゃうじゃとたかっていた。今どき珍しいくらい、多数の腟トリコモナスが観察された（図）。

標本コレクターである筆者が、この貴重な感染症の標本を確保しようと、この女性の細胞診検体を過去にさかのぼってさがしてみると、これまでに外来で数回、子宮腟部擦過細胞診が行なわれていた。ところが、以前の標本には1匹の腟トリコモナスもいなかったのである！ちなみに、過去に診断された標本は、コンピュータ検索で簡単にみつけだせる。

Photo

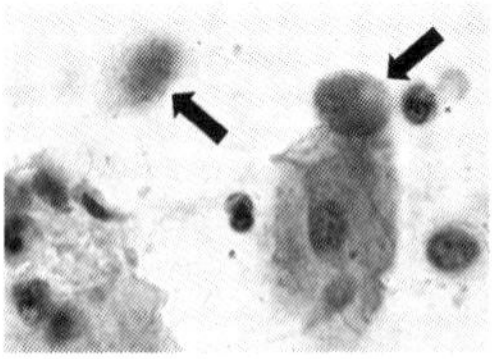

図　トリコモナス症（子宮腟部擦過細胞診パパニコロウ染色）。白血球より大きいサイズの腟トリコモナスを矢印で示す

Data

- **名前**　腟トリコモナス（トリコモナス原虫）
- **原因**　性交渉
- **大きさ**　10ミクロン（＋鞭毛10ミクロン）
- **棲息場所**　腟（男性の尿道）
- **感染した場合の病名**　トリコモナス腟炎
- **症状**

　かゆみ、緑色や黄色の生臭い臭いのおりもの
- **殺傷能力（獰猛度）**　死亡例なし
- **予防法**　コンドームの使用
- **治療法**　抗原虫薬（腟座薬）

　セックスパートナーにも治療が必要！

※トリコは毛（鞭毛《べんもう》）、モナスは単位・ものを表す

突然トリコモナス症を発症した既婚女性の秘密

子宮切除の目的で入院する直前にこの患者さんが性交渉をした相手は、どうやら、いつものセックスパートナー（夫）とは違っていた可能性がきわめて高い。子宮があるうちにと特別な一夜を過ごしたのかもしれない。

もちろん、この患者さんにはトリコモナス症に対する薬物療法はきちんと行なわれ、退院後も継続されるはずである。性的活動によって、トリコモナス症がさらに広がることは予防されたと筆者は信じる。

腟トリコモナスは、生殖器が大好きな鞭毛《べんもう》をもつ原生動物（原虫）である。トリコモナス症は代表的な性感染症であり、性交渉により感染が広がっていく。パートナー同士でうつしあう「ピンポン感染」が生じるリスクが高い。

そのため、治療はパートナーも一緒に行なうのが大原則である。このケースでも、お相手の男性を探り出して治療することが望ましいが、事実上難しい。究極のプライバシーだからである。せめて、この女性から感染源と思われる男性に伝えるようアドバイスするのが、医師側の限界である。いったい、この女性のご主人には奥さんの病気のことを伝えるべきだろうか？

腟トリコモナス症ってどんな病気？

トリコモナス症では、黄緑色で生臭いにおいのする泡状のおりものが大量にみられ、かゆみやヒリヒリする痛みを伴うことがある。炎症がつよいため、細胞診標本ではしばしば「大砲の弾」のように集まる白血球の塊がみられる。感染から症状が現われるまでの潜伏期間は10日前後で、感染すると、腟の常在菌であるデーデルライン桿菌はいなくなり、腟内はアルカリ性に傾く。

この原虫は、世界中どこにでもみられる。以前、ケニアの田舎の診療所で、ケニア人女性から採取されたトリコモナスをみせてもらった。尿中を鞭毛《べんもう》運動で活発に動き回る姿がとても印象的だった。腟トリコモナスが、鞭毛虫に属する原虫であることが実感された。

No.	Name	Classificatioinn
5	歯肉アメーバと放線菌	性感染症 ⑤

Case

避妊リングの入れっぱなしはアメーバの増殖を招く 膣内が歯槽膿漏（歯周病）に!?

53歳の女性が、おりものの増加を訴えて来院した。担当の婦人科医の聞きとりによると、10年来、避妊リング（IUD）を入れっぱなしにしていたことが原因と推測された。

取り外された避妊リングの周囲に付着していた白っぽい滲出物がスライドガラス（プレパラート）に塗抹《とまつ》され、細胞診断に提出された。顕微鏡下にみえたのは、炎症反応を背景とした放線菌（細長い桿菌で、口腔内に常在する）の「顆粒」と白血球を貪食するアメーバの姿だった。

“放線菌顆粒”は1～2ミリ大の白い細菌の塊であり、肉眼で確認できる。

Photo

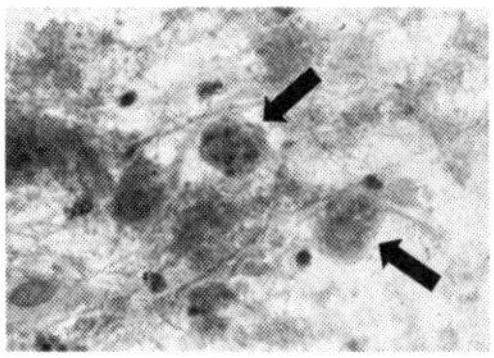

図　歯肉アメーバ：歯槽膿漏患者の歯垢《しこう》にみられた歯肉アメーバ（原虫のなかま）を矢印で示す（パパニコロウ染色）。白血球を貪食している

Data

- ▶**名前**　歯肉アメーバ
- ▶**原因**　オーラルセックス
- ▶**大きさ**　10～20ミクロン
- ▶**棲息場所**　口の中（常在性微生物）
- ▶**感染した場合の病名**
  放線菌症に合併した歯肉アメーバ症
- ▶**症状**　おりものの増加は放線菌症による
  （避妊リングの子宮腔内挿入状態で生じる）
- ▶**殺傷能力（獰猛度）**　歯肉アメーバは非病原性
- ▶**予防法**　避妊リングの入れっぱなしを避ける
  オーラルセックスを避ける
- ▶**治療法**　子宮内膜掻爬《そうは》、
  放線菌症に対する抗菌薬療法

歯肉アメーバと放線菌が子宮内で仲よく同居するわけ

このアメーバは、その形態所見と遺伝子解析の結果から、口の中、とくに歯茎の隙間に常在する非病原性の〝歯肉アメーバ〟であることが判明した。このアメーバは白血球が大好きで、丸ごと食べて栄養源として生きのびる。

歯肉アメーバは、ほとんどすべての人が口の中にもっている常在性微生物なのだが、その数は、口臭のきつい歯槽膿漏《しそうのうろう》（歯周病）を患う人に特別多い〔図〕。偏性《へんせい》嫌気性生物である歯肉アメーバは酸素が大嫌いで、増殖には酸素のない環境が必須だ。歯周病で口腔内細菌が異常に増えた歯周部（歯と歯茎の間の狭いスペース）は酸素が少なく、アメーバが増えやすい環境を提供する。

子宮内では、避妊リング（IUD）という異物に付着するように増殖する嫌気性菌の「放線菌」の感染があってはじめて、歯肉アメーバの増殖環境が整う。

もう少しわかりやすく説明しよう。まず、細長い糸状のグラム陽性桿菌《かんきん》である放線菌が避妊リングのまわりに感染する。放線菌顆粒とよばれる菌塊をつくるのが特徴である。偏性嫌気性菌（酸素があると増殖できない菌）の放線菌が増殖できるのは、当然ながら、酸素に乏しい環境である。つまり、放線菌が増殖しているということは、そこは歯肉アメーバが生き延びるのにも適した環境であることを意味する。というわけで、放線菌と歯肉アメーバが、まるで口の中（歯周部）にいるかのように共生できるのである。

このケースで、腟内に感染しておりものの増加の原因をつくっていたのは放線菌のほうで、歯肉アメーバはお裾分けでひっそりと暮らしていたに過ぎない。非病原性の原虫くん（歯肉アメーバ）に罪はない。病名には「放線菌症」が使われる。

細胞標本に隠された究極のプライバシー

この患者さんの放線菌と歯肉アメーバが、セックスパートナーの口の中からきたことは間違いない。つまり、オーラルセックスでうつったということになる。歯肉アメーバは口の中以外にはいないからだ。もしかすると、パートナーは歯槽膿漏のために、たくさんのアメーバを口の中に飼っていたかもしれない。細胞標本に隠された究極のプライバシーが浮き彫りになってしまった典型例といえる。

誤解のないようにしておきたい。すべてのオーラルセックスが危険だというわけではない。今回のように、避妊リングといった異物が子宮内にあると、リスクが高くなるということである。

これまでに、筆者は同じようなケースの細胞診断に数件ほど遭遇してきた。高齢女性の病理解剖に際して、子宮内に避妊リングを発見することもときどき経験される。それにしても、避妊リングのような異物を体内に入れっぱなしで忘れてしまう女性が意外に多いのは、ちょっとした驚きだ。

No.	Name	Classificatioinn
6	淋菌	性感染症 ⑥

Case

ボーナスの時期に急増する淋病 “リスクの高い場所”でのオーラルセックスに注意

あるとき筆者は、白血球に貪食された淋菌の顕微鏡写真を撮る必要に迫られた。淋病の際に尿道の先端から分泌される膿の塗抹《とまつ》標本が手に入らないかと泌尿器科の同僚にお願いしたところ、「今（1月）はちょうど淋病が“旬”だから、すぐに手に入るよ」とのこと。事実、翌日には早速、スライドガラスに塗抹された膿の標本が、わが病理診断室に届けられた。

塗抹標本とは、細胞診断用に膿や病変部の細胞をスライドガラスに塗りつけた品物（作品）のことだ。同僚いわく、淋病は年末のボーナスから1月くらいまでの金回りがよくなる時期に集中するとのこと。次に集中するのは、夏のボーナスのころらしい。お金があるとき、若い男性陣は“リスクの高い場所”を好んで訪れるということ。

Photo

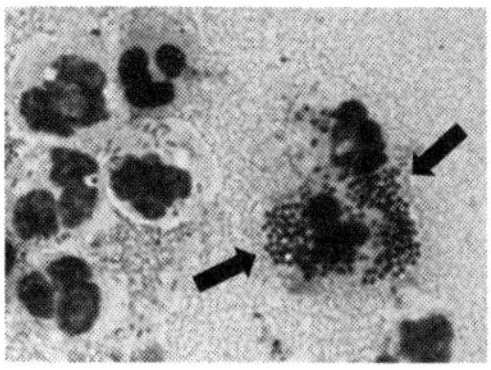

図　淋病（尿道分泌物のギムザ染色）。白血球に貪食される球菌を矢印で示す

Data

- **名前**　淋菌
- **原因**　性交渉
- **大きさ**　0.6～1ミクロンのグラム陰性球菌
- **棲息場所**　男性尿道、腟、咽頭粘膜、直腸
- **感染した場合の病名**　淋病（淋疾《りんしつ》）
- **症状**　ペニスの先の腫れ、排尿時の痛み、尿道からの膿
- **殺傷能力（獰猛度）**　ごくまれに全身感染
- **予防**　風俗店に行くのを控える、あるいはコンドームを使用する
- **治療法**　抗菌剤の注射

女性は症状が少ないが、不妊症の原因に

標本の主である患者は、22歳の男性ビジネスマンだった。ペニスの先が赤く腫れて、排尿するときの痛みを訴えていた。尿道先端部から分泌される膿を塗抹した標本に、白血球に貪食《どんしょく》される双球菌（双子のように寄り添う丸い細菌）が観察され、すぐに淋病（淋疾ともいう）と確定した［図］。

医師による問診で、彼は1週間前の風俗業女性とのオーラルセックスを白状した。エイズのリスクを避けるため、直接の性交渉はなかったという。

担当医いわく、淋菌を供給する風俗店は限定されるようだ。風俗店での健康診断の徹底はなかなか難しいし、店によって検査内容が異なるのかもしれない。特定の店に、淋菌をのどにもつ人気女性がいるのかもしれない。

わが国の最近の淋病の感染経路は、無症状の淋菌性咽頭炎（淋菌感染によるのどの炎症のこと）を有する女性とのオーラルセックスによる場合が6割以上を占める。淋菌の生き残

り戦略なのだろう。淋菌性咽頭炎の女性が、発熱や咽頭痛を訴える頻度は予想以上に低い。実は、クラミジア症でも同じような感染経路をとることが少なくない［P322］。

淋病は、粘膜接触を介して成立する淋菌による性感染症である。クラミジア症と並んで頻度が高い。淋菌とクラミジアが同時に男性の尿道に感染することもある。

男性は尿道炎をきたすため、排尿痛や尿道からの膿の排出といった症状が明らかだが、女性の臨床症状は軽い（だから、この病気はなくならない）。女性の淋病の症状は、排尿時に熱感を伴った痛みがある、おりものが増える、月経時以外の性器出血といった淋病に特徴的とはいえない訴えばかりである。

しかし、女性が淋菌性卵管炎をきたすと、不妊症の原因となってしまうために注意が必要だ。

性的に活発な世代にみられる、淋菌を原因とする関節炎

もう一例、淋病の事例を紹介しよう。

あるとき、45歳の男性が5日間続く39℃台の発熱と右膝の痛みを訴えて来院した。医師の診察により、体幹部や手足の皮膚に発疹《ほっしん》が認められた。右膝の関節が赤く腫れていることから、感染性関節炎が疑われた。

そこで検査のため、関節液が注射針で吸引され、グラム染色された。グラム染色は、細菌を分類するために色素で染める基本的な方法である。白血球に貪食《どんしょく》された、グラム染色で赤く染まる（グラム陰性の）双球菌《そうきゅうきん》が発見され、淋菌性関節炎と細胞診断された。

医師が本人に確認したところ、2週間ほど前に一夜限りの（と本人が主張する）浮気をしていたことが判明した。なぜか、尿道炎の症状は軽かった。病名を聞いて、心配してずっとそばに付き添っていた奥さんの怒りが一気に爆発したのは言うまでもない。さて、こういう場合、医師は奥さんにまで正しい病名を告げてよかったのだろうか？

それはさておき、このように、淋菌が全身に広がって感染性関節炎をもたらすことがある。淋菌性関節炎は性的に活発な若年者～壮年者にみられる細菌性関節炎の一つだ。通常、女性が男性より3倍ほどかかりやすい。淋菌は培養しにくいので、関節液のグラム染色が簡便、迅速、安価で、かつ有用性の高い検査法となる。

コラム

淋病（gonorrhea）の語源

淋病は古くからよく知られた疾患だった。古代の人は淋菌性尿道炎で尿道から流れでる膿をみて、勃起しないで陰茎から精液が漏れ出す病気、すなわち「精液漏」として淋病をとらえた。gono＝「精液」、rhei＝「流れる」を合成して、疾患名gonorrheaをつくった。「gono」は本来〝生まれる〟という意味で、派生語として、gonad（性線）、gene（遺伝子）、genome（ゲノム）、generation（生まれること、世代）などがある。

「gono」にはもう一つ、〝膝〟を表わす意味もある（膝関節痛は英語でgonalgia）。淋菌感染が膝関節に好んで起こるのは、面白い偶然である。

一方、日本語で使われる淋病の〝淋〟は「淋しい」病気という意味ではない。雨の林の中で、木々の葉からポタポタと雨がしたたり落ちるイメージを表現した漢字が「淋」である。淋菌性尿道炎では尿道の炎症で尿道内腔が狭くなることも手伝って、痛みと同時に尿の勢いが低下する。そのとき、尿がポタポタとしか出ないので、「淋」の文字が病名として使用されたのだろう。言い得て妙だ。

No.

7

Name

クラミジア・トラコマチス①

Classificatioinn

性感染症
⑦

Case

神出鬼没のクラミジア
生殖器だけでなく、のどや目や直腸にも出没!

30代の独身女性が膿のようなおりものと性交時の痛みを訴えて来院した。婦人科医は、子宮腟部から擦過《さっか》細胞診を採取した。細胞検査士と病理医が注意深く観察すると、パパニコロウ染色された細胞診標本（擦過物をこすりつけたガラス標本、つまりプレパラート）に、クラミジア感染による細胞質内封入体（クラミジア感染の証拠となる細胞内の特殊な構造）が観察された。

そのため女性は、セックスパートナーともども抗生物質治療を受けるよう、婦人科医から指導された。

実は、クラミジア感染は複数のパートナーがいる場合にかかりやすいため、そう指導されても困る、というのが患者さんの本音かもしれない。

Photo

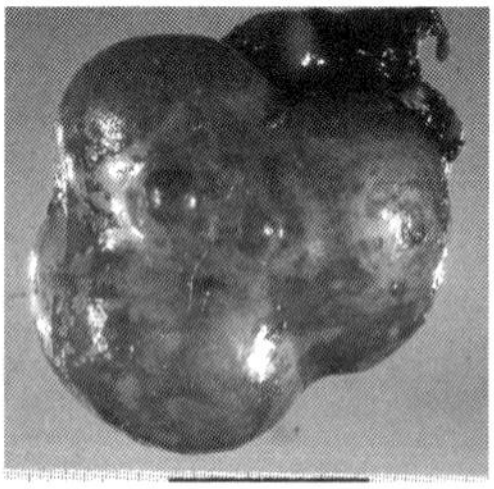

図1　クラミジア性卵管炎．手術で切除された卵管がソーセージ様に腫大している。最大径は13センチに及んでいる

Data

- **名前**　クラミジア・トラコマチス
- **原因**　性交渉
- **大きさ**　0.3ミクロン（300ナノメートル）、球形
- **棲息場所**　生殖器、咽頭・結膜・直腸粘膜
- **感染した場合の病名**　性器クラミジア症
（男性：非淋菌性尿道炎、女性：クラミジア性子宮頸管炎、クラミジア性卵管炎）
- **症状**　男性：ペニスの先の腫れ、排尿時の痛み
女性：おりものの増加（一般に症状は乏しい）
- **殺傷能力（獰猛度）**　命にはかかわらないが、
女性の不妊症の原因となる
- **予防法**　コンドームの使用、
複数の相手との性交渉を避ける
- **治療法**　抗菌剤治療

神出鬼没のクラミジア

性器クラミジア症は、現在の日本で最も多い性感染症である。クラミジアは細胞の中でしか増えない小さな細菌の仲間で、学名はクラミジア・トラコマチス。男性に淋病に似た〝非淋菌性尿道炎〟をおこし、排尿時の痛みをきたす。女性には子宮頸管炎をおこすが、症状は軽い。女性の症状の乏しさが、この病気が広がり続けるおもな原因である。知らないうちにクラミジア性卵管炎を発症して不妊症になってしまうこともある。

提示したケースとは別の30代女性が、微熱と腹痛を訴えて来院した。超音波（エコー）検査で左の卵管の拡張が指摘された。腫瘍の可能性が否定できないため、結局手術切除された。病理診断はクラミジア性卵管炎だった。左卵管はソーセージ様に大きくふくらんで、内部に膿がたまっていた。図１に切除された卵管を示す。クラミジア卵管炎が片側だけに生じることはないので、この患者さんは不妊症となる可能性が非常に高い。

実は、クラミジア感染を通常の染色法でみいだすことはなかなか難しい。そこで、特異的な抗体を使って標本中の抗原を検出する「免疫染色」という技法によって、原因菌であるクラミジアを茶色く染め出す技術の出番となる。クラミジアに特異的に反応する抗体が標本中に隠れるクラミジアに色をつけてくれるのである。クラミジア症に限らず、今や病理診断になくてはならない技法となっている。何を隠そう、筆者はこの技術を日本全国に普及させた立役者なのである。

病理標本からその人の性生活があかるみに

別のケースでは、20歳の女子学生がのどの痛みと咳を訴えて来院した。片側の扁桃が腫れ、表面にびらん（粘膜の細胞がはがれ落ちている状態）を伴っていた。臨床的に悪性リンパ腫の可能性を疑われ、生検が行なわれた。顕微鏡的に、悪性リンパ腫の像はなく、扁桃のリンパ装置が肥大する炎症の所見だった。

そこで、免疫染色法の出番である、免疫染色により、粘膜の一部にクラミジア抗原が茶色く染めだされた。その結果、オーラルセックスによって感染した「クラミジア性咽頭炎」と診断された。クラミジア性咽頭炎は無症状のことが多いのだが、この若い女子学生の場合、濃厚感染ゆえに症状が出たのだろう。

さらに別のケースでは、20歳の男子学生が、1週間前から続く右目の充血と違和感を訴えて来院した。下のまぶた（眼瞼結膜）の充血が目立ち、診察でまぶたがつぶつぶ状になっていた。結膜から細胞がこすりとられ、迅速ギムザ染色でクラミジア性結膜炎と診断された［図2］。ギムザ染色は、血液細胞や細菌類を観察するのに適した染色である。クラミジア性結膜炎の顕微鏡写真が医師国家試験に出題されたことがある。

彼は複数の女性との性交渉があり、2週間ほど前から排尿時痛があった。手指を介した接触感染と考えられた。感染を防ぐには、外陰部を触ったその手でやたらに目をさわらないことである。

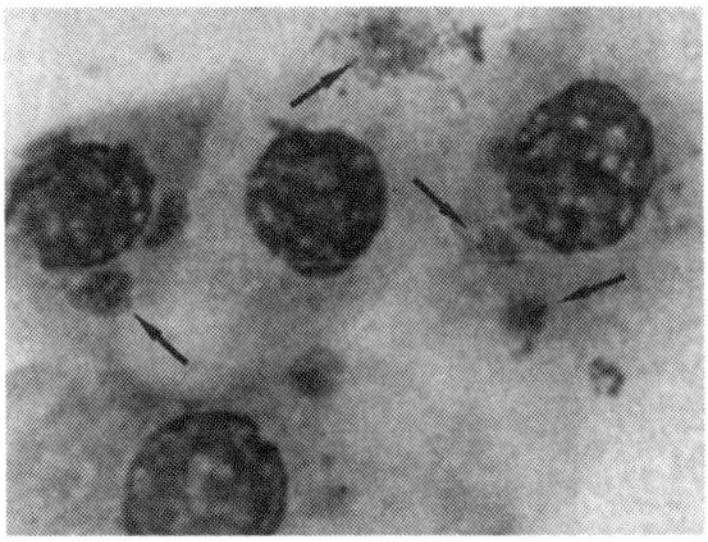

図2　結膜クラミジア症の細胞診断。結膜細胞の細胞質にクラミジア性封入体がみられる（矢印）

アジア・アフリカの発展途上国では、同じ病原体クラミジア・トラコマチスが、トラコーマ（あるいはトラホーム）とよばれる慢性結膜炎をきたす。うわまぶたが瘢痕《はんこん》化する（ひきつれる）結果、逆さまつ毛が角膜を刺激して角膜潰瘍《かいよう》をつくり、結果的に失明に至る恐れがある。戦前は日本でもしばしば問題となった病気だ。トラコーマは性感染症ではなく、手指やタオルを介した接触感染で流行する。

一方、現代日本の性感染症としてのクラミジア性結膜炎は急性感染症の形であり、慢性化して失明することはまずない。

最後にもうひとつ事例を紹介しよう。30代前半の男性が1か月前から続く下痢を訴えて来院した。大腸内視鏡検査で、直腸粘膜にびらんを伴うイクラ状の小さいでっぱりが多発していた。肛門に近いほど粘膜の赤みが強く、診断を確定するために大腸生検が行なわれた。

顕微鏡的に、リンパ球の塊（リンパ濾胞形成）が目立つ直腸炎で、クラミジア性直腸炎の特徴を示していた。この若い男性がホモセクシャルであることは確実であり、エイズ抗体検査が必要であると診断された。つまり、アナルセックスを原因とするクラミジア性直腸炎である。

クラミジア性直腸炎は若い女性にも多い。症状のもとになる炎症が、ペニスの届く範囲の直腸粘膜にとどまるのが特徴である。若者たちにみられる（いや、中年以降の人にもある）、このようなプライバシーだらけのクラミジア感染症に遭遇するたびに、顕微鏡の前で思わずため息がでる。

そう、クラミジアは本当に神出鬼没だ。

コラム　コンドームの歴史

コンドームは16世紀半ば、イタリアの解剖学者のファロピウス（１５２３〜１５６２）によって考案された。当時大流行していた梅毒の予防が目的で、当初は鞘状の布製の袋でつくられていた。

本格的な避妊用のコンドームは、１７０６年にヤギの腸でつくられた。発明者は、イギリス国王チャールズⅡ世の侍医で、かつて近衛歩兵第一連隊の大佐を務めたコントンだった。彼はこの発明の功績で騎士（ナイト）の称号を与えられた。〝コンドーム〟はこのコントン医師の名にちなんだものとされる。

彼はヤギの腸を適当な長さに切り、陰干しののちに油脂でなめして柔らかくした。できあがりは、長さ19センチ、厚さ０・０４ミリの超薄皮膜製だった。イギリスではあちこちの牧場で羊毛とともにコンドームがつくられ、盛んに輸出された。

その後、魚の浮袋製のコンドームもつくられたが普及せず、20世紀になってゴム製品に代わるまで、ヤギの腸製が圧倒的に人気だった。

１８４３年、アメリカのタイヤメーカー

のグッドイヤーによって、ゴムの加硫（硫酸付加）操作が発明され、１８７４年（明治7年）にはついにゴム製のコンドームが登場した。国産第一号の天然ゴム製のコンドームが製造されたのは１９０９年（明治42年）のことだった。

１９３４年（昭和9年）、ラテックスゴム製コンドームが開発された。１９６０年（昭和35年）ごろには、ウェット加工、着色、薄さへの挑戦がなされ、厚さ０・０２ミリの今日の高品質がもたらされた。

１９８０年代には、エイズが世界中に蔓延し始め、コンドームの重要性が高まっていった。エイズ多発地域の東アフリカ（ケニアやザンビアなど）では、ホテルの男性用トイレにコンドームが無料援助されているらしい。

１９９３年には、エイズ感染防止の目的から女性用コンドームも登場した。デンマークで開発されたこの新兵器はポリウレタン製で、全長15センチ、開口部の直径が7センチの袋である。男性が男性用コンドームの使用を拒否したとき、女性の意志でみずから装着するといった使い方が、とくにその筋の女性たちに奨励されている。エイズの蔓延《まんえん》で総人口の減少が危惧されるタイでは、風俗業女性に対する女性用コンドームの無償配布が行なわれているそうだ。

（医学のあゆみ 174: 158, 1995 を改変）

No.	Name	Classificatioinn
8	クラミジア・トラコマチス②	性感染症⑧

Case

副睾丸の炎症は、クラミジア感染によると判明！患者は原因を知らず、感染源になり続ける

20代の独身男性が左陰嚢の腫れを訴えて、東京の繁華街（新宿）にある病院を訪れた。検査の結果、副睾丸腫瘍が疑われ、すぐに副睾丸の手術切除が行なわれた。

顕微鏡の観察では、慢性炎症によるしこりであり、腫瘍ではなかった。とりあえず慢性副睾丸炎の診断を提出したが、炎症をおこした原因がわからない。クラミジア感染症の可能性が疑われたため、「免疫染色」の技法で染めてみた。すると、炎症性の病変内部に病原体、クラミジア・トラコマチスがみごとに染めだされた（図）。

このケースをきっかけにして、筆者は過去にあった同様の病変を検索・研究した。そして1995年に、それまで不明瞭だったクラミジア性副睾丸炎の顕微鏡的な特徴をまとめて論文化することができた。

Photo

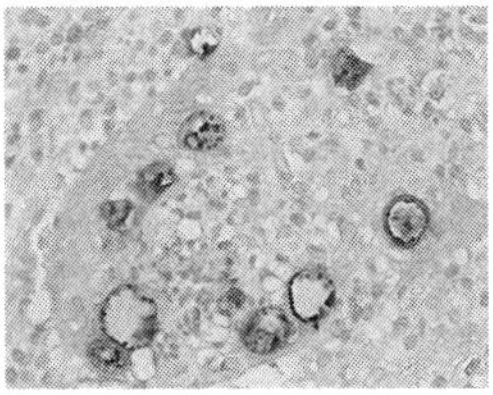

図　クラミジア性副睾丸炎（免疫染色でクラミジア性細胞質内封入体が褐色に染色される。封入体内部に顆粒状にみえるのが一つひとつの細菌である）

Data

- ▶**名前**　クラミジア・トラコマチス
- ▶**原因**　性交渉
- ▶**大きさ**　0.3ミクロン（300ナノメートル）
- ▶**棲息場所**　生殖器、咽頭、結膜、直腸
- ▶**感染した場合の病名**　クラミジア性副睾丸炎
- ▶**症状**　陰嚢の腫れ（副睾丸に硬いしこり）
- ▶**殺傷能力（獰猛度）**　命に別状なし
- ▶**予防法**　風俗店に行くのを控える、あるいはコンドームを使用する
- ▶**治療法**　抗菌剤治療
  外科的切除だけでは治らない！

性感染症を予防するのはなかなか難しい

ここでの主役、クラミジア性副睾丸炎は、臨床的に炎症所見に乏しく、むしろ副睾丸腫瘍を思わせる硬いシコリをきたす点が特徴だ。発症しても熱はなく、膿尿（尿に膿が混じる状態）もみられない。副睾丸（精巣上体）は睾丸（精巣）の横にある少し膨らんだ部分で、睾丸（精巣）でつくられた精子を運ぶ通路の始めの部分に相当する。性感染症であることを反映して、クラミジア性副睾丸炎は性活動性の高い若年層に多い。

担当医にこの独身男性の副睾丸炎の原因を報告できたのは、約1か月後だった。さまざまな検討を加えるのに時間がかかったためだ。実はこの男性が入院していたのは3日間だけ。病変が慢性副睾丸炎であり、悪性腫瘍でないことを聞くと安心して退院していったそうだ。そして、担当医が呼びだしても二度と来院しなかった。というわけで、患者本人は副睾丸が腫れた本当の原因を知らないままだ。

問題は、この性感染症は片方の副睾丸を取り除いただけでは決して治らないということ。この男性はがんでないことに安心して、新宿界隈《かいわい》で遊びまくっているかもしれない。

見過ごされがちな性感染症の診断

もう一例紹介しよう。74歳男性が右陰嚢の腫大を訴えて来院した。やはり、熱はなく、尿が濁ることもなかった。副睾丸腫瘍の疑いで、右副睾丸切除術が行なわれた。顕微鏡的にクラミジア性副睾丸炎の特徴がみられ、免疫染色でクラミジアの感染所見が観察された。高齢者でも性的に活動的な人は多い。いったい、どこでだれといつ？

クラミジア症の病理診断は実は難易度が高い。通常の標本でクラミジア症の可能性を疑えるかどうかが分かれ道。その上で、免疫染色を加えることが診断に必須のステップとなる。ところが、この免疫染色はどの病院でもできるわけではない。一般に、私たち病理医にとっていちばん大事な役目は、がんの病理診断である。クラミジア症などの感染症は腫瘍ではないため、原因診断につい病理医の力《りき》が入らない可能性がある。ここで述べたような「想定外」の性感染症の診断はとくに難しい。見逃して、クラミジア症の治療が行なわれないと、病理診断医の社会的責任が問われかねない。臨床的に疑われていない性感染症の診断は、なかなかの難敵である。

No.	Name	Classificatioinn
9	単純ヘルペスウイルス	性感染症 ⑨

Case

口唇ヘルペスのあるパートナーとの性行為に注意！ 女性の外陰部に感染すると重症化の傾向大

25歳の女性が、発熱と外陰部の激しい痛みを訴えて来院した。排尿時の痛みがつよく、歩くのも難しい状態だった。外陰部に、数ミリ大の水ぶくれと潰瘍が左右対称性に多発していた。1週間ほど前に、酔って行きずりの男性と性交渉したという。

病変部からの擦過細胞診で、外陰部の粘膜細胞に核内封入体（ウイルス感染に特徴的な核内の異常な貯留物）がみられ、外陰ヘルペスが細胞診断された（図）。単純ヘルペスウイルスは感染細胞の核の中で著しく増えて、特徴的なすりガラス状の核内封入体をつくるので、顕微鏡での診断が可能となる。

男性の唇のはじっこにヘルペスがあり、オーラルセックスを楽しんだ可能性が高い。

Photo

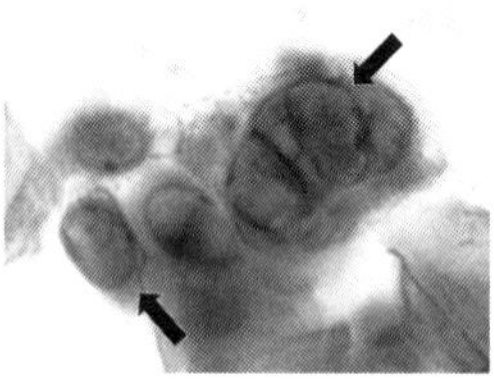

図　外陰部の単純ヘルペス感染症（パパニコロウ染色）。外陰部擦過標本に矢印で示す“すりガラス状”の核内封入体を認める

Data

- **名前**　単純ヘルペスウイルス（HSV）
- **原因**　性交渉
- **大きさ**　150～200ナノメートル
- **棲息場所**　知覚神経節の神経細胞
- **感染した場合の病名**　単純ヘルペス（単純疱疹）、外陰ヘルペス
- **症状**　外陰部の痛み、排尿時の痛み
- **殺傷能力（獰猛度）**　新生児では致死的になる
- **予防法**　口唇ヘルペスのある人とオーラルセックスをしない
- **治療法**　抗ウイルス薬（アシクロビル）

オーラルセックスによる、外陰部ヘルペスに注意

ヘルペス（疱疹《ほうしん》）とは、小水疱《すいほう》（小さい水ぶくれ）が集まる急性炎症性皮膚疾患のこと。単純ヘルペスウイルス（ＨＳＶ）の感染が原因で発症し、唇（とくにいちばん外側の端っこ）にできることが多い。水疱が破れると痛みのある潰瘍ができる。風邪、紫外線照射（日光浴）やストレスがきっかけとなって口唇ヘルペスを繰り返すのが特徴である。

ＨＳＶには、１型、２型の２種類がある（１型と２型を顕微鏡で区別することはできない）。教科書的には、口唇ヘルペス、ヘルペス口内炎（痛みのある潰瘍）、ヘルペス角膜炎（失明の危険）、ヘルペス脳炎（重症脳炎）といった首から上の病変はＨＳＶ－１型の感染によるのに対して、へそから下の性器ヘルペス（性感染症）と新生児の全身ヘルペスウイルス感染症（産道感染症）はＨＳＶ－２型によるという棲み分けがなされる。

ところが、最近では性器ヘルペスの約半数と新生児全身感染症の一部が、ＨＳＶ－１型によるように変貌《へんぼう》している。明らかにオーラルセックスが原因である。つまり、唇のＨＳＶ－１型ウイルスが外性器に接触感染するためだ。性器ヘルペスは口唇ヘルペスと

同じく、〝知覚神経節〟の神経細胞に潜伏感染しているウイルスが疲労や体調不良によって再活性化され、神経を伝わって病変を繰り返すのが臨床的な特徴である。新生児の全身ヘルペス感染症は単純ヘルペスウイルスをもつ母親の産道から接触感染する重症の感染症で、しばしば致命的となる。

性器ヘルペスの初感染時の臨床症状は、HSV－2型よりHSV－1型のほうが激しい。なぜなら、HSV－1型は本来、唇や口の中が大好きなため唇では症状が軽いのだが、慣れない外陰部に感染すると、勝手がわからずに大暴れするきらいがあるからだ。

逆に、症状が軽い割に再発を繰り返すようなら、古典的なHSV－2型感染が示唆される。つまり、HSV－2型は潜伏感染の状態になりやすく、症状のきついHSV－1型は潜伏感染しにくいといえる（治ったあとは再発しにくい）。

ヘルペスウイルスは乳首にも感染

このケースは、HSV－1型の初感染例であり、おそらくセックスパートナーが口唇ヘルペスを患っている状態でオーラスセックスしたと思われる。なお、潜伏感染状態の人から感染する可能性は低いので、再発性ヘルペスを有する人がヘルペス症状のない時期に、性行動を制限する必要性はない。

過日、20代女性の子宮腟部擦過細胞診標本に、ヘルペス性核内封入体といっしょに、精子が観察された。痛みがつよくて性行為が難しいだろう状況である。このような場合、セックスパートナーへの生活指導と治療が必要となる。その意味でも、細胞標本における精子の有無をきちんと記述することが大切であると筆者は考える。単純ヘルペスウイルスに対するワクチンはないため、予防が肝要である。〝知識という名のワクチン〟の重要性を訴えたい。

ときどき、若い女性が乳房の乳首が擦りむけて痛いと訴えて病院を訪れる。ほとんどの場合、左右両方の乳首が赤く腫れた状態となっている。これもヘルペス感染症の一つの形で、ヘルペス性水疱が破れて潰瘍化した状態のＨＳＶ－１型感染症だ。つまり、パートナーの唇に感染していたＨＳＶ－１型の接触感染である。ヘルペス感染症の確定診断に、ここでも擦過細胞診（病変部から細胞をこすり取って、顕微鏡で調べる方法）が役に立つ。ウイルス感染の証拠（ウイルス性核内封入体）を顕微鏡でみつけるのが、細胞検査士と病理医のたいせつな役割である。

No. 10

Name

B型肝炎ウイルス

Classificatioinn

性感染症 ⑩

Case

性感染症の原因病原体としてのB型肝炎
セックスワーカーこそワクチン接種を受けるべき

セックスワーカーの20代女性が発熱とだるさを訴えて来院した。検査の結果、肝機能が悪化しており、急性B型肝炎と診断された。しばらくの間の入院とその後の静養が言い渡された。

聞けば、彼女は（いや従業員全員が）B型肝炎ウイルス（HBV）に対するワクチンを打っていなかった。日々、コンドームなしのオーラルセックス（フェラチオ）を行なっていたとのこと。

担当医師は、雇用者に状況を伝えて、就業環境の整備を進言したが、はて効果があるだろうか。

セックスワーカー自身が自覚、勉強して予防接種の必要性を雇用主に訴えることが重要である。

Photo

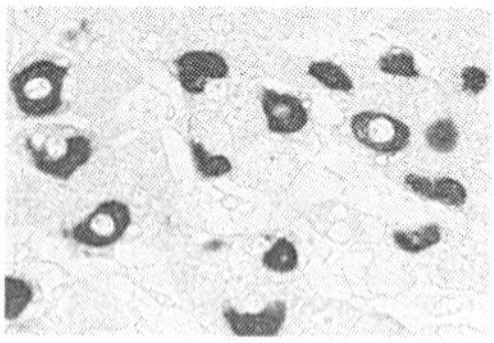

図　B型肝炎ウイルスの健康保因者の肝臓におけるHBVの感染状態（肝生検組織に、免疫染色でHBVが茶色に染めだされている）。血液中に流れ出したHBVが感染源となる。健康保因者の場合、肝機能は正常で、本人に自覚症状はない

Data

- ▶**名前**　B型肝炎ウイルス（HBV）
- ▶**感染場所**　肝細胞
- ▶**大きさ**　40ナノメートル（0.04ミクロン）
- ▶**棲息場所**　感染者の肝細胞と血液
- ▶**劇症化した場合の病名**　劇症肝炎
- ▶**症状**　発熱、だるさ、食欲不振、時間がたつと黄疸とかゆみがでる
- ▶**殺傷能力（獰猛度）**　劇症肝炎の致死率は高い（5割）。急性肝炎の多くは回復する（慢性肝炎にはならない）
- ▶**予防法**　予防接種（3回接種）
- ▶**治療法**　安静にして治癒を待つ

感染力の高いＨＢＶ

セックスワーカーの女性たちはＢ型肝炎ウイルス（ＨＢＶ）感染のリスクに曝されている。コンドームをしない直接の性器接触だけでなく、フェラチオも危険度が高い。怖いのはエイズウイルス（ＨＩＶ）だけでない。コンドームなしのフェラチオで、淋菌、クラミジア、梅毒トレポネーマなどがのどに感染することは、それぞれの項目で紹介する。ここでは、ＨＢＶによる性感染症のリスクを紹介しよう。

ＨＢＶは感染力と消毒剤抵抗性の高い病原体である。血液のなかにいるウイルスに関して、針刺し事故後の発症率を比較すると、ＨＢＶ（とくに感染しやすいウイルスをもつ場合）では30％、Ｃ型肝炎ウイルス（ＨＣＶ）では３％、エイズウイルス（ＨＩＶ）では０・３％とされている。言い換えれば、ＨＢＶはＨＩＶに比べて１００倍感染しやすい。煮沸しても簡単には死なないほどのタフボディだ。

世界全体の６％の人の血液中にＨＢＶがみつかる。中国、東南アジアや赤道アフリカの諸国では、ＨＢＶ保有率は10％を超える。日本人のＨＢＶ保有率は１％と低いが、北欧の０・１％に比べると高い。日本では、お産のときにＨＢＶの検査が徹底されるので、多くの日本人の赤ちゃんはＨＢＶを保有しないように予防される。というわけで、35歳以下の日本人の若者のＨＢＶ保有率はとても低い（０・２〜０・３％）。ＨＢＶ保因者のなかには、肝機能が正常で、自覚症状のない健康保因者がいる。図に、そんな健康保因者の肝臓の針生検標本にみられたＨＢＶの姿を示す。

ＨＢＶ保有者は日本人の１％、つまり１５０万人ほど。エイズウイルス陽性者の総数１万５０００人の１００倍である。つまり、１００倍感染しやすいＨＢＶがエイズの１００倍の頻度でみられる単純計算になる。

性感染症、とくにエイズの発症予防にコンドームの使用が叫ばれているが、実際のリスクはＨＢＶのほうがずっと高いことがわかる。ただし、ＨＢＶは血液だけでなく、分泌液や唾液にも含まれているので、コンドーム着用ではＨＢＶ感染を１００％防ぐことができない。１００％防げる手段は、次に述べるＨＢＶワクチンの予防接種である。

性感染症としての急性Ｂ型肝炎と予防法

新婚旅行でパートナーからＨＢＶをもらい、３か月ほどたつと発症する急性Ｂ型肝炎は、以前から、新婚旅行肝炎（honeymoon hepatitis）とよばれてきた。今でも、日本人成人の急性Ｂ型肝炎の多く（２／３以上）は性感染症なのである。つまり、急性Ｂ型肝炎は若い成人の病気である。急性Ｂ型肝炎の潜伏期間（病原体をもらってから発症するまでの時間）は６週間から６か月（平均値は３か月）。パートナーからＨＢＶをもらっても、自覚症状が乏しいまま治癒する場合もある。一方、慢性肝炎から肝硬変をもたらすＣ型肝炎ウイルス（ＨＣＶ）が性行為で感染する証拠は乏しい。ＨＣＶの夫婦間感染の頻度は低い。

急性肝炎では、多くの肝細胞がウイルスによって急激に傷害される結果、高熱、倦怠感（だるさ）とともに、経過中にひどい黄疸（目や皮膚が黄色く染まる状態）をきたし、食欲が低下して体重が減少する。皮膚がとても痒くなるのは悩みの種となる。成人のＢ型肝炎の大部分は急性肝炎の経過をたどり、数か月以内に治癒する。１〜２％の確率で「劇症肝炎」になると、ひどい肝機能障害となり、命にかかわることがある（死亡率５割）。遺伝子型A型のヨーロッパ型HBVに感染すると、一割程度が慢性肝炎に移行することが知られているが、幸い日本にはこの型のHBVは少ない。

予防には、HBVワクチンの皮下注射を3回受ける。予防接種によってHBVに対する抗体ができれば、B型肝炎を発症することはなくなる。だから、HBVに触れやすい医療者や医療系学生は必ずB型肝炎ワクチンを受けているし、海外駐在員や国際線乗務員の多くも予防接種している。もし家族にHBV陽性者がいたり、セックスパートナーがHBV陽性だった場合は、必ずHBVワクチンを接種してほしい。問題は、予防接種を受けても血液中にHBV抗体ができない人がときどきいること、時間がたつといったんできたHBV抗体がなくなってしまう場合があることだ。

そう、セックスワーカーたちこそHBVワクチンを受けるべきなのである。それなのに、現実にはそうなっていない。現在、HBVワクチン接種は子どもたちに定期接種されているが、ベテラン日本人の多くはHBVワクチンを受けていない。しかし、過去の厚生行政の遅れを非難してもしかたない。みなさんの知識というワクチンが基本となる。

No.

11

Name

梅毒トレポネーマ①

Classificatioinn

性感染症

⑪

Case

近年20～30代で急増中の梅毒
放置すると全身に広がるので早期発見が重要

58歳の男性が、発熱とともにかゆみのない皮疹《ひしん》（発疹《ほっしん》）を訴えて来院した。皮疹は表面がかさぶたで覆われた丘疹《きゅうしん》（皮膚が少し盛りあがり、大きさが1センチ以下の状態の病変）で、首、顔および頭皮に多発していた（図）。彼は2年前に悪性リンパ腫と診断され、化学療法を受けて寛解中（病気が沈静化した状態）だった。担当医は、悪性リンパ腫の皮膚への再発を疑って、首の丘疹から生検した。

顕微鏡的に、悪性リンパ腫細胞はなく、皮膚組織に炎症細胞（リンパ球と形質細胞）を多数認めた。病理医（筆者）は梅毒の可能性を疑った。原因菌である梅毒トレポネーマを染め出す「免疫染色」を行なうと、病変内にらせん状の細菌が多数確認され、第2期梅毒と診断された。血清学的にも梅毒が確定し、ペニシリン療法が行なわれた。

Photo

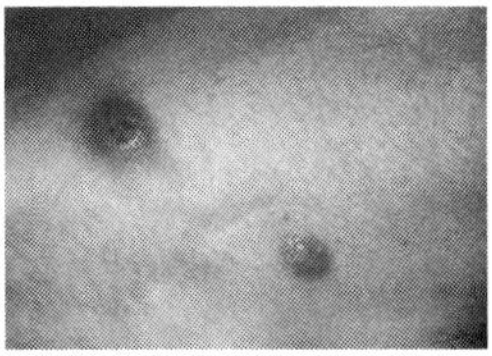

図　第2期梅毒にみられた首の皮疹（丘疹《きゅうしん》）。生検の結果、臨床的に考えられていなかった梅毒が病理診断された

Data

- **名前**　梅毒トレポネーマ
- **原因**　性交渉
- **大きさ**　長さ6～20ミクロン、らせん状で細長い
- **棲息場所**　人の体内（人だけに感染）
- **感染した場合の病名**　梅毒
- **症状**　第1期　ペニスや外陰部に無痛性の潰瘍、鼠径部《そけい》のリンパ節の腫れ／第2期　四肢や体幹部に赤い斑点、皮膚・粘膜の丘疹／第3期　大動脈、大脳・脊髄などの全身臓器
- **殺傷能力（獰猛度）**
  第3期まで放置すると重症化する
- **弱点**　人から離れるとすぐに死滅
- **予防法**　コンドームの使用
- **治療法**　ペニシリン注射

梅毒は第1期から第3期へと、静かに進行

梅毒は臨床的に、第1期梅毒、第2期梅毒、第3期梅毒の3期に分けられる。性行為によって、粘膜の目にみえない傷口から病原菌である梅毒トレポネーマが侵入することで感染する、全身性の性感染症である（トレポネーマはスピロヘータの一種である）。

梅毒の潜伏期間は3～6週間。感染当初は、外陰部（男性ではペニスの亀頭部）に無痛性の潰瘍（軟骨のような硬さのシコリ）ができて、ものの付け根（鼠径《そけい》部）のリンパ節が腫れるが、こちらも痛みはない。これが第1期梅毒で、3週間以内に自然によくなる。しかし、症状がいったん改善するだけで、感染後9週間～3か月たつと、第2期梅毒に移行する。四肢や体幹部に現われる梅毒性バラ疹が、第2期梅毒ではじめにみられる皮疹《ひしん》である。いちばん最初に、直径1センチほどの円形ないし楕円形のうっすら赤い斑点が多発するが、かゆみや痛みが伴わないことから見逃されることが少なくない。

このケースにみられたような皮膚の丘疹は、感染後12週（3か月）ごろにみられること

が多い。手の平に多発性の梅毒疹（膿疱《のうほう》）がみられることもある。〝梅毒性手掌膿疱〟と称されるこの皮疹は、膿をもって痛々しいみた目に反して、痛みや熱感といった症状はない。表面が盛りあがって乳頭腫状になることもある。粘膜疹《ねんまくしん》といって、口の中、のどや肛門のまわりなどに特徴のある病変ができることも少なくない。というわけで、患者から3か月ほど前の性行動をしっかりと聞きだす必要がある。

放っておくと第2期梅毒疹も自然消退《しょうたい》（症状が消えてなくなること）する。しかし、決して治ったわけではなく、3〜10年ほど無治療で放置されると、第3期梅毒へと進行する。末期には、血管（大動脈や心臓の弁）や髄膜・中枢神経（大脳・脊髄）が侵されて、心血管梅毒、脊髄梅毒、脳梅毒に至る。幸い、今日では稀である。

このケースのように、臨床的にまったく疑われていない梅毒が病理標本で診断されることがある。それをみつけだすことが、性感染症の蔓延《まんえん》防止の観点から、病理医に課された重要な社会的使命と筆者は考える。通常の標本（ヘマトキシリン・エオジン染色）で病原体は決してみつからないので、まず梅毒の可能性を疑って、免疫染色するかどうかが重要なポイント（コツ）となる。プロのワザといっても過言でない。

No.

12

Name

梅毒トレポネーマ②

Classificatioinn

性感染症 ⑫

Case

潰瘍があっても痛みはない梅毒、病原菌の生き残り作戦にだまされるな!

65歳の男性が胃の不調(食後にみぞおちのあたりが痛む)を訴えて来院した。胃炎の原因となるピロリ菌は陰性だったが、内視鏡検査で胃粘膜は広い範囲で赤く腫れあがり、びらん(粘膜が剥がれ落ちる状態)を伴っていた。生検標本が採取され、病理診断に提出された。

筆者の診断は第2期梅毒だった。胃粘膜には炎症反応が強く、免疫染色で無数の梅毒トレポネーマが証明された(図)。再問診で、5か月前に風俗店での感染機会があり、3か月前に多発する皮疹を認めたが、しばらくして自然に消退したため放置していたという。血清の梅毒反応(ワッセルマン反応)は強陽性であり、胃の不調は胃梅毒によるものであることが明らかとなった。胃梅毒は、比較的頻度の高い梅毒の内臓病変である。

Photo

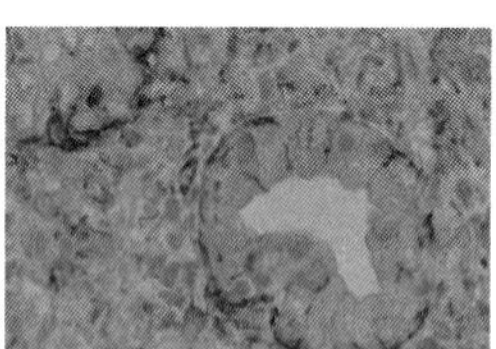

図　胃梅毒(免疫染色で、胃粘膜にうじゃうじゃとたかるらせん状で細長い梅毒トレポネーマが褐色に染めだされている)

Data

- ▶名前　梅毒トレポネーマ
- ▶原因　性交渉
- ▶大きさ　長さ6～20ミクロン、らせん状で細長い
- ▶棲息場所　人の体内(人だけに感染)
- ▶感染した場合の病名

  胃梅毒(梅毒性胃炎:第2期梅毒)

  ※胃梅毒は比較的頻度の高い第2期病変である
- ▶予防法　コンドームの使用
- ▶治療法　ペニシリン注射

のどにも感染する梅毒トレポネーマ

2016年4月、厚生労働省は「梅毒の感染者数の増加傾向」に注意喚起を促した。2014年の感染者数が過去10年で最高、10年前の3倍水準という由々しき事態が調査で判明したからだ。2018年には届け出患者数がついに7000人を超えた。これは、1970年代以来という。しかも、20～30代の若い女性層の感染増加が著しい。梅毒は決して「昔の病気」ではない。

ある女性のケースを紹介しよう。

36歳の独身女性が微熱とのどの違和感を訴えて来院した。診察では、のど（中咽頭）にある右扁桃が腫れ、表面に膿が付着していた。悪性腫瘍の可能性を否定するため、生検が行なわれた。

筆者お得意の特異抗体を利用する「免疫染色」によって、病変内に無数の梅毒トレポネーマが確認された。図に示す胃粘膜の場合とほぼ同様に、らせん状の病原菌が褐色に可視化され、その結果、咽頭梅毒と病理診断された。血清の梅毒反応も強陽性だった。オーラルセックスによる初感染病巣（感染初期の病変）の可能性が考えられた。患者教育をかねて、この女性の性行動をしっかりと聞きだす必要がある。

咽頭梅毒は、この症例のような初感染（第1期梅毒）の場合と第2期梅毒としての病変の両者がある。第2期梅毒の場合、扁桃に無痛性の潰瘍が多発する。

梅毒トレポネーマは人にしか感染できない。そのための生き残り作戦なのだろう。病変が潰瘍化しても痛みがなく、しばらくすると自然に治ったようにみせかける。だから、患者さんは気づきにくいし、気づいても重大視せずに見過ごしてしまいがちだ。病理医にとっても、通常の標本では病原体は姿を現わさない（普段用いられる染色では、病原体の存在がわからない）。特殊な方法である「免疫染色」を駆使してはじめてお目にかかれる、なかなか手ごわい相手なのだ。

性感染症（性病）は英語で venereal disease、つまり「ヴィーナスの病気」を意味する。ヴィーナスはローマ神話の愛と美の女神のこと。広く、豊穣《ほうじょう》と生殖を司る。人間が子孫繁栄を続けるために、避けることのできない病気がヴィーナスの病気なのだ。

No.

13

Name

軟性下疳菌（デュクレイ菌）

Classificatioinn

性感染症
⑬

Case

軟性下疳は輸入性感染症
陰部が痛くて、セックスどころでなくなる

27歳の独身男性は友人のいるフィリピンに1週間の旅をした。誘われて、夜の街に出かけたのは東京に帰る3日ほど前のことだった。帰国後すぐ、ペニスのできものが潰瘍化して痛くてたまらない。泌尿器科外来で「珍しい病気をもらったね」と冷やかされた。

軟性《なんせい》下疳《げかん》は日本にはない性感染症で、大部分が外国、とくに東南アジアやアフリカからの輸入性感染症である。というわけで、日本人男性が現地の娼婦から感染を受けることがある。原因菌は軟性下疳菌（デュクレイ菌）である。潜伏期間が数日と短く、陰部に単発性の潰瘍ができる。潰瘍はすぐに深くなって激痛を伴う。鼠径《そけい》部（足のつけ根の部分）のリンパ節が両側ともに腫れて痛い。そんな「幻の性病」について触れてみたい。

Photo

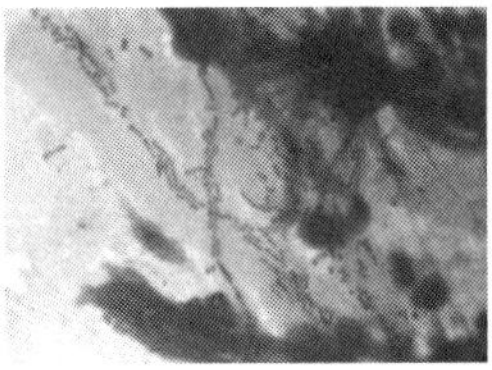

図　軟性下疳の原因菌デュクレイ菌（塗抹標本のグラム染色）．グラム陰性小桿菌が連なって電車の線路のようにみえるのが特徴である

Data

- **名前**　軟性下疳菌（デュクレイ菌）
- **原因**　性交渉
- **大きさ**　長さ1ミクロンの短い桿菌
- **棲息場所**　人の生殖器
  ※日本にはない（大部分が輸入感染症）
- **感染した場合の病名**　軟性下疳
- **症状**　外陰部の単発性の有痛性潰瘍と鼠径《そけい》リンパ節の有痛性腫脹
- **殺傷能力（獰猛度）**　致命的でない
- **予防法**　コンドーム装着
- **治療法**　マクロライド系抗菌剤の投与

東南アジアで夜の街に出かけるときはコンドームが必須

軟性下疳《げかん》は軟性下疳菌（デュクレイ菌）の感染による性感染症で、熱帯～亜熱帯地域に多い。昭和23年に制定された「性病予防法」（感染症法の制定に伴い、平成11年に廃止）では、梅毒、淋病、軟性下疳、第四性病（特殊なクラミジア感染症）が四大性病とされた。現代の日本ではまずみられない「輸入感染症」だ。3～10日の潜伏期間ののち、まず豆粒大のコブ（丘疹《きゅうしん》）が出現して急速に潰瘍化する。深い潰瘍は単発性で痛みがつよい。軟性下疳の潰瘍は不整形で、シコリ（浸潤《しんじゅん》）を触れない点で梅毒による硬性下疳《こうせいげかん》と区別される。痛みは、陰部ヘルペスよりずっとつよい。潰瘍は、男性の亀頭と〝カリ〟の周辺、女性の大小陰唇や腟の入り口にできる。しばらく経過すると、両側の鼠径《そけい》リンパ節が大きく腫れるが、つよい痛みのために、この病気がつぎつぎと広がってゆくことはない。

特徴的な臨床所見からこの病気の診断は難しくない。病変部の塗抹《とまつ》標本をつくってグラム染色すると、グラム陰性の小さな桿菌が連なって観察される（図）。軟性下疳菌の培養は容易でない。治療には、マクロライド系抗菌剤やニューキノロン剤が用いられる。

No.

14

Name

がん原性粘膜型ヒトパピローマウイルス

Classificatioinn

性感染症⑭

Case

子宮頸がんの原因となるウイルス、感染源は夫と知った妻の葛藤

43歳の女性が子宮頸がん検診で異常を指摘された。病院での精査の結果、前がん病変（がんになりかけた状態）である中等度異形成《いけいせい》と診断された。患者さんは自宅に戻ると病気についてインターネットで検索した。その結果、子宮頸部の異形成はがん原性の（がん発生の原因となる）ヒトパピローマウイルス（ＨＰＶ）による性感染症であることを知った。自分は夫以外の男性を知らないので、うつされたのが夫からであることが確実であること、そして、夫がいつかどこかで、自分以外の女性からＨＰＶの感染をもらったことは間違いないことを正しく理解した。「許せない！」という気持ちと、今さらどうしようもないとあきらめる気持ちが錯綜して辛いと嘆く…。

筆者は、こんな相談に乗る珍しい病理医である。

Photo

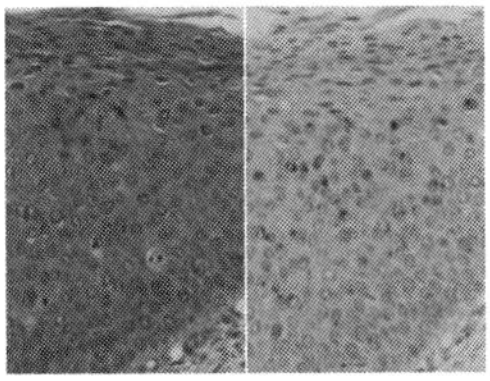

図　子宮頸部の中等度異形成に証明されたがん原性HPV遺伝子（左：ヘマトキシリン・エオジン染色、右：in situハイブリダイゼーション法＊）。異形成細胞の核内に顆粒状の陽性所見がみられる。＊説明は次ページ

Data

- **名前**　がん原性粘膜型ヒトパピローマウイルス（HPV）、HPV16型と18型が多い
- **原因**　性交渉
- **大きさ**　50ナノメートル
- **棲息場所**　生殖器
- **感染した場合の病名**　子宮頸部異形成、子宮頸がん
- **症状**　とくになし（子宮頸がん検診が重要）
- **殺傷能力（獰猛度）**　子宮頸がんの場合、早期なら完治、進行すると死亡する恐れ
- **予防法**　子宮頸がんワクチン接種
- **治療法**　異形成は経過観察、高度異形成～上皮内がんは子宮腟部円錐切除、浸潤がんは子宮切除術・放射線照射、進行すれば抗がん剤投与

ヒトパピローマウイルスの感染経路

病理標本は決してうそをつかないので、事実関係は明瞭である。特殊な染色法（in situハイブリダイゼーション法＊）を利用すると、病原体ウイルスの遺伝子に色がついて目にみえるようになる。中等度異形成の病変部に一致したHPV遺伝子の陽性所見を図に示す。がんのもとになるウイルスの感染がある、動かぬ証拠である。

別の機会に、50代の乳がん患者さんから電話で相談を受けた。通院中の病院で、新たに子宮頸がんと診断され、手術が必要といわれたという。相談に乗る中、子宮頸がんが100％がん原性のHPVによる性感染症であることを説明させていただいた。すると、彼女は言いにくそうに、「私は主人しか知りません。ということは、主人がだれか他の人からウイルスをもらってきたということでしょうか？」と質問された。筆者はその問いに、「今さら、そのことを追及

＊**in situハイブリダイゼーション法**　その場（in situ）で、ハイブリダイゼーション：雑種形成＝核酸のペアリングをするという意味。特定の核酸の分布状態を調べることで、ウイルス感染や腫瘍を診断する顕微鏡的な検査方法。

してもしかたないじゃないですか」と答えるしかなかった。

　手術をためらう彼女に、主治医は「手術を少し先延ばししてもいい」といってくれたそうだ。話の流れで、「子宮をとる前にご主人といっしょにゆっくり旅行したら？」と提案した。すると、「私が乳がんになって以来、主人はＥＤなんです」とぽつり。ＥＤとは勃起障害のこと。これは、二人の間だけの秘密だったらしい。

　ぜひ、こうした悩める患者さんのこころを救うため、セクシュアリティに関して相談できる場所を、医療現場にもつくってほしい、と筆者は願っている。


　なお、ヒトパピローマウイルス（ＨＰＶ）には現在、２００種以上が知られている。これらは、皮膚にイボをつくる皮膚型ＨＰＶと粘膜に感染する粘膜型ＨＰＶに分けられる。がんに関係するのは粘膜型ＨＰＶだけである（ただし、粘膜型ＨＰＶのすべてががん化に関連するわけではない）。ＨＰＶ16型とＨＰＶ18型がとくに異形成や子宮頸がんに関連している。詳しくは、次のケースの解説を参照してほしい。

No.

15

Name

良性粘膜型 ヒトパピローマウイルス

Classificatioinn

性感染症 ⑮

Case

粘膜に出没する性病性イボ（乳頭腫）に注意 外陰部だけでなく、肛門周囲、のどや目にも感染

30代の独身女性が肛門周囲に多発するイボが気になって来院した。痛みやかゆみはない。肉眼的に「性病性イボ」が疑われ、病理診断のために一部が切除された。病理診断は尖圭《せんけい》コンジローマだった。この性感染症の原因は、良性の粘膜型ヒトパピローマウイルスである。

女性の尖圭コンジローマは通常、外陰部（腟入口部周囲）にみられる。この女性の病変分布から、原因はアナルセックスであることが確実である。医師が性生活にコメントするのは難しい。指導したからといって、プライバシーそのものが改善するとは思えない。

尖圭とは"先がとがった玉"の意味である。「圭」は古代中国で儀礼に用いた玉のこと。コンジローマは出っぱったできものを表わす。

Photo

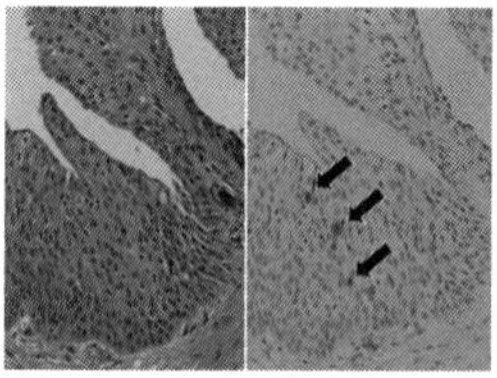

図　結膜乳頭腫とその原因である良性HPV（HPV6型）の証明（左：ヘマトキシリン・エオジン染色、右：in situハイブリダイゼーション法によるHPV6型遺伝子の発現を矢印で示す）

Data

- **名前**　良性粘膜型ヒトパピローマウイルス（HPV）HPV6型と11型が多い
- **原因**　性交渉
- **大きさ**　50ナノメートル
- **棲息場所**　主として人の生殖器
- **感染した場合の病名**　尖圭コンジローマ
- **症状**　外陰部に多発する性病性のイボ。肛門周囲、のどや結膜（目）にできることもある
- **殺傷能力（獰猛度）**　悪性化しない
- **予防法**　コンドーム装着。子宮頸がんワクチンでは防げない
- **治療法**　液体窒素による凍結、手術摘出、塗り薬

小児期に多い皮膚のイボと、のどや目にできる性病性イボ

「パピローマ」は日本語に訳すと乳頭腫、つまり表面に「乳頭状」に盛りあがるイボを意味する。「コンジローマ」は出っぱったできもののこと。尖圭コンジローマは女性の外陰部やペニスに多発するイボである。「尖圭」とはニワトリのトサカのように先端部の尖った盛りあがりを表現している。「性病性イボ」ともよばれる頻度の高い性感染症である。肛門周囲にみられるときは、その原因は明確である。男性にみられる場合はホモセクシャルとみなされる。

原因は、ヒトパピローマウイルス（ＨＰＶ）の一種であるＨＰＶ６型ないしＨＰＶ11型の感染である。顕微鏡では、核のまわりが明るく抜ける特徴的な細胞（コイロサイト）が乳頭腫の表層部にみられる。そして、ＨＰＶが感染する姿がコイロサイトの核の中に観察できる。前述した［Ｐ３４７］がん原性ＨＰＶ（ＨＰＶ16型やＨＰＶ18型が多い）の場合と違って、尖圭コンジローマはがん化することのない良性病変である。

繰り返しになるが、ＨＰＶは、いまや２００種を超えるタイプがみつかっている。皮

膚に感染してイボをつくるタイプと、粘膜に感染してイボや子宮がんをつくるタイプの2つに大別される。がん化につながるのは後者（粘膜型）のほうだけだ。ややこしいが、ここで紹介するのは、後者に属するけれど、良性の粘膜イボの原因となるＨＰＶ６型と11型である。

皮膚にできるイボはＨＰＶ感染症の代表格である。皮膚のイボの正式な病名は、尋常《じんじょう》性疣贅《せいゆうぜい》という何とも古めかしいネーミングだ（「尋常」は普通を意味する）。小児期に多いこの皮膚のイボは、接触感染する。性感染症ではないし、がん化もしないので、どうか誤解なきように。

患者さんの性行動に関する聞き取りが不可欠に

喉頭（のど）や結膜（赤目）といった粘膜にもイボ（乳頭腫）が発生する。外陰部の尖圭コンジローマと同じく、ＨＰＶ６型あるいはＨＰＶ11型の感染が原因であり、成人の場合、その多くは性感染症である。言い換えれば、良性のイボをつくるＨＰＶをもつ人の性器と密接に接触したために感染が生じたと考えるのが妥当だろう。外陰部を触った手で自分の目をこすらない心がけは大切である。Ｐ３２３で紹介したクラミジア感染予防の場合と同じだ。

こうした場合、患者さんに対して性行動に関する聞きとりが必要となる。喉頭乳頭腫は声帯にみられ、声のしわがれがおもな症状である。結膜乳頭腫では目がごろごろする感じが訴えられる。図に、結膜乳頭腫の顕微鏡所見を示す。なお、小児期にみられ、多発する喉頭乳頭腫や結膜乳頭腫の場合は、ＨＰＶをもつ母親からの経産道感染が考えられている。

最近、のどのがん（中咽頭がん＝扁桃のがんが多い）の原因が子宮頸がんと同じがん原性のＨＰＶ16であることがわかってきた。なぜか、中年以降の男性にみられることが多い。この患者さんたちの若い頃の性行動を詳しく知りたいところだが、実際にはなかなか難しい。このがんが女性に少ないことも不思議である。世の中、まだまだわからない不思議なことが多い。

No.	Name	Classificatioinn
16	伝染性軟属腫ウイルス	性感染症 ⑯

Case

接触感染が得意な水イボ
大人では性感染症をきたす

45歳の女性は会陰《えいん》部（膣と肛門の間の皮膚）のイボに気づいた。痛くもかゆくもないが、たくさんできているのが気になって、近くの皮膚科を受診した。医師は水イボと診断し、感染経路を説明した。彼女の同意を得て、イボの一つが生検された。

水いぼ（伝染性軟属腫《なんぞくしゅ》）は子どもがかかりやすいウイルス感染症である。ピンク色で平たく円形のイボ（丘疹）が皮膚に多発する。イボの表面がツルツルしていて頂点が凹んでいるのが特徴である。痛くもかゆくもないうえ、ウイルスの感染力がつよいので、幼稚園や保育園で流行ることがある。接触感染によって媒介されるため、大人では濃厚な皮膚接触が生じる性行為によってうつる。そう、大人の水イボは性感染症の仲間なのである。

Photo

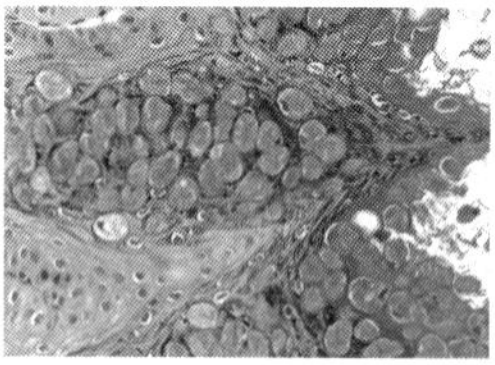

図　水イボの生検所見（ヘマトキシリン・エオジン染色）。毛嚢部の表皮細胞に大型で丸い封入体（ウイルス粒子の塊）が多数観察される。右側の表皮表面にも封入体がみられるので、ウイルスが接触感染をきたしやすい

Data

- **名前**　伝染性軟属腫ウイルス
- **原因**　性交渉
- **大きさ**　300ナノメートル（ラグビーボール形の大型ウイルス）
- **棲息場所**　人の皮膚（毛穴の出口）
  ※毛のない粘膜には感染しない
- **感染した場合の病名**　伝染性軟属腫（水イボ）
- **症状**　外陰部の皮膚に多発するイボ
- **殺傷能力（獰猛度）**
  悪性化しない（自然治癒する）
- **予防法**　コンドームでは防げない
- **治療法**　イボの中身をピンセットでつまみとる

成人の水イボは性感染症で潜伏期間も長い

水イボは正式名称を「伝染性軟属腫《なんぞくしゅ》」という。接触感染をきたすウイルス性感染症である。伝染性軟属腫ウイルスは、動物ウイルスの中で最大のDNAウイルスに属す。天然痘ウイルスに似たポックスウイルスの仲間である。ウイルス粒子は300×200ナノメートル大のラグビーボール形で、細菌類のクラミジアとほぼ同じ大きさである。皮膚に2～4ミリ大、境界鮮明で少しピンクがかったドーム状のイボ（丘疹《きゅうしん》）が多発する。中央部が少しへこんでいる。痛みやかゆみはない。

ウイルスの感染力は高く、イボがつぶれるとウイルスがたくさんばらまかれるため、幼稚園・保育園児の間で流行りやすい。直接接触に限らず、タオルや衣類を介して感染することもある。プールでうつることもある。アトピー性皮膚炎の子どもはとくにうつりやすいので注意が必要だ。

成人では性感染症として、おもに外陰部の皮膚に観察される（性器伝染性軟属腫とよばれる）。外陰部・陰茎のほか、恥丘《ちきゅう》部、肛門周囲、太ももの内側にもイボが多発する。

潜伏期間が2週間〜6か月と長いため、感染機会がよくわからないことも少なくない。病変は自然治癒するが、治癒するまでに半年から2年ほどかかる。そこで、診察した医師は、イボの中心部のへその部分を一つずつピンセットでつまんで、乳白色の粥《かゆ》状の内容物を取りだす治療を行なう。大きい場合は、液体窒素による凍結療法が選ばれる。エイズなどの免疫不全状態ではイボが治らずに、全身、とくに顔面に多発する傾向を示す。

図は生検標本の顕微鏡的所見である。表皮細胞の細胞質に丸く赤っぽく染まる〝封入《ふうにゅう》体《たい》〟がみられる。これがウイルス粒子の塊である。たとえ臨床的に疑われていなくても一目で病理診断される。病変はうぶ毛の毛嚢（毛穴）に一致してできるのが特徴で、このイボは手のひらと足の裏にはできない。そこにはうぶ毛が生えていないからである。

このケースの女性は既婚者だった。よく話を聞くと、若い男性と浮気を重ねているらしい。さて、この事件をきっかけに彼女の浮気が終わりになるだろうか。幸か不幸か外来診療なので、医師が家族に病気を説明する機会は、おそらくない。

No.

17

Name

疥癬虫（ヒゼンダニ）

Classificatioinn

性感染症
⑰

Case

陰嚢の疥癬は性感染症
感染者と直接粘膜接触してヒゼンダニに感染！

ヒゼンダニは堂々二度目の登場である（P281参照）。25歳の男性が陰部のしつこいかゆみを訴えて来院した。陰嚢の皮膚に丘疹が多発し、ひっかき傷を伴っていた。1か月あまり前、酔って行きずりの女性とセックスしたという。陰嚢の皮膚生検で、表皮につくられたスペースに寄生する小さいダニが確認された。性感染症の場合、疥癬《かいせん》による皮疹は陰嚢、ペニスあるいは下腹部の皮膚に集中する。

治療には、たった1回内服すれば治る特効薬イベルメクチンが使われる。2015年のノーベル医学・生理学賞を受賞した、北里大特別栄誉教授の大村智博士の業績である（P211）。

Photo

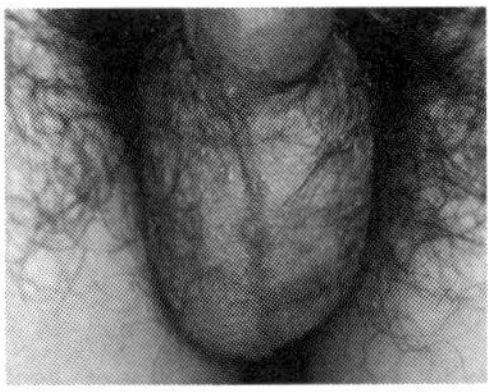

図　性感染症としての疥癬。陰嚢の皮膚にかゆい丘疹が多発している

Data

- **名前**　疥癬虫（ヒゼンダニ）
- **大きさ**　0.2～0.4ミリ（成虫のメス）
- **棲息場所**　皮膚のやわらかい場所
  性感染症の場合、男性の陰嚢や女性の外陰有毛部に寄生する
- **感染した場合の病名**　疥癬
- **症状**　丘疹、ちくちくしたかゆみや痛み
- **殺傷能力（獰猛度）**　エイズがあると重症化する（角化型疥癬＝ノルウェー疥癬）
- **予防法**　コンドームでは防げない
- **治療法**　イベルメクチンの内服

行きずりの相手との性交渉は高リスク

疥癬《かいせん》は、小型のダニである「ヒゼンダニ」(疥癬虫)が皮膚に寄生して発症するかゆみのつよい伝染性疾患である。

疥癬虫は、感染者との皮膚の直接接触や、衣類・寝具を介して感染する。ただし、短時間では感染しにくく、ある程度の接触時間があると感染しやすくなる。とくにP281に紹介した「角化型疥癬」では、その伝播力は非常に強く、院内感染を避けるのが難しいほどである。

疥癬は、歴史的に性感染症として始まったが、現在は高齢者とその介護者に発病が多い。比較的若い年代に性感染症として感染する場合は、行きずりの相手との性交渉を意味することが多い。

よく知らない相手と一晩ベッドをともにして、粘膜・皮膚を密着させる行為が高リスクであることをおわかりいただけただろうか。

No.

18

Name

ケジラミ

Classificatioinn

性感染症

⑱

Case

ケジラミ症も性感染症のうち
陰部がかゆく、茶色い粉がついて汚い

ケジラミといえば、筆者が医学生時代の45年前に出会った、同年代の男性患者が忘れられない。

その20代前半の男性は、いわゆるノイローゼで精神病院に入院してきた。陰部がかゆくてたまらないという。師長さんと一緒に診察したところ、陰嚢に生える陰毛の陰に白いケジラミが多数隠れていた。陰毛は皮膚から斜めに生えだしているが、ムシはその鋭角の部分に潜むため、なかなか手ごわい。格闘していると、ふわっとムシが空中に舞いあがった。院内感染をおこしてはならない！ と必死に追いかけて1ミリ大の白いムシをつぶしたことが、今では懐かしい。

Photo

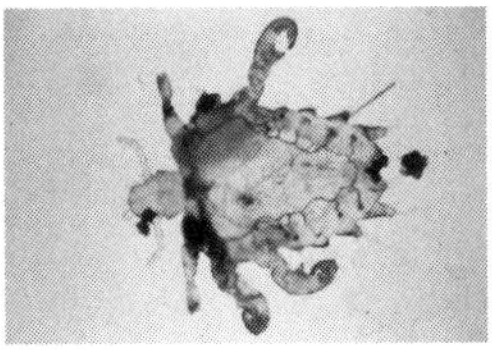

図　ケジラミ成虫の顕微鏡所見。3対の脚をもつカニに似たムシで、体長約1ミリである

Data

▶**名前**　ケジラミ

▶**大きさ**　1ミリ（成虫のメス）

▶**棲息場所**　外陰部の陰毛、まつ毛

▶**感染した場合の病名**　ケジラミ症

▶**症状**　毛穴に一致した丘疹、猛烈なかゆみ、下着に茶色い粉がつく

▶**殺傷能力（獰猛度）**　なし

▶**予防**　コンドームでは防げない

▶**治療法**　剃毛《ていもう》、スミスリン液

※アタマジラミ、コロモジラミについては、P286を参照されたい

ケジラミの感染経路と特徴

感染経路は明白だった。いわく、しばらく前に新宿の歌舞伎町で遊んできたと。そう、ケジラミは性感染症である。ケジラミの勇姿（顕微鏡所見）を図に示す。

ケジラミの治療の原則は剃毛《ていもう》（陰毛を剃りあげること）だ。剃毛に初挑戦した医学生だった筆者はなんとへたくそだったことか。その男性の陰嚢は、あっというまに血だらけになってしまった（しわしわの陰嚢の毛を剃るのは素人には難しすぎた）。

みかねた師長さんが代わってくれた。水銀軟膏を塗りたくって治療完了（無機水銀中毒の恐れから、水銀軟膏は今では決して使われない）。

2週間後に彼と再会したときには、「すっきりしました」と、お礼を言われた。当時、2週間に一度、筆者はその精神科病院で研修（アルバイト）させてもらっていた。なお、現在の治療薬はスミスリン（シャンプーと粉末）である。卵には効かないので、2週間以上繰り返し治療する必要がある。

ケジラミは人の血液を吸って成長する吸血性昆虫である。体長１ミリ大で、カニのような幅広い体に、３対の脚をもつ。頭部は小さい。卵の期間は７日間。１齢、２齢、３齢幼虫を経て、２週間で成虫になる。雌成虫は１日に数個、生涯に40個ほどを産卵する。成虫の寿命は20日である。性交渉によって感染し、成人の陰毛根部に寄生する。かゆみがつよいものの（ステロイド治療中の患者では、かゆみを訴えないこともあるらしい）、湿疹のような皮疹はない。毛穴のまわりが虫の排泄物で覆われるのが特徴で、患者は「下着に茶色い粉がつく」と訴える。茶色い粉はケジラミの糞である。

さらに、親から子どもへの家族内感染もおこりうる。子どものまつ毛にムシが潜入すると、かさぶたのような糞が付着する。迷惑な親がいるものだ。

筆者は、若い女性のまつ毛にとりついたケジラミをみたことがある。ケジラミは陰部だけでなく、まつ毛も好きなことを知っておいたほうがいいだろう。女性の髪の毛への寄生も報告されている。

発疹チフスを媒介することで悪名高いコロモジラミと違って、ケジラミが他の感染症を媒介することはない。ただし、感染経路の共通性から、淋病などの他の性感染症を同時にもっていることは少なくない。

No.
19

Name
エイズウイルスと トキソプラズマ・ゴンディ

Classificatioinn
性感染症 ⑲

Case
エイズによる免疫力低下で、体内で眠っていた トキソプラズマ原虫が暴走して直接の死因に

54歳の男性ビジネスマンは、商売の目的で東南アジアの国々を頻繁に訪問していた。１年前、タイの現地妻がエイズ（後天性免疫不全症候群）で死亡していた。男性は、右半身の麻痺とふらつき感を訴え、息子に連れられて来院した。ＣＴ検査で、大脳と小脳に多発する異常な影が認められた。エイズウイルス（HIV）抗体陽性で、末梢血でCD4陽性Ｔリンパ球*が激減しており、エイズと診断された。その後、呼吸困難が急激に進行して死亡した。病理解剖で、脳トキソプラズマ症が確定した（図）。死因は肺のニューモシスチス肺炎（エイズのような細胞性免疫不全状態にみられる特殊なカビの感染による日和見《ひよりみ》間質性肺炎）だった。

＊エイズウイルスはCD4陽性Tリンパ球に感染する。

Photo

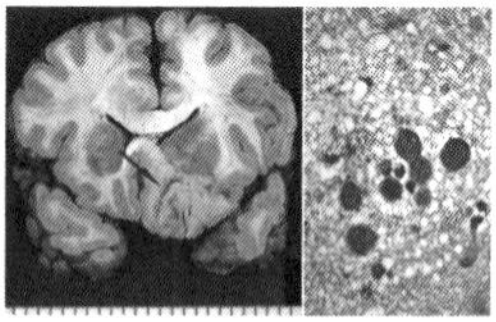

図　エイズにみられた脳トキソプラズマ症（左：大脳の割面で、矢印の部位に壊死（えし）性病変がみられる、右：ヘマトキシリン・エオジン染色、トキソプラズマ嚢子を示す）

Data

- ▶**名前**　エイズウイルス（HIV）とトキソプラズマ
- ▶**原因**　性交渉、注射器の使い回し、母子感染
- ▶**大きさ**　100ナノメートル（HIV）、長径４～７ミクロンの三日月型（トキソプラズマ）
- ▶**棲息場所**　人のCD4陽性T細胞（HIV）、脳やリンパ節に潜伏感染（トキソプラズマ）
- ▶**感染した場合の病名**　エイズ（AIDS：後天性免疫不全症候群）、脳トキソプラズマ症
- ▶**症状**　(1)感染初期（感染後２～３週間）　発熱、筋肉痛、発疹など／(2)無症候性期（数か月～10年）無症状／(3)エイズ期　帯状疱疹、ニューモシスチス肺炎、トキソプラズマ症、悪性リンパ腫
- ▶**殺傷能力（獰猛度）**　治療法の進歩で致命率は減少
- ▶**治療法**　HAART（ハート）療法、抗HIV療法

エイズを自覚した男性の身勝手な行動

トキソプラズマ・ゴンディは、哺乳類や鳥類にも感染する原虫（単細胞性の原生動物）である。血液中にトキソプラズマに対する抗体をもつ人が25％程度おり、不顕性感染《ふけんせいかんせん》（感染しても症状を出さない状態）の確率が高い。ネコが終宿主《しゅうしゅくしゅ》であり、ネコの腸で増殖する特徴がある。妊婦が感染すると、胎盤を通じて胎児に異常が生じるので、妊娠経過中に血中の抗体価をチェックされることが少なくない。

トキソプラズマ原虫が不顕性感染している人がエイズにかかると、免疫力の低下に伴ってトキソプラズマを抑え込んでいた免疫系が働かなくなり、眠っていたトキソプラズマが俄然《がぜん》元気になってしまう（日和見感染）。その結果、このケースのように脳トキソプラズマ症（トキソプラズマ脳炎）が発症するのである。

この男性の入院する前の行動パターンはあまりに身勝手で、性感染症対策の困難さを端的に表わしているので紹介しよう。

来院の3週間前、この男性は右の指先に違和感を覚えた。この時点で、彼は「ついにきた」と自覚したようだった。つまり、エイズを覚悟したのである。タイの現地妻がエイズで死亡したことから、勉強していたのだろう。怖かったのか、それまで病院で検査を受けることはなかった。しかも、症状が出た時点でもすぐには来院しなかった！　診断のためのＨＩＶ抗体検査も受けずに彼がとった行動は、大好きなタイ旅行だった。目的は明確で、最後のチャンスをエンジョイしてくるつもりだったらしい。しかも、25歳の息子をつれての〝記念すべき〟旅行だったという。そんな目的の旅行にのこのことついてゆく息子も息子だと思う。病理解剖の遺族への説明のときに息子と話したが、確かに、おっとりした性格の持ち主だった。

こうして、身勝手な人間の軽率な行動により、ＨＩＶは密かに広がってゆくのである。

エイズ治療の進歩

エイズでは、免疫能の低下によって、健康な人では問題とならないさまざまな病原体に感染しやすくなってしまう。一般に、エイズは男性ホモセクシャルに多いが、通常の男女間の性行為でも感染する［Ｐ０４４参照］。エイズウイルスがＣＤ４陽性Ｔリンパ球に感染するため、〝細胞性免疫〟が低下するのがエイズの発症機序である。エイズの死因はＴリンパ球の担う細胞性免疫の低下による「日和見感染」の進展による。

近年のエイズ治療薬の著しい進歩によって、エイズで亡くなる人は激減している。最近の論文では、ＨＩＶ陽性者の平均余命は一般人と変わらないとされている。つまり、しっかり治療すれば、日和見感染をおこさないように免疫能を保つことができる。しかし、この患者さんのようにギリギリまで病院に来なければ、結果は以前と変わらない。

いっぽう、こんなデータも発表されている。注射針を使い回す薬物中毒患者の多い米国からの報告だ。注射針の使い回しによって、ＨＩＶと同時にＣ型肝炎ウイルス（ＨＣＶ）にも感染しやすくなる。つまり、エイズ患者（ＨＩＶ陽性者）は慢性Ｃ型肝炎を併発する人が多く、慢性Ｃ型肝炎から肝硬変、さらに肝がんへと進行することが死因となる患者が増えているそうだ。米国ほどではないが、日本のＨＩＶ陽性者でもＨＣＶの陽性率が高いとするデータが発表されている。

No.	Name	Classificatioinn
20	赤痢アメーバ	性感染症 ⑳

Case

男性同性愛者に多いアメーバ赤痢 感染者が活発に動き回って感染を広げる

35歳の男性が下痢と血便を主訴に来院した。2か月ほど前からときどき腹痛があり、下痢便に血が混じっていた。熱はないが、今回、血の量が多くなったので心配になったらしい。大腸内視鏡検査が行なわれ、大腸生検の結果、赤痢アメーバと病理診断された（図）。腹痛と下痢をきたす赤痢アメーバ（赤痢アメーバ感染症）は男性同性愛者に多い。赤痢アメーバ患者の統計をとると、その多くがヒト免疫不全ウイルス（HIV）に感染していることがわかる。慢性に経過する赤痢アメーバを患う男性同性愛者には梅毒、B型肝炎、性器ヘルペスといった他の性感染症を併発していることが少なくない。

※赤痢アメーバは病原体（原虫）の名称。アメーバ赤痢は赤痢アメーバの感染による病名。

Photo

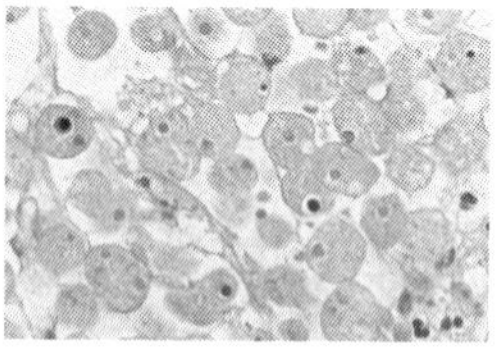

図　大腸の潰瘍性病変でふえる赤痢アメーバ（ヘマトキシリン・エオジン染色）。アメーバ栄養体は人の赤血球を食べて成長する。酸素が大きらいな嫌気的な単細胞生物（原虫）である

Data

- **名前**　赤痢アメーバ
- **原因**　アナル・オーラルセックス（男性同性愛）：「糞口感染」
- **大きさ**　20～50ミクロン（栄養体）、10～15ミクロン（嚢子）
- **棲息場所**　人や動物の大腸
- **感染した場合の病名**　アメーバ赤痢（赤痢アメーバ感染症）
- **症状**　発熱、しぶり腹、粘血便
- **殺傷能力（獰猛度）**　免疫抑制状態だと重症化しやすい
- **予防法**　コンドーム装着では防げない
- **治療法**　抗アメーバ薬（メトロニダゾール）

アメーバ赤痢は数か月～数年にわたって繰り返される慢性疾患

この独身男性は、ホモセクシャルであることを白状した。パートナーは複数いるらしい。この男性は抗アメーバ薬の投薬を受けて治癒したが、パートナーも治療しないと感染の連鎖は断ち切れない。社会の安全のために、医師たちはどこまで踏み込んでゆくべきだろうか。

アメーバ赤痢（赤痢アメーバ症）は熱帯・亜熱帯の開発途上国を中心に、世界中に約400万人の患者がおり、毎年少なくとも4万人が死亡しているとされる。流行地への旅行で感染することのある「輸入感染症」である。冒険好きな男子学生がときどき、アフリカやインドから日本に持ち帰ることがある。流行地域では、生水、氷、生野菜、カットフルーツは避けるようにしたい。トイレのあとの手洗いもお忘れなきよう。潜伏期間は2～4週間である。

赤痢アメーバは大腸に寄生して、粘膜面に多数の深い潰瘍をつくる。しぶり腹（便意があっても便がでにくい状態）とともに、イチゴゼリー状の下痢便（血液と粘液が混じった下痢便）をきたす。発熱はないことが多い。進行すると肝臓に病変（アメーバ性肝膿瘍）をつくる。感染した赤痢アメーバは便中で嚢子《のうし》に変わることで感染性を得る。嚢子（10〜15ミクロンの大きさ）に汚染された飲食物を口にすることで感染が成立する。

組織に侵入するアメーバ原虫の姿を図に示す。実は、このケースのように、アメーバ赤痢が病理診断で確定されることはそれほど珍しくない。感染力のつよい細菌性赤痢は三類感染症に分類されるが、アメーバ赤痢は五類感染症に入れられている。治療には、メトロニダゾールを中心とする抗アメーバ薬が用いられる。ワクチンはない。

日本を含む先進諸国にみられる赤痢アメーバ症患者の3分の2以上が男性同性愛者（MSM：men who have sex with men）である。当然、エイズ患者にはアメーバ赤痢が多い。2013年以降、日本でも毎年1000人を超える赤痢アメーバ症患者が報告され、大部分が国内感染例である（輸入感染症の割合は低い）。

下痢は慢性的に数か月〜数年にわたって繰り返される（症状の軽い時期も少なくない）。そのため、全身状態はよく保たれ、患者は通常の社会生活を営めるのが特徴といえる。血液中のアメーバに対する抗体の存在はアメーバ赤痢の診断に利用される。慢性疾患であるため、エイズ患者でも血中の抗体価が高くなるのだ。

また、先に述べた「嚢子」には未熟型と成熟型があり、成熟型だけが感染する能力をもつ。下痢便には未熟嚢子しかないが、固形便には感染性の成熟嚢子が含まれる。というわけで、元気な（あるいは下痢症状に乏しい時期の）ＭＳＭは感染源になりやすいのである。ＭＳＭは複数のパートナーとアナル・オーラルセックスを同時に行なうため、さまざまな病原体が「糞口感染」する。ass to mouth (ATM) sex と俗称される。ＭＳＭでは、赤痢アメーバのほか、ランブル鞭毛虫、クリプトスポリジウム［Ｐ１７０］などの他の原虫感染が少なくないため、「gay bowel syndrome」（gay：ゲイ、bowel：腸、syndrome：症候群）とよばれている。

ちなみに、ＭＳＭにみられる直腸炎の原因微生物としては、淋菌、クラミジア・トラコマチス、単純ヘルペスウイルス（ＨＳＶ）、梅毒といった性感染症の代表的な病原体がまずあげられる。ペニスが届く、肛門から10センチまでの直腸下部の粘膜に病変がおこるのが特徴である。アナルセックスによって女性が感染する例も増してきている。

No.

21

Name

常在性細菌による陰部壊疽
フルニエ壊疽

Classificatioinn

性感染症
㉑

Case

過度のマスターベーションで陰嚢が腐り、命を落とすことも！

30代の独身男性が、痛みを伴って急激に悪化する陰部の変色を訴えて来院した。赤黒い壊疽《えそ》性変化が陰茎から陰嚢、さらには会陰《えいん》部にまで広がっていた。陰嚢はとくに著しく腫れていた。触れるとプチプチ・バリバリという捻《ねん》髪音《ぱつおん》が聞こえ、画像診断でガス産生を伴う高度の壊疽性変化が確認された。つまり、ガス産生菌の感染による壊疽（ガス壊疽の一種）と診断された。緊急手術で陰部皮膚を開創したが、病変は鼠径《そけい》部から大腿部にまで広がり、医師団の懸命の治療にもかかわらず、救命できなかった。

ちなみに、この病態（フルニエ壊疽）は性感染症ではない。

Photo

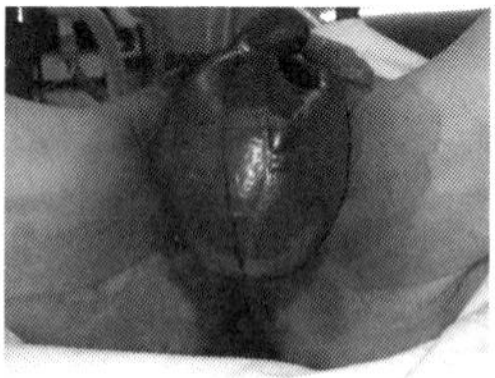

図　フルニエ壊疽. 陰茎と陰嚢が出血性壊死に陥り、陰嚢は黒く、著しく腫大している。壊死性変化は会陰部にも広がっている。予後不良のとんでもない病気だ

Data

- **名前**　レンサ球菌や大腸菌などの皮膚や腸の常在菌
- **原因**　過度のマスターベーション、糖尿病による易感染性
- **大きさ**　常在性細菌（1～3ミクロン）
- **棲息場所**　健常の皮膚や腸管
- **感染した場合の病名**
  フルニエ壊疽（劇症型壊疽性感染症）
  （非クロストリジウム性ガス壊疽の一種）
- **症状**　陰部の変色、陰嚢腫大
- **殺傷能力（獰猛度）**　致死率20％以上
- **予防法**　マスターベーションはほどほどに
- **治療法**　抗菌剤の点滴と外科的処理

皮下脂肪がないために細菌が広がりやすい男性性器

この、男性の陰部に好んで発生する劇症型壊疽性感染症は、フルニエ壊疽とよばれる。陰茎や陰嚢には皮下脂肪がないために、いったん侵入した菌が急激に広がりやすい。陰嚢のそもそもの役割は精子産生のために精巣（睾丸）を冷やすこと、陰茎の役割は言わずもがな、硬く勃起することなので、皮下脂肪があっては邪魔になる。

第3章で紹介したように、原因菌はレンサ球菌（溶連菌）［P126］、大腸菌や嫌気性菌（酸素が嫌いな細菌類の総称）が多く、しばしば混合感染している。糖尿病に伴う壊死性筋膜炎［P133］も壊疽性感染症の仲間だ。ガス産生を伴うガス壊疽の形をとることが多く、原因菌がガス壊疽菌（学名：クロストリジウム・パーフリンジェンス）ではないために、〝非クロストリジウム性ガス壊疽〟ともよばれる。膵臓に生じたガス壊疽はP137参照。治療は、抗生物質の点滴とともに、病変部皮膚を切開あるいは切除して、深部組織に酸素が触れるようにする。場所が場所だけに治療はなかなか難しく、致死率は20％を超える。

一般に、フルニエ壊疽は糖尿病を患う50～70代の男性に多く、合併症の肛門周囲膿瘍から悪化する場合が少なくない。最近、糖尿病の治療のために新薬、ＳＧＬＴ２阻害薬を服用するとフルニエ壊疽の確率が高まるという警告が出された。ＳＧＬＴ２は腎臓でブドウ糖の再吸収を行なう酵素のことで、ＳＧＬＴ２阻害薬は尿中に糖を捨てることで血糖値を下げる働きをする。

このケースのような糖尿病とは無縁の若い男性の場合、過度のマスターベーションが原因となる。陰茎にできた小さな傷から菌が侵入するとされる。皮下脂肪のない陰茎から陰嚢へと菌が広がり、あっという間に陰嚢が黒く腫れあがり、壊死《えし》してしまう。救命には一刻も早い外科的処置が必要なため、気づいたらすぐに救急車を呼ぶことが重要だ。

マスターベーションが原因となる病気をもう一つ紹介しよう。陰茎モンドール病である。陰茎表面を縦に走る静脈が血栓で詰まってずんずん痛む病気だ。血栓性静脈炎ともよばれる。過度の自慰行為に静脈が悲鳴をあげることで発症する。米国では、ポケットの中に小銭をたくさん容れる習慣のあるタクシードライバーにもこの病気が多いそうだ。小銭が陰茎静脈を刺激し続けるためだ。ちなみに、この静脈の病気は感染症ではない。念のため。

No.

22

Name

子宮内膜の生検標本

Classificatioinn

性感染症 ㉒

Case

56歳女性の子宮内膜不正出血
子宮内膜がんの疑いが濃厚だが……

56歳の女性が、腹痛を伴う不正出血(膣からの出血)で来院した。診察上、膣内に血腫があり、超音波検査で内膜が分厚くなっていた。

担当医は、臨床的に、そして年齢的に、子宮内膜がんの可能性を考えた。診断と治療を兼ねて、内膜全体が専用の器具で掻きとられた。そして、病理医が顕微鏡下にみつけたのは、何と、妊娠絨毛だった。

妊娠絨毛は胎盤の基本単位で、妊娠に伴って胎児を栄養するために子宮内につくられる妊娠独特の構造物である。そう、不正出血の原因は自然流産だったのである。

有終の美を飾るのは、感染症でない番外編で失礼。

Photo

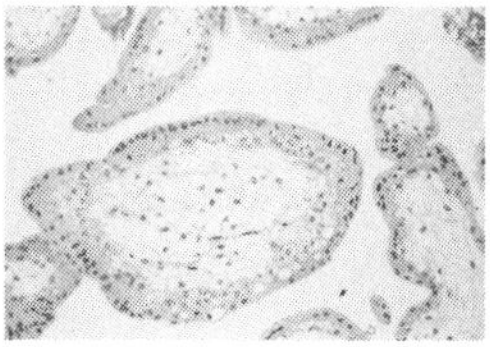

図　妊娠絨毛の顕微鏡写真：妊娠絨毛は中央の白っぽく抜けた間質を、赤っぽく染まる絨毛上皮細胞が取り囲んでいる(ヘマトキシリン・エオジン染色)

Data

▶ **顛末**　担当医は、驚きつつも事実を説明したことだろう。おそらく、「がんでなくてよかったね」という気持ちが本音にいちばん近かったに違いない。自然流産だったため、健康な子どもを授かる可能性がなかったことも説明したに違いない。患者さんは、もしがんを覚悟していたら、安心感が勝っただろうか

▶ **コメント**　不正性器出血の原因を考えるとき、年齢がキーポイントとなる。閉経前の女性では、流産と無排卵性出血(排卵がないための子宮内膜の剥《はく》離《り》)が多い。子宮筋腫が原因となることもある。
一方、閉経後の女性では、がん(子宮内膜がん＝子宮体がん)が原因であることが多いし、がんを否定することがいちばん重要である

高齢出産の世界的現状

50代後半の妊娠事例は珍しい。ただし、たとえ妊娠しても、このケースのように流産率が高い。

体外受精などの生殖補助医療を受けた人（もともと妊娠しにくい人）の妊娠率・流産率のデータが公表されている。35歳の妊娠率は36％だが、45歳では6・5％に激減する。一方、流産率は35歳の21％が、45歳では61％に跳ねあがる。それでも、晩婚化の流れの中で40〜44歳の日本人女性が産んだ子どもの総数は、1995年の1万2472人から20年後の2014年には4万9606人とほぼ4倍になっているそうだ。

ギネスブックに記載された世界最高齢の自然分娩は、57歳のアメリカ人女性。59歳のイギリス人女性は自然妊娠のうえ、帝王切開で出産したらしい。体外受精で出産した66歳のスペイン人女性もいるそうだ。日本最高齢記録は60歳女性。2001年に卵子提供を受けたうえで、体外受精で妊娠・分娩した。

男性では精巣が萎縮しない限り、何歳になっても精子はつくり続けられる。というわけで、60代の父親は珍しくない。世界記録は、２０１２年に父親となった96歳のインド人男性で、奥さんは52歳だったそうだ。

個人差があるとはいえ、いくつになっても衰えない人間の生殖能力には恐れ入る。

感染症ではない番外編のお話でした。

コラム

江戸時代の腎虚は勃起障害のこと

江戸時代の川柳に「ああ腎が少ないかなと地《じ》黄丸《おうがん》」がある。

地黄丸は、江戸期に強精剤としてはやった漢方生薬《しょうやく》である。カイケイジオウまたはアカヤジオウの根を乾燥させたものに、他の成分を調合して六味あるいは八味地黄丸として売りだしたそうだ。ここでいう「腎」は腎水、すなわち精液のことである。当時、「壮腎丹《そうじんたん》」と称する男性用媚薬《びやく》も売られていたそうだ。

漢方で言う腎臓は、五臓六腑《ろっぷ》の一つ。五臓とは、心臓、肺臓、肝臓、脾臓、そして腎臓を意味する。腎臓は現代では、尿をつくって排泄物を体外に出す働きが知られている。しかし漢方では、排泄ではなく、人間の精力を司る臓器とされていたのである。はて、女性の腎臓にはどんな機能が考えられていたのだろう。

腎に精力がたまって、元気横溢《おういつ》、淫乱《いんらん》の性向のあるものを「腎張り」とよんだ。逆に、腎が空になる「腎虚《じんきょ》」は勃起障害（陰萎：ＥＤ）のことである。辞書には、腎虚とは「房事過多による心身の衰弱、陰萎」とある。房事の「房」は寝室のことで、房事はずばり性交をさす。江戸時代、男には一生に使える精水（精液）の量は決まっていて、若い頃に消費し過ぎると男の盛りに腎虚になると信じられていた。放つ量はおよそ５０００回で、最後には粘っこい固まり「芯《しん》」がぽんという音とともにでる。芯がでれば打ち止め、男の終わりとされた。

　ちょっと計算してみよう。当時の男性の平均寿命を50歳と想定し、15歳から死ぬまでを現役と仮定する。年間のセックスの回数は５０００÷35（年）＝１４３（回）となる。最近のデータでは、日本人成人男性の平均の年間性交回数は50回ほどで、ヨーロッパ男性の平均１５０回（最高はギリシャの１６３回）に比べて3分の1らしい（世界の平均値は１００回）。ということは、江戸時代の男性は現代のヨーロッパ人並みにお盛んだったことになる。

　晩年の豊臣秀吉は腎虚を患っていたといわれるが、淀君との間に「お拾《ひろい》、つまり秀頼《ひでより》」ができたのは歴史上の謎といえるらしい。秀吉は精力剤として虎の心臓を服用したらしいが、とてもその効果とは思えない。徳川家康は、腎虚治療のため、オットセイの乾燥陰茎をわざわざ蝦《え》夷《ぞ》地（現在の北海道地方）から取り寄せたそうだ。

　17世紀後半の江戸では、エジプトの木乃伊《ミイラ》なるものが南蛮《なんばん》渡来の若返り・強精剤として爆発的なブームになっている。多くは偽物だったに違いないが、乾燥した人の遺体の粉末や小片と称するものが堂々と市中で販売されていたのである。

　江戸時代の町医者の使用した病名は実におおまか。卒中、労咳《ろうがい》、癪《しゃく》、霍乱《かくらん》（食中毒、Ｐ１２０参照）、疝気《せんき》（下腹部の慢性疾患）、疫病と並んで、腎虚は重要かつ頻用される病名だった。腎虚を伴う他の病気には、消渇《しょうかち》（糖尿病）、脚気《かっけ》があった。糖尿病に伴う腎虚は、今も昔も厄介な病態である。

あとがき

いかがでしたか？　感染症を専門とする世にも珍しい病理医が、一般市民の方々に自分の仕事を知ってほしい、神出鬼没な感染症を楽しく学んでほしい、そして、普段の生活の中で感染症の防止に役立ててほしい、そんなことを願って、この本をまとめました。本書で紹介した感染症は、致死的で簡単には予防できない恐ろしい病原体を原因とするものから、知っていれば生活習慣の中で防げるものまでさまざまです。

長年、感染症の病理診断に携わっていると、世にも摩訶《まか》不思議なケースに出会うものです。すべて実話であり、決してつくり話ではありません。感染症の話を、病理診断の視点からまとめてみようと思ったきっかけは、こうしたユニークで信じがたいエピソードをみなさんに知ってほしかったからです。私が書かなければ、ほかに書く人はいない、という自負をもっています。

感染症にかかる、つまり病原体が人に感染するためには、「感染経路」が成立する必要があります。そんなところに行ったから、あんなものを食べたから、妙な趣味があるから……。言い換えれば、感染症の話にはストーリー性があります。そんなストーリーを知ってもらえたら、感染症の防止・予防につながるかもしれません。不謹慎かもしれませんが、面白くて意外性のある、そして忘れ得ない話ができるのです。

なお、本書で紹介した感染症のいくつかは、とてもとても珍しくて、病理医仲間でさえも知らない、そんなケースが含まれています。内容的に難解なのは、医学知識がないためだけではありません。ご安心ください。また、内容が専門的すぎて、よくわからない場合でも、ストーリーそのものはわかりやすいので、うまく読み飛ばしつつ、ぜひ、へえ〜！と楽しんでいただければ幸いです。

本書のあちこちに登場したように、医療における病理医の役割は、生検（病変部から針やメスで小さく切り取ってきた組織片）や手術材料の病理診断にとどまりません。細胞診（痰や尿、あるいは針を刺して取ってきた細胞をみて診断する）や病理解剖（剖検）の業務も行ないます。病理解剖では、亡くなった方の死因や病態を解明します。病理解剖は無料で、保険診療ではありませんが、患者さんに対する最後の医療といえます。新型コロナウイルス感染症などの劇症型感染症では、病理解剖の役割が大きくなります。病理医や病理解剖を介助する臨床検査技師が病原体に暴露される「バイオハザード」をクリアするのも私たち専門家のたいせつな責務になります。

筆者は、誰も知らない病理医からの脱却を目指して、30年来、「患者さんに顔のみえる病理医」を黙々と実践してきました。具体的には、メールや電話で病理診断の相談に乗ります。患者さんが受けた病理診断に対するセカンドオピニオンを無料で引き受けてきました。おかげさまで、乳がんの患者さんを中心に、日本中に知り合いがたくさんできました。病理医の応援団になってくれている方も少なくありません。感謝です。

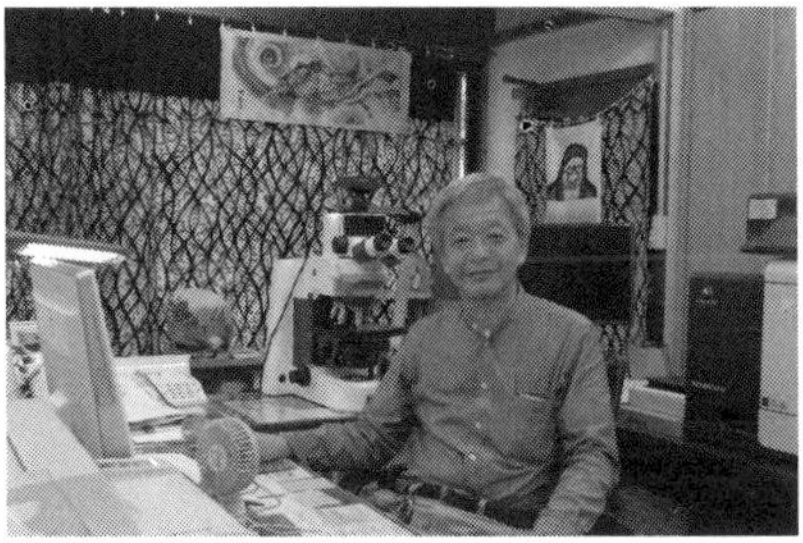
著者。つつみ病理診断科クリニックの診断室にて

私を含めた病理医は、治療はできませんが、治療を専門とする臨床医をたくさん知っています。ふだんから、臨床医と連絡をとりながら、診断しているからです。病理医の守備範囲はとても広いのです。

大学を定年退職した2017年4月に、患者さんに顔のみえる病理医の実践として、愛知県豊明市で、まず「つつみ病理相談所」を開設しました。名鉄本線の急行停車駅、前後駅前で、自宅を兼ねて、月に一回のペースでしたが、がんを中心にさまざまな患者さんの相談に乗りました。そして２０１９年10月、長年の夢だった病理診断科クリニックを名古屋市緑区有松に開院しました。つつみ病理診断科クリニックです。クリニックの場所はその歴史ある有松絞りの町のど真ん中で、休眠中の旧家（舛屋《ますや》）の一室です。

また、筆者は妻の佐代子とともに、ＮＰＯ法人「ぴあサポートわかば会」を運営しています（理事長：堤佐代子、監事：堤寛）。患者同士の支え合いをめざし、患者さんの自立を支援しています。クリニックのホームページにはさまざまな情報を開示しているので、ぜひ、訪問してください。お役立ち情報満載です。ＨＰは次の通りです。

「つつみ病理診断科クリニック」　https://www.pathostsutsumi.com/

堤個人のＨＰ　https://pathos223.com/

「ＮＰＯ法人ぴあサポートわかば会」　https://www.withness.info/

最後になりましたが、この本をまとめるにあたり、スプラウトＫの小宮千寿子氏には本当にお世話になりました。多くのアドバイスをいただき、本文や内容をブラッシュアップしていただきました。こころから感謝します。

患者さんに顔の見える病理医　堤　寛

堤寛（つつみ・ゆたか）

1951年9月、横浜生まれ。慶應義塾大学医学部卒業。同大学大学院（病理系）修了後、東海大学医学部病理学講座に21年間在籍。2001年6月藤田保健衛生大学医学部（現、藤田医科大学、愛知県豊明市）病理学Ｉ・教授に就任。2017年3月同大学を定年退職。同4月医療法人清須呼吸器疾患研究会、はるひ呼吸器病院（愛知県清須市）病理部長に就任。同時に「つつみ病理相談所」開設。2019年10月、つつみ病理診断科クリニック（名古屋市緑区有松）、院長に就任。現在に至る。

趣味はオーボエ演奏。日本病理学会・病理専門医、日本臨床細胞学会・細胞診専門医、日本組織細胞化学会功労会員、日本感染症学会・感染管理医師（ICD）、医療の安全に関する研究会常任理事など。本業は病理診断。

著書に『感染症病理アトラス』（文光堂）、『感染症の病理web版』（英語）、『画像詳解完全病理学総論』（医学教育出版）、『完全病理学各論（全12巻）』（学際企画）、『病理医があかすタチのいいがん悪いがん―最新診断治療ガイド』（双葉社）、『病院でもらう病気で死ぬな。現役医師が問う日本の病院の非常識度』（角川新書）、『父たちの大東亜戦争 戦地シンガポール・スマトラの意外な日々』（幻冬舎ルネッサンス）、『患者さんに顔の見える病理医からのメッセージ～あなたの"がん"の治し方は病理診断が決める！～』『「患者さんに顔のみえる病理医」の独り言メディカルエッセイ集①～⑥』（三恵社）などがある。

感染症大全

病理医だけが知っているウイルス、細菌、寄生虫のはなし

2020年4月30日　第1刷発行

著　者　堤寛

発行者　大山邦興

発行所　株式会社 飛鳥新社

〒101-0003

東京都千代田区一ツ橋2-4-3光文恒産ビル

電話（営業）03-3263-7770

（編集）03-3263-7773

http://www.asukashinsha.co.jp

装　丁　吉田考宏

装　画　あべあつし

イラスト　青木宣人

編集協力　小宮千寿子（スプラウトK）

印刷・製本　中央精版印刷株式会社

編集担当　池上直哉

日本音楽著作権協会（出）許諾第2001822-001号

ISBN978-4-86410-757-0